护理学理论指导与临床实践

HULIXUE LILUN ZHIDAO
YU LINCHUANG SHIJIAN

迟文肖　史丰萍　李婷婷　主编

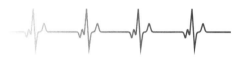

化学工业出版社

·北京·

内 容 简 介

本书充分吸收了近几年的护理新理论、新知识和新技术，结合临床实践行之有效的经验，对各专科疾病的发病机制、临床表现、护理评估、护理诊断、护理措施、护理评价等进行了总结与提炼，对临床护理工作有很强的指导性、针对性。

本书是一本对护理工作者大有裨益的专业书籍，可作为护理工作者科学、规范、合理地进行临床护理的参考用书。

图书在版编目(CIP) 数据

护理学理论指导与临床实践/迟文肖，史丰萍，李婷婷主编．—北京：化学工业出版社，2022.9
ISBN 978-7-122-42218-7

Ⅰ.①护… Ⅱ.①迟… ②史… ③李… Ⅲ.①护理学 Ⅳ.①R47

中国版本图书馆 CIP 数据核字（2022）第 170259 号

责任编辑：张 蕾 　　　　　　　　装帧设计：史利平
责任校对：杜杏然

出版发行：化学工业出版社（北京市东城区青年湖南街 13 号　邮政编码 100011）
印　　刷：北京云浩印刷有限责任公司
装　　订：三河市振勇印装有限公司
889mm×1194mm　1/32　印张 13¾　字数 200 千字　2023 年 6 月北京第 1 版第 1 次印刷

购书咨询：010-64518888 　　　　　　售后服务：010-64518899
网　　址：http://www.cip.com.cn
凡购买本书，如有缺损质量问题，本社销售中心负责调换。

定　　价：59.80 元

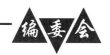

编委会

主　编

迟文肖　史丰萍　李婷婷

副主编

刘　敏　李俊梅　郭继红　吕小花

孙　红　胡美莲

编　委（按姓氏笔画排序）

史丰萍（烟台市中医医院）

吕小花（山东省淄博市张店区中医院）

刘　敏（菏泽医学专科学校附属医院）

孙　红（德州市临邑县人民医院）

李俊梅（菏泽医学专科学校附属医院）

李婷婷（佳木斯大学）

迟文肖（烟台市中医医院）

胡美莲（东明县妇幼保健院）

侯盈文（广东省肇庆市端州区华佗医院）

郭继红（山东省菏泽市鄄城县人民医院）

前　言

　　护理学是以自然科学和社会科学理论为基础的综合性应用科学，其目的是研究护理理论、知识、技能及其发展规律，维护、促进、恢复人类健康。具体地说，就是帮助健康者保持和增进健康；减轻患者痛苦，增加舒适度和恢复健康；帮助伤残者达到最大程度的功能恢复；使临终者得以安宁去世。护理学与人类健康密切相关，生老病死是生命过程中的自然现象，而人的生老病死离不开医疗和护理。"三分治七分护"的谚语，说明没有护理，不成医疗，反映了人们对护理的需求和重视。现代社会中护理学作为医学的重要组成部分，其角色和地位更是举足轻重。不论是在医院抢救患者的生命，有效地执行治疗计划，进行专业的生活照顾、人文关怀和心理支持，还是在社区、家庭中对有健康需求的人群进行保健指导、疾病预防，护理学都发挥着越来越重要的作用。随着社会经济的发展、医学技术的进步，以及人民群众对健康和卫生保健需求的日益增长，人们对护理学科的地位有了更新的认识。

本书从临床护理的实际出发，内容涵盖临床多个学科，如神经内科、内分泌科、肝胆科、妇产科、儿科等，兼顾科学性、实用性、可操作性，充分吸收了近几年的护理学新理论、新知识和新技术，紧密联系临床实际，结合长期护理实践行之有效的经验，对各专科疾病的一般护理、专科护理、特殊症状护理、常用诊疗技术护理配合等进行了总结与提炼，对临床护理工作和护理教学活动有着很强的指导性、针对性。本书是一本对护理工作者大有裨益的专业书籍，可作为护理工作者科学、规范、合理地进行临床护理的参考用书。

限于编者水平，书中难免存在不足之处，欢迎各位读者批评指正，以便再版时进行修正。

编者

2022 年 7 月

目　录

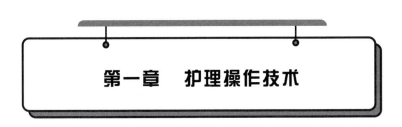

第一章　护理操作技术

第一节　静脉输血

静脉输血是将全血或成分血经静脉直接注入循环系统中,从而达到治疗的目的,是临床工作中常用的急救和治疗手段。

一、血液及血液制品的种类

(一)全血

全血是指采集后未经任何改变而保存备用的血液,分为新鲜血和库存血两类。

1. 新鲜血

新鲜血指在 4 ℃冰箱内冷藏,保存时间在 1 周内的血液,它基本上保留血液中原有的成分,可以补充各种细胞、凝血因子和血小板,适用于血液病患者。

2.库存血

在 4 ℃的冰箱内冷藏可保存 2～3 周。它保留血液的各种成分,但随着保存时间的延长,其有效成分会发生变化,保存时间越长血细胞、血小板、凝血酶原破坏越严重。此外,血液酸性增高,钾离子的浓度上升,故大量输注库存血时,应注意发生酸中毒和高血钾的可能。库存血适用于各种原因引起的大出血,用以补充血容量,维持血压。

(二)成分血

成分血是根据血液中各种成分的比重不同,将血液分离提纯,分别制成的高浓度制品。临床治疗中根据患者需要选择相关的血液成分输入,其优点是纯度高、针对性强,比全血疗效好,不良反应小,可一血多用,达到节约用血的目的,是目前临床常用的输血类型。

成分血可分为:①有形成分,如红细胞、白细胞、血小板。②血浆成分,如血浆和血浆蛋白、凝血制品。

1.红细胞制品

红细胞制品包括浓缩红细胞、洗涤红细胞、冰冻红细胞和红细胞悬液。

(1)浓缩红细胞:也称压积红细胞,细胞体积占70%～75%,只含少量血浆,主要用于血容量正常的贫血患者和携氧能力缺陷的患者。如长期慢性贫血,特别是老年人或合并有心功能不全的贫血患者及儿童慢性贫血者。浓缩红细胞分离后应在24小时内使用。

(2)洗涤红细胞:红细胞经生理盐水离心洗涤数次,再加入适量生理盐水。其80%～90%的白细胞、血小板被洗除,抗体物质减少,适用于脏器移植术后、免疫性溶血性贫血、尿毒症以及血液透析后高血钾的患者。应在6小时内使用,因故未能及时使用者只能在4℃条件下保存12小时。

(3)冰冻红细胞:保存期较长,适用于为稀有血型者保存部分红细胞和已被致敏及需长期输血治疗的患者。

(4)红细胞悬液:提取血浆后的红细胞加入等量的红细胞保养液制成,适用于战地急救及进行中小手术的患者。

2．白细胞

新鲜全血经离心后取其白膜层的白细胞,于4℃保存,48小时内有效,适用于治疗粒细胞缺乏症的患者。主要制品有白细胞浓缩液、转移因子(TF)、干扰素(IFN)。

3．血小板

新鲜全血经离心所得。主要制品有含血小板血浆和血小板浓缩液、冰冻血小板。主要用于治疗严重的再生障碍性贫血、输大量库存血或体外循环心脏手术后血小板减少症,以及其他导致血小板减少所引起的出血。22℃保存,24小时有效。输血小板时需先轻轻转动容器,使沉淀的血小板悬浮于血清中,不必过滤即可进行输注,输注速度宜快,80～100滴/分。

4.血浆

血浆为全血经过分离后所得的液体部分。主要成分为血浆蛋白,不含血细胞,无凝集原,因此不出现凝集反应,单独输注时无须做血型鉴定和交叉配血试验。主要制品有新鲜液体血浆、新鲜冰冻血浆、普通冰冻血浆、冰冻干燥血浆。

5.血浆蛋白成分

以血浆为原料加工而成的制品。主要制品有清蛋白、免疫球蛋白和各种凝血制品。

二、输血的方法

输血主要有静脉输血与动脉输血,最常用的为静脉输血。动脉输血可直接迅速补充失血,特别有利于冠状动脉和脑动脉的灌注,升压效果明显。但近年来的研究表明中心静脉快速输血完全可以达到动脉输血的效果,因而现在动脉输血临床使用较少。

(一)输血的目的

1.补充血容量

增加有效循环血量,增加心排血量,改善心肌功能和全身血液灌流,提升血压。常用于急性大出血、休克患者。

2.纠正贫血

增加血红蛋白,提高携氧能力,改善全身状况。常用于因血液系统疾病而引起的严重贫血以及某些慢性消耗性疾病的患者。

3.补充抗体、补体

新鲜血液含有多种抗体及白细胞、血小板,输血后可以增强机体免疫力。常用于严重感染、烧伤等患者。

4.补充血浆蛋白

纠正低蛋白血症,改善营养,维持胶体渗透压,减少组织渗出和水肿,保证循环血量。常用于低蛋白血症患者。

5.补充凝血因子

输入新鲜血,可以补充各种凝血因子,改善凝血功能。常用于凝血机制障碍患者。

6.促进骨髓系统和网状内皮系统功能

常用于再生障碍性贫血、白血病等患者。

7.改善组织缺氧

血红蛋白失去运氧能力和不能释放氧气供组织利用时,以改善组织器官的缺氧状况。常用于苯酚、一氧化碳等中毒。

(二)输血适应证

1.各种原因引起的大出血

一般一次失血在 500 mL 以内,可由组织间液进入血液循环而起到代偿;失血 500～800 mL,可输入等渗盐水、平衡液、血浆代用品或全血;失血＞1 000 mL 应及时输血。

2.纠正贫血或低蛋白血症

输入全血,浓缩或洗涤红细胞可纠正贫血;血浆、清蛋白液用于低蛋白血症。

3.严重感染

输血可提供抗体、补体等,以增强抗感染能力,一般采用少量多次输入新鲜血或成分血。切忌使用库存血。

4.凝血功能异常

对患有出血性疾病的患者,可输新鲜血或成分血,补充血小板、凝血因子、纤维蛋白原等。

(三)血型和相容性检查

1.血型

血型是指红细胞膜上特异性抗原的类型。根据红细胞所含有的凝集原,把人类的血液区分为若干类型。血型狭义来说是指红细胞抗原的差异,广义来说包括白细胞、血小板等血液各成分抗原的不同。1995年国际输血协会认可的红细胞血型系统有23个,201种抗原。临床上主要应用的是ABO血型系统和Rh血型系统。

(1)ABO血型系统:ABO血型是根据红细胞膜上是否存在凝集原A与凝集原B而将血液分为A、B、AB、O 4种血型(表1-1)。

表1-1　ABO血型系统

血型(抗体)	红细胞上的凝集原(抗原)
A	A
B	B
O	无
AB	A/B

(2)Rh血型系统:人类红细胞除含AB抗原外,还有C、c、D、d、E、e 6种抗原。因D抗原的抗原性最强,故Rh血型是以D抗原存在与否来表示Rh阳性或阴性。汉族中超过99％的人为Rh阳性,Rh阴性者不足1％。Rh阴性的人输入Rh阳性血液,或Rh阳性胎儿的红细胞从胎盘进入了Rh阴性的母体,就会使Rh阴性者产生抗Rh抗体,当再次输入Rh阳性血液或再次妊娠时,就会出现不同程度的溶血反应或新生儿溶血。

2.交叉相容配血试验

该试验的目的在于检查受血者与献血者之间有无不相容抗体。输血前虽已验明供血者与受血者的ABO

血型相同,为保证输血安全,在确定输血前仍需再做交叉相容配血试验。

(1)直接交叉相容配血试验:用供血者红细胞和受血者血清进行配合试验,检查受血者血清中有无破坏供血者红细胞的抗体。

(2)间接交叉相容配血试验:用供血者血清和受血者红细胞交叉配合,检查输入血液的血浆中有无能破坏受血者红细胞的抗体。

无论直接还是间接交叉配血试验,只要有一项发生凝集就表示血型不合,不能输血。

(四)输血前准备

输血前应先取得患者的理解并征得患者的同意,签署知情同意书。

1. 备血

根据医嘱抽取血标本 2 mL,与已填写的输血申请单一起送往血库,做血型鉴定和交叉配血试验。采血时不要同时采集两个人的血标本,以免发生混淆。

2. 取血

输血当日凭取血单去血库取血,必须与血库人员共同做好"三查""八对"。"三查"即查血的有效期、血的质量和输血装置是否完好;"八对"即对床号、姓名、住院号、血袋号、血型、交叉配血试验结果、血液种类和剂量。超过保质期不能使用。检查血液质量,如发现血浆颜色

变红或混浊有泡沫,红细胞与血浆界限不清等都证明有
溶血现象均不能使用。查对无误,在交叉配血单上签名
方可提取血液。

3.取血后

血液自血库取回后,切勿振荡,以免红细胞大量破
坏引起溶血;取回的血液在室温下放置15～20分钟后
再输入,不能将血液加温,防止血浆蛋白凝固变性而引
起反应,避免放置时间过长,造成污染。

4.输血前

输血前需与另一位护士再次进行核对,以确保
无误。

(五)静脉输血的方法

1.评估

(1)患者及供血者的血型及交叉配血结果、输血史
及过敏史。

(2)患者病情、治疗情况、心理状态、对输血的理解
程度与合作程度。

(3)穿刺部位皮肤及血管情况。

2.操作前准备

(1)用物准备:①间接静脉输血法同密闭式输液,仅
将输液器换为输血器(滴管内有滤网,9号静脉穿刺针
头)。另备手套。②直接静脉输血法同静脉注射,另备

50 mL 注射器数具(根据输血量多少而定)、3.8％枸橼酸钠溶液、手套。③生理盐水、血液制品(根据医嘱准备)。

(2)患者准备:①了解输血的目的、方法、注意事项及配合要点。②在输血同意书上签字。③根据需要排尿或排便,取舒适卧位。

(3)护士准备:着装整洁,修剪指甲,洗手,戴口罩。

(4)环境准备:清洁、宽敞,光线明亮,方便操作,避免清扫等使尘埃飞扬的操作。

3. 操作步骤

(1)间接输血法。①再次检查核对:将用物携至患者床旁,与另一位护士一起再次核对和检查。解释操作目的和方法。②建立静脉通道:按密闭式输液法先输入少量生理盐水。③连接血袋进行输血:戴手套,打开储血袋封口,常规消毒开口处塑料管,将输血器针头插入塑料管内,缓慢将储血袋倒挂于输液架上。④控制和调节滴速:开始输入血液速度宜慢,观察 15 分钟,如无不良反应,根据病情调节滴速。⑤操作后处理:协助卧位,交代患者或家属有关注意事项,将呼叫器置于易取处。整理用物,洗手,记录。⑥输血完毕后的处理:再继续滴入生理盐水,直到将输血器内的血液全部输入体内再拔针。整理床单位,清理用物,做好输血记录。

(2)直接输血法。①向供血者和患者做解释。②洗手,戴口罩,在备好的注射器内加入抗凝药。③请供血者和患者分别卧于床上,露出一侧上臂。④认真核对受血者和供血者姓名、血型、交叉配血结果。⑤将血压计袖带缠于供血者上臂并充气。⑥选择粗大静脉(一般为肘正中静脉)。戴手套,常规消毒皮肤,抽取血液,立即行静脉注射输给受血者。⑦输血毕,拔出针头,用小纱布按压穿刺点片刻至无出血。⑧清理用物,洗手,记录。

4. 注意事项

(1)严格执行无菌操作和查对制度,避免事故差错和输血反应的发生。

(2)血库中的血液取出后,30分钟内给患者输入,避免久置使血液变质或被污染。

(3)在输血前后均应输入少量生理盐水,冲洗输血器管道,输注两个以上供血者的血液时,两者之间应输入少量生理盐水,血液内不得随意加入其他药品,并避免和其他溶液相混,以防血液在酸、碱、高渗、低渗的环境中发生凝集和溶解。

(4)静脉输血开始时速度宜慢,观察15分钟后如无反应,可根据情况调节至合适的滴速。大出血、休克时尽快补充血容量,可加压、快速输血。

(5)输血过程中要加强巡视,注意观察患者是否有疼痛,有无输血反应,一旦发生输血反应,应立即停止输血并按照输血反应给予处理。加压输血时必须有护士监测,以避免空气进入体内,发生空气栓塞。

（6）多次输血或输入多个人的血时，输血前按医嘱酌情给抗过敏药。大量输库存血时应注意补充钙剂。

（7）同时输多种血液制品时一般应先输成分血再输全血，以保证成分血新鲜。

（8）输完血的血袋应保留 24 小时备查。如发生输血反应还应保留余血以备检查分析，查找原因。

（9）采用直接输血法从供血者血管内抽血不可过急过快，并注意观察其面色、血压等变化，询问有无不适。连续抽血时，只需更换注射器，不必拔出针头，但要放松袖带，并用手指压迫穿刺部位前端静脉，以减少出血。给受血者推注速度不可过快。

三、自体输血

自体输血通常指采集患者体内血液或于手术中收集自体失血再回输给同一患者的方法，即输回自己的血。自体输血的优点是无须做血型鉴定及交叉配血试验，不会产生免疫反应，扩容迅速、安全、可靠，开展自体输血将有利于开拓血源，减少储存血量，既节省血源又防止发生输血反应，同时有效地避免了因输血而引起的疾病（如肝炎、艾滋病）的传播。

自体输血有 3 种形式，包括术前预存自体血、术前稀释血液回输和术中失血回输。

（一）术前预存自体血

选择符合条件的患者于术前抽取血液，在血库低

温下保存,待手术时再输还给患者。一般于术前
3 周开始,每周或隔周采血 1 次。注意最后一次采血
应在手术前 3 天,以利机体恢复正常的血浆蛋白
水平。

(二)术前稀释血液回输

于手术开始后采血并同时自静脉给晶体或胶体溶
液,借此降低血细胞比容(HCT)而同时维持血容量,目
的是稀释血液,使术中失血时实际丢失的红细胞及其他
成分相应减少,所采集的血在手术中或手术后补还
自体。

(三)术中失血回输

适用于腹腔或胸腔钝性损伤(如脾破裂)、异位妊娠
破裂、估计有大出血的手术(肝脏手术)等,血液流入腹
腔 16 小时内无污染、无凝血者。自体输血的方法采用
流动或离心装置自体输血器,将血液进行回收、抗凝、滤
过、洗涤等处理再回输给患者。

下列情况不能使用回收血:血液已被污染者,血液
可能受癌细胞污染者,血细胞严重破坏,合并心功能不
全,心力衰竭,阻塞性肺部疾病,肝、肾功能不全或原有
贫血者均不能采用此法。自体输血量应控制在
3 500 mL 以内。大量回输自体血时,应适当补充新鲜
血浆和血小板。

第二节 静 脉 输 液

一、准备

(1)仪表:着装整洁,佩戴胸牌,洗手、戴口罩。

(2)用物:注射盘内放干棉球缸、一次性输液器、网套、止血带、橡皮小枕及一次性垫巾、弯盘、碘酊、棉签、胶布、启盖器、药液瓶外贴输液标签(上写患者姓名、床号、输液药品、剂量、用法、日期、时间)、输液架。

二、操作步骤

(1)根据医嘱备齐用物,携至床旁查对床号、姓名、剂量、用法、时间、药液瓶和面貌,并摇动药瓶对光检查。

(2)做好解释工作,询问大小便,备胶布。

(3)开启铝盖中心部分(如备物时加完药可省去),套网套,消毒瓶塞中心及瓶颈,挂于输液架上,检查输液器并打开,插入瓶塞至针头根部。

(4)排气,排液 3~5 mL 至弯盘内。

(5)选择血管,置小枕及垫巾,扎止血带,消毒皮肤,待干。

(6)再次查对床号、姓名、剂量、用法、时间、药液瓶和面貌。

(7)再次检查空气是否排尽,夹紧,穿刺时左手绷紧皮肤并用拇指固定静脉,见回血,松止血带及螺旋夹。

(8)胶布固定,干棉球遮盖针眼,调节滴速,开始15分钟应慢,无异常调节正常速度。

(9)交代注意事项,整理床单位及用物。

(10)爱护体贴患者,协助卧舒适体位。

(11)洗手、消毒用物。

三、临床应用

(一)静脉输液注意事项

(1)严格执行无菌操作和查对制度。

(2)根据病情需要,有计划地安排轮流顺序,如需加入药物,应合理安排,以尽快达到输液目的,注意配伍禁忌。

(3)需长期输液者,要注意保护和合理使用静脉,一般从远端小静脉开始。

(4)输液前应排尽输液管及针头内空气,药液滴尽前要按需及时更换溶液瓶或拔针,严防造成空气栓塞。

(5)输液过程中应加强巡视,耐心听取患者的主诉,严密观察注射部位皮肤有无肿胀,针头有无脱出、阻塞或移位,针头和输液器衔接是否紧密,输液管有无扭曲受压,输液滴速是否适宜以及输液瓶内溶液量等,及时记录在输液卡或护理记录单上。

（6）需 24 小时连续输液者,应每天更换输液器。

（7）颈外静脉穿刺置管,如硅胶管内有回血,须及时用稀释肝素溶液冲注,以免硅胶管被血块堵塞;如遇输液不畅,须注意是否存在硅胶管弯曲或滑出血管外等情况。

（二）常见输液反应及防治

1. 发热反应

（1）减慢滴注速度或停止输液,及时与医师联系。

（2）对症处理,寒战时适当增加盖被或用热水袋保暖,高热时给予物理降温。

（3）按医嘱给抗过敏药物或激素治疗。

（4）保留余液和输液器,必要时送检验室做细菌培养。

（5）严格检查药液质量、输液用具的包装及灭菌有效期等,防止致热物质进入体内。

2. 循环负荷过重（肺水肿）

（1）立即停止输液,及时与医师联系,积极配合抢救,安慰患者,使患者有安全感和信任感。

（2）为患者安置端坐位,使其两腿下垂,以减少静脉回流,减轻心脏负担。

（3）加压给氧,可使肺泡内压力增高,减少肺泡内毛细血管渗出液的产生;同时给予 20%～30%乙醇湿化吸氧,因乙醇能减低肺泡内泡沫的表面张力,使泡沫破裂消散,从而改善肺部气体交换,迅速缓解缺氧症状。

(4)按医嘱给用镇静药、扩血管药物和强心药,如洋地黄等。

(5)必要时进行四肢轮流结扎,即用止血带或血压计袖带做适当加压,以阻断静脉血流,但动脉血流仍通畅。每隔5~10分钟轮流放松一侧肢体的止血带,可有效地减少静脉回心血量,待症状缓解后,逐步解除止血带。

(6)严格控制输液滴速和输液量,对心、肺疾病者及老年、儿童尤应慎重。

3. 静脉炎

(1)严格执行无菌操作,对血管壁有刺激性的药物应充分稀释后应用,并防止药物溢出血管外。同时,要有计划地更换注射部位,以保护静脉。

(2)患肢抬高并制动,局部用95%乙醇或50%硫酸镁行热湿敷。

(3)理疗。

(4)如合并感染,根据医嘱给抗生素治疗。

4. 空气栓塞

(1)立即停止输液,及时通知医师,积极配合抢救,安慰患者,以减轻恐惧感。

(2)立即为患者置左侧卧位和头低足高位(头低足

高位在吸气时可增加胸内压力，以减少空气进入静脉；左侧位可使肺的位置低于右心室，气泡侧向上漂移到右心室，避开肺动脉口。由于心脏搏动将空气混成泡沫，分次小量进入肺动脉内）。

（3）氧气吸入。

（4）输液前排尽输液管内空气，输液过程中密切观察，加压输液或输血时应专人守护，以防止空气栓塞发生。

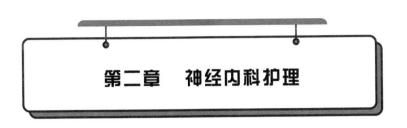

第二章　神经内科护理

第一节　三叉神经痛

一、疾病概述

(一)概念和特点

三叉神经痛是一种原因未明的三叉神经分布区内闪电样反复发作的剧痛,不伴三叉神经功能破坏的症状,又称为原发性三叉神经痛。

(二)相关病理生理

三叉神经感觉根切断术活检可见神经节细胞消失、炎症细胞浸润,神经鞘膜不规则增厚、髓鞘瓦解,轴索节段性蜕变、裸露、扭曲、变形等。

(三)病因与诱因

原发性三叉神经痛病因尚未完全明了,周围学说认为病变位于半月神经节到脑桥间部分,是由于多种原因引起的压迫所致;中枢学说认为三叉神经痛为一种感觉性癫痫样发作,异常放电部位可能在三叉神经脊束核或脑干。

发病机制迄今仍在探讨之中。较多学者认为是各种原因引起三叉神经局部脱髓鞘产生异位冲动,相邻轴索纤维伪突触形成或产生短路,轻微痛觉刺激通过短路传入中枢,中枢传出冲动亦通过短路传入,如此叠加造成三叉神经痛发作。

(四)临床表现

(1)70%~80%的病例发生在 40 岁以上,女性稍多于男性,多为一侧发病。

(2)以面部三叉神经分布区内突发的剧痛为特点,似触电、刀割、火烫样疼痛,以面颊部、上下颌或舌疼痛最明显;口角、鼻翼、颊部和舌等处最敏感,轻触、轻叩即可诱发,故有"触发点"或"扳机点"之称。严重者洗牙、刷牙、谈话、咀嚼都可以诱发,以致不敢做这些动作。发作时患者常常双手紧握拳或握物,或用力按压痛部,或用手擦痛部,以减轻疼痛。因此,患者多出现面部皮肤粗糙、色素沉着、眉毛脱落等现象。

(3)每次发作从数秒至 2 分钟不等。其发作来去突然,间歇期完全正常。

(4)疼痛可固定累及三叉神经的某一分支,尤以第

二、三支多见,也可以同时累及两支,三支同时受累者少见。

(5)病程可呈周期性,开始发作次数较少,间歇期长,随着病程进展使发作逐渐频繁,间歇期缩短,甚至整日疼痛不止。本病可以缓解,但极少自愈。

(6)原发性三叉神经痛神经系统检查常无阳性体征。继发性三叉神经疼痛,多伴有其他脑神经及脑干受损的症状及体征。

(五)辅助检查

1. 螺旋 CT 检查

螺旋 CT 检查能更好地显示颅底三孔区正常和病理的颅脑组织结构和骨质结构。对于发现和鉴别继发性三叉神经痛的原因及病变范围尤为有效。

2. MRI 综合成像

快速梯度回波(FFE)加时间飞跃法即 TOF 法技术。它可以同时兼得三叉神经和其周围血管的影像,已作为 MRI 对于三叉神经痛诊断和鉴别诊断的首选检查。

(六)治疗原则

1. 药物治疗

卡马西平首选,开始为 0.1 g,口服,2 次/天,以后每天增加 0.1 g,最大剂量不超过 1.0 g/d。直到疼痛消失,然后逐渐减量,最小有效维持剂量常为 $0.6 \sim 0.8$ g/d。如卡马西平无效可考虑苯妥英钠 0.1 g,口服,3 次/天。如两药无效时可试用氯硝西泮 $6 \sim 8$ mg/d,口服。$40\% \sim 50\%$病例可有效控制发作,25%疼痛明显缓解。可同时服用大剂量维生素 B_{12},$1\,000 \sim 2\,000$ μg,肌内注射,$2 \sim 3$ 次/周,$4 \sim 8$ 周为 1 个疗程,部分患者可缓解疼痛。

2. 经皮半月神经节射频电凝治疗法

采用射频电凝治疗对大多数患者有效,可缓解疼痛数月至数年。但可致面部感觉异常、角膜炎、复视、咀嚼无力等并发症。

3. 封闭治疗

药物治疗无效者可行三叉神经纯乙醇或甘油封闭治疗。

4. 手术治疗

以上治疗长达数年无效且能耐受开颅手术者可考虑三叉神经终末支或半月神经节内感觉支切断术,或行微血管减压术。手术治疗虽然止痛疗效良好,但也有可能失败,或产生严重的并发症,术后复发,甚至有生命危险等。因此,只有经过上述几种治疗后仍无效且剧痛难忍者才考虑手术治疗。

二、护理评估

(一)一般评估

1.生命体征

一般无特殊。

2.患者的主诉

有无三叉神经痛的临床表现。

3.相关记录

患者神志、年龄、性别、体重、体位、饮食、睡眠、皮肤等记录结果。尤其疼痛的评估:包括对疼痛程度、疼痛控制及疼痛不良作用的评估。主要包括以下3个方面。

(1)疼痛强度的单维测量。

(2)疼痛分成感觉强度和不愉快两个维度来测量。

(3)对疼痛经历的感觉、情感及认知评估方面的多维评估。

(二)身体评估

1.头颈部

(1)角膜反射:患者向一侧注视,用捻成细束的棉絮由外向内轻触角膜,反射动作为双侧直接和间接的闭眼活动。角膜反射可以受多种病变的影响。如一侧三叉神经受损造成角膜麻木时,刺激患侧角膜则双侧均无反应,而在做健侧角膜反射时,仍可引起双侧反应。

(2)腭反射:用探针或棉签轻刺软腭弓、咽腭弓边缘,正常时可引起腭帆上提,伴恶心或呕吐反应。当一侧反射消失,表明检查侧三叉神经、舌咽神经和迷走神经损害。

(3)眉间反射:用叩诊锤轻轻叩击两眉之间的部位,可出现两眼轮匝肌收缩和两眼睑闭合。一侧三叉神经及面神经损害,均可使该侧眉间反射减弱或消失。

(4)运动功能评估:检查时,首先应注意观察患者两侧颞部及颌部是否对称,有无肌萎缩,然后让患者用力反复咬住磨牙,检查时双手掌按触两侧咬肌和颞肌,如肌肉无收缩,或一侧有明显肌收缩减弱,即有判断价值。另外可嘱患者张大口,观察下颌骨是否有偏斜,如有偏斜证明三叉神经运动支受损。

(5)感觉功能评估:检查时,可用探针轻划(测触感)与轻刺(测痛感)患侧的三叉神经各分布区的皮肤与黏膜,并与健侧相比较。如果痛觉丧失时,需再做温度觉检查,以试管盛冷热水试之。可用两支玻璃管分盛0～10 ℃冷水和40～50 ℃温水交替地接触患者的皮肤,请其报出"冷"和"热"。

2.胸部

无特殊。

3.腹部

无特殊。

4.四肢

无特殊。

(三)心理-社会评估

1.疾病知识

患者对疾病的性质、过程、防治及预后知识的了解程度。

2.心理状况

了解疾病对其日常生活、学习和工作的影响,患者能否面对现实、适应角色转变,有无人格改变、反应迟钝、记忆力及计算力下降或丧失等精神症状。

3.社会支持系统

了解家庭的组成、经济状况、文化教育背景;家属对患者的关心、支持以及对患者所患疾病的认识程度;了解患者的工作单位或医疗保险机构所能承担的帮助和支持情况;患者出院后的继续就医条件,居住地的社区保健资源或继续康复治疗的可能性。

(四)辅助检查结果的评估

1.常规检查

一般无特殊,注意监测肝、肾功能有无异常。

2.头颅 CT

颅底三孔区的颅脑组织结构和骨质结构有无异常。

3.MRI 综合成像

三叉神经和其周围血管的影像有无异常。

(五)常用药物治疗效果的评估

1.卡马西平

(1)用药剂量、时间、方法的评估与记录。

(2)不良反应评估:头晕、嗜睡、口干、恶心、消化不良等,多可消失。出现皮疹、共济失调、昏迷、肝功能受损、心绞痛、精神症状时需立即停药。

(3)血液系统毒性反应评估:本药最严重的不良反应,但较少见,可产生持续性白细胞减少、单纯血小板减少及再生障碍性贫血。

2.苯妥英钠

(1)服用药物的具体情况:是否餐后服用,主要剂型、剂量与持续用药时间。

(2)不良反应评估:本品不良反应小,长期服药后常见眩晕、嗜睡、头晕、恶心、呕吐、厌食、失眠、便秘、皮疹等反应,亦可有变态反应。有时有牙龈增生(儿童多见,并用钙盐可减轻),偶有共济失调、白细胞减少、巨细胞贫血、神经性震颤;严重时有视力障碍及精神错乱、紫癜等。长期服用可引起骨质疏松,孕妇服用有可能致胎儿畸形。

3.氯硝西泮

(1)服用药物的具体情况:是否按时服用,主要剂型、剂量与持续用药时间。

(2)不良反应评估:最常见的不良反应为嗜睡、步态不稳及行为紊乱,老年患者偶见短暂性精神错乱,停药后消失。偶有一过性头晕、全身瘙痒、复视等不良反应。孕妇及闭角性青光眼患者禁用。对肝肾功能有一定的损害,故肝肾功能不全者应慎用或禁用。

三、护理诊断

(一)疼痛:面颊、上下颌及舌疼痛

与三叉神经受损(发作性放电)有关。

(二)焦虑

与疼痛反复、频繁发作有关。

四、护理措施

(一)避免发作诱因

由于本病为突然、反复发作的阵发性剧痛,患者非常痛苦,加之咀嚼、打哈欠和讲话均可能诱发,患者常不敢洗脸、刷牙、进食和大声说话等,故表现为面色憔悴、精神抑郁和情绪低落,应指导患者保持心情愉快,生活

有规律、合理休息、适度娱乐；选择清淡、无刺激的饮食，严重者可进食流质；帮助患者尽可能减少刺激因素，如保持周围环境安静、室内光线柔和，避免因周围环境刺激而产生焦虑情绪，以致诱发或加重疼痛。

(二)疼痛护理

观察患者疼痛的部位、性质，了解疼痛的原因与诱因；与患者讨论减轻疼痛的方法与技巧，鼓励患者运用指导式想象、听轻音乐、阅读报纸杂志等分散注意力，以达到精神放松、减轻疼痛的目的。

(三)用药护理

指导患者遵医嘱正确服用止痛药，并告知药物可能出现的不良反应，如服用卡马西平应先行血常规检查以了解患者的基本情况，用药2个月内应2周检查血常规1次。如无异常情况，以后每3个月检查血常规1次。

(四)就诊指标

出现头晕、嗜睡、口干、恶心、步态不稳、肝功能损害、皮疹和白细胞减少及时就医；患者不要随意更换药物或自行停药。

五、护理效果评价

(1)患者疼痛程度得到有效控制，达到预定疼痛控制目标。

(2)患者能正确认识疼痛并主动参与疼痛治疗

护理。

(3)患者不舒适被及时发现,并予以相应处理。

(4)患者掌握相关疾病知识,遵医行为好。

(5)患者对治疗效果满意。

第二节　面神经炎

一、疾病概述

(一)概念和特点

面神经炎是由茎乳孔内面神经非特异性炎症所致的周围性面瘫,又称为特发性面神经麻痹,或称贝尔麻痹,是一种最常见的面神经瘫痪疾病。

(二)相关病理生理

其早期病理改变主要为神经水肿和脱髓鞘,严重者可出现轴突变性,以茎乳孔和面神经管内部分尤为显著。

(三)病因与诱因

面神经炎的病因尚未完全阐明。受凉、感染、中耳炎、茎乳孔周围水肿及面神经在面神经管出口处受压、缺血、水肿等均可引起发病。

(四)临床表现

(1)本病任何年龄、任何季节均可发病,男性比女性略多。一般为急性发病,常于数小时或 1～3 天内症状达到高峰。

(2)主要表现为一侧面部表情肌瘫痪,额纹消失,不能皱额蹙眉;眼裂闭合不能或闭合不完全;病侧鼻唇沟变浅,口角歪向健侧(露齿时更明显);不能吹口哨及鼓腮等。

(3)病初可有侧耳后麻痹或下颌角后疼痛。少数患者可有茎乳孔附近及乳突压痛。面神经病变在中耳鼓室段者可出现说话时回响过度和病侧舌前 2/3 味觉缺失。影响膝状神经节者,除上述表现外,还出现病侧乳突部疼痛,耳郭与外耳道感觉减退,外耳道或鼓膜出现疱疹,称为 Hunt 综合征。

(五)辅助检查

面神经传导检查对早期(起病 5～7 天)完全瘫痪者的预后判断是一项有用的检查方法,EMG 检查表现为病侧诱发的肌电动作电位 M 波波幅明显减低,如为对侧正常的 30％或以上者,则可望在 2 月内完全恢复。如为 10％～29％者则需要 2～8 月才能恢复,且有一定程度的并发症;如仅为 10％以下者则需要 6～12 月才有可能恢复,并常伴有并发症(面肌痉挛等);如病后 10 天内出现失神经电位,恢复时间将延长。

(六)治疗原则

改善局部血液循环,减轻面部神经水肿,促使功能恢复。治疗要点如下。

(1)急性期应尽早使用糖皮质激素,可用泼尼松 30 mg,口服,1 次/天,或地塞米松静脉滴注 10 mg/d,疗程 1 周左右,并用大剂量维生素 B_1、维生素 B_{12} 肌内注射,还可以采用红外线照射或超短波透热疗法。若为带状疱疹引起者,可口服阿昔洛韦 7~10 天。眼裂不能闭合,可根据情况使用眼膏、眼罩,或缝合眼睑以保护角膜。

(2)恢复期可进行面肌的被动或主动运动训练,也可采用碘离子透入理疗、针灸、高压氧等治疗。

(3)2~3 个月后,对自愈较差的高危患者可行面神经减压手术,以争取恢复的机会。发病后 1 年以上仍未恢复者,可考虑整容手术或面-舌下神经或面-副神经吻合术。

二、护理评估

(一)一般评估

1. 生命体征

一般无特殊。体温升高常见于感染。

2. 患者的主诉

(1)诱因:发病前有无受凉、感染、中耳炎。

（2）发作症状：发作时有无侧耳后麻痹或下颌角后疼痛，一侧面部表情肌瘫痪，额纹消失，不能皱额蹙眉；眼裂闭合不能或闭合不完全；病侧鼻唇沟变浅，口角歪向健侧（露齿时更明显）；不能吹口哨及鼓腮。

（3）发病形式：是否急性发病，持续时间，症状的部位、范围、性质、严重程度等。

（4）既往检查、治疗经过及效果，是否有遵医嘱治疗。目前情况包括使用药物的名称、剂量、用法和有无不良反应。

3.其他

（1）体重与身高（BMI）、体位、皮肤黏膜、饮食状况及排便情况的评估和/或记录结果。

（2）口腔卫生评估：评估患者的口腔卫生清洁程度，患侧脸颊是否留有食物残渣。

（3）疼痛评估：使用口诉言词评分法、数字等级评定量表、面部表情测量图对疼痛程度、疼痛控制及疼痛不良作用的评估。

（二）身体评估

1.头颈部

（1）外观评估：患侧额皱纹是否浅，眼裂是否增宽。鼻唇沟是否浅，口角是否低，口是否向健侧歪斜。

（2）运动评估：让患者做皱额、闭眼、吹哨、露齿、鼓气动作，比较两侧是否相等。

（3）味觉评估:让患者伸舌,检查者以棉签或毛笔蘸少许试液(醋、盐、糖等),轻擦于舌之前部,如有味觉可以手指预定符号表示之,不能伸舌和讲话。先试可疑一侧再试健侧。每种味觉试验完毕时,需用温水漱口,一般舌尖对甜、咸味最敏感,舌后边对酸味最敏感。

2.胸部

无特殊。

3.腹部

无特殊。

4.四肢

无特殊。

(三)心理-社会评估

（1）评估患者对疾病知识特别是预后的了解。

（2）观察患者有无心理异常的表现,患者面部肌肉出现瘫痪,自身形象改变,容易导致其焦虑和急躁的情绪。

（3）了解其患者家庭经济状况,家属及社会支持程度。

(四)辅助检查结果的评估

1.常规检查

一般无特殊,注意监测体温、血常规有无异常。

2.面神经传导检查

有无异常。

（五）常用药物治疗效果的评估

主要是糖皮质激素。

（1）服用药物的具体情况：是否餐后服用，主要剂型、剂量与持续用药时间。

（2）胃肠道反应评估：这是口服糖皮质激素最常见的不良反应，主要表现为上腹痛、恶心及呕吐等。

（3）出血评估：糖皮质激素可致诱发或加剧胃和十二指肠溃疡的发生，严重时引起出血甚至穿孔。患者服药期间，应定期检测血象和异常出血的情况。

（4）体温变化及其相关感染灶的表现：皮质激素对机体免疫反应有多个环节的抑制作用，削弱机体的抵抗力。容易诱发各种感染，尤其是上呼吸道、泌尿道、皮肤（含肛周）的感染。

（5）神经精神症状评估：小剂量皮质激素可引起精神欣快感，而大剂量则出现兴奋、多语、烦躁不安、失眠、注意力不集中和易激动等精神症状，少数尚可出现幻觉、幻想、谵妄、昏睡等症状，也有企图自杀者，这种精神失常可迅速恶化。

三、护理诊断

（一）身体意象紊乱

身体意象紊乱与面神经麻痹所致口角歪斜等有关。

(二)疼痛:下颌角或乳突部疼痛

下颌角或乳突部疼痛与面神经病变累及膝状神经节有关。

四、护理措施

(一)心理护理

患者突然出现面部肌肉瘫痪,自身形象改变,害怕遇见熟人,不敢出现在公共场所。容易导致焦虑、急躁情绪。应观察有无心理异常的表现,鼓励患者表达对面部形象改变后的心理感受和对疾病预后担心的真实想法;告诉患者本病大多预后良好,并介绍治愈病例,指导患者克服焦躁情绪和害羞心理,正确对待疾病,积极配合治疗;同时护士在与患者谈话时应语言柔和、态度和蔼亲切,避免任何伤害患者自尊的言行。

(二)休息与修饰指导

急性期注意休息,防风、防寒,尤其患侧耳后茎乳孔周围应予保护,预防诱发疼痛。外出时可戴口罩,系围巾,或使用其他改善自身形象的恰当修饰。

(三)饮食护理

选择清淡饮食,避免粗糙、干硬、辛辣食物,有味觉障碍的患者应注意食物的冷热度,以防烫伤口腔黏膜;指导患者饭后及时漱口,清除口腔患侧滞留食物,保持口腔清洁,预防口腔感染。

(四)预防眼部并发症

眼睑不能闭合或闭合不全者予以眼罩、眼镜遮挡及滴眼药等保护,防止角膜炎、溃疡。

(五)功能训练

指导患者尽早开始面肌的主动与被动运动。只要患侧面部能运动,就应进行面肌功能训练,可对着镜子做皱眉、举额、闭眼、露齿、鼓腮和吹口哨等运动,每天数次,每次 5～15 分钟,并辅以面肌按摩,以促进早日康复。

(六)就诊指标

受凉、感染、中耳炎后出现一侧面部表情肌瘫痪,额纹消失,不能皱额蹙眉;眼裂闭合不能或闭合不完全;病侧鼻唇沟变浅,口角歪向健侧(露齿时更明显);不能吹口哨及鼓腮以及侧耳后麻痹或下颌角后疼痛,应及时就医。

五、护理效果评价

(1)患者能够正确对待疾病,积极配合治疗。

(2)患者能够掌握相关疾病知识,做好外出的自我防护。

(3)患者口腔清洁舒适,无口腔异物、异味及口臭,无烫伤。

(4)患者无角膜炎、溃疡的发生。

（5）患者积极参与康复锻炼，坚持自我面肌功能训练。

（6）患者对治疗效果满意。

第三节　脊髓压迫症

一、疾病概述

(一)概念和特点

脊髓压迫症是一组椎管内占位性病变引起的脊髓受压综合征，随着病变进展出现脊髓半切和横贯性损害及椎管梗阻，脊神经根和血管可不同程度受累。

(二)病因

脊髓是含水分丰富的柔软组织，对外来机械压力及缺血缺氧的耐受能力差，脊髓压迫症与机械压迫、血供障碍及占位病变直接浸润破坏有关。急性压迫型：多由急性硬膜外血肿、外伤后椎管内血肿、椎管内出血等引起，病变发展快，在较短时间内（1～3天）迅速压迫脊髓，使脊髓动脉血供减少，静脉回流受阻，受损区神经细胞、胶质细胞及神经轴突水肿、变性，若不能及时解除病因，可出现脊髓坏死。慢性压迫型：常由先天性脊柱畸形和椎管内良性肿瘤引起，病变发展速度较慢，可在一定的时间内不表现出相应的临床症状。发病后期出现失代偿症状,机械压迫表现为神经根脊髓半切或横贯性损害。

(三)临床表现

1.急性脊髓压迫症

发病及进展迅速,常于数小时至数天内脊髓功能完全丧失,多表现为脊髓横贯性损害,出现脊髓休克,病变以下呈弛缓性瘫,各种反射消失。

2.慢性脊髓压迫症

病情缓慢进展,早期症状体征可不明显。可分为三期。

(1)根痛期(神经根刺激期):出现神经根痛及脊膜刺激症状。晚间症状加重,白天减轻;咳嗽、排便和用力等增加腹压动作可使疼痛加剧,改变体位也使症状减轻或加重。

(2)脊髓部分受压期:出现脊髓半切综合征,同侧损害节段以下上运动神经元性瘫痪、腱反射亢进、病理征阳性,同侧深感觉障碍及病变对侧损害节段以下痛温觉减退或丧失,而触觉良好,病变侧损害节段以下血管舒缩功能障碍。

(3)脊髓完全受压期:出现脊髓完全横贯性损害,表现的运动、感觉与自主神经功能障碍和急性脊髓炎一致。

（四）辅助检查

1. 脑脊液检查

常规、生化检查及动力学变化对确定脊髓压迫症和程度很有价值。

2. 影像学检查

脊柱 X 线平片、CT 及 MRI、脊髓造影等也可以确定病变的节段、性质及压迫程度。

（五）治疗原则

（1）早期诊断，及早手术，尽快去除病因。恶性肿瘤或转移瘤可酌情手术、放疗或化疗。

（2）急性脊髓压迫症需在 6 小时内减压，如硬脊膜外脓肿应紧急手术并给予足量抗生素，脊柱结核在根治术同时抗结核治疗。

（3）瘫痪肢体应积极进行康复治疗及功能训练，预防并发症。

二、护理评估

（一）一般评估

1. 生命体征

患者因感染引起的体温升高和心率加快。疾病波及高段颈髓和延髓时，易致呼吸肌瘫痪，观察呼吸的频率和节律。延髓心血管中枢受影响时，患者心率和血压波动较大。

2.患者主诉

了解发病前数天或 1～2 周有无发热、全身不适或上呼吸道感染症状、促发脊髓炎的主要原因及诱因等。询问其首发症状和典型表现,肌无力的部位,感觉障碍的部位和性质,大小便失禁或潴留,有无长期卧床并发症。

(二)身体评估

1.头颈部

评估患者的意识状态和面容、营养状态。面部表情是否淡漠、颜色是否正常,有无畸形、面肌抽动、眼睑水肿、眼球突出、眼球震颤、巩膜黄染、结膜充血。有无张口呼吸或鼻翼翕动,有无咳嗽无力。头颅大小、形状,注意有无头颅畸形。注意头颈部有无局部肿块或压痛;颈动脉搏动是否对称。有无头部活动受限、不自主活动及抬头无力。角膜反射、咽反射是否存在或消失,有无构音障碍或吞咽困难。脑膜刺激征是否阳性。

2.胸部

患者胸廓、脊柱有无畸形,有无呼吸困难。肺部感染者,可触及语音震颤。心脏及肺部叩诊和听诊是否异常,注意两侧对比。皮肤干燥和多汗的部位。感觉检查宜在环境安静、患者清醒配合的情况下进行,注意感觉障碍的部位、性质、范围、感觉变化的平面及双侧对称性等。

（1）浅感觉。①痛觉：用针尖轻刺皮肤，确定痛觉减退、消失或过敏区域。检查时应掌握刺激强度，可从无痛觉区向正常区检查，自上而下，两侧对比。②温度觉：以盛有冷水（5～10 ℃）和热水（40～45 ℃）的两试管，分别接触患者皮肤，询问其感觉。③触觉：以棉花、棉签轻触患者皮肤，询问其感觉。

（2）深感觉。①位置觉：嘱患者闭目，医者用手指从两侧轻轻夹住患者的手指或足趾，做伸屈动作，询问其被夹指、趾的名称和被扳动的方向。②震动觉：将音叉震动后，放在患者的骨突起部的皮肤上，询问其有无震动及震动持续时间。③实体感觉：嘱患者闭目，用手触摸分辨物体的大小、方圆、硬度。④两点分辨觉：以圆规的两个尖端，触及身体不同部位，测定患者分辨两点距离的能力。

3. 腹部

患者腹部和膀胱区外形和膀胱区是否正常，触诊有无局部压痛、反跳痛，双侧感觉是否存在，是否对称，记录感觉变化的部位。腹壁反射、提睾反射是否存在和对称。两便失禁是否引起压疮。留置尿道者，观察尿道口有无脓性分泌物，尿液的性质。叩诊膀胱区，判断有无尿潴留。肠鸣音是否减弱或消失。

4. 四肢

观察患者四肢外形有无畸形。触诊患者的肌力和肌张力,肌张力增高或降低,肌张力异常的形式。感觉障碍的部位和性质,病理反射阳性。评估患者四肢腱反射的强弱。病理反射是否阳性。

根据肌力的情况,一般均将肌力分为以下 0～5 级,共 6 个级别。

0 级:完全瘫痪,测不到肌肉收缩。

1 级:仅测到肌肉收缩,但不能产生动作。

2 级:肢体能在床上平行移动,但不能抵抗自身重力,即不能抬离床面。

3 级:肢体可以克服地心吸收力,能抬离床面,但不能抵抗阻力。

4 级:肢体能做对抗外界阻力的运动,但不完全。

5 级:肌力正常。

(三)心理-社会评估

主要了解患者患病后的情绪反应,及其学习、工作与家庭生活等情况,家庭成员的支持程度,家庭经济能力和社会支持资源。

(四)辅助检查结果评估

1. 实验室检查

急性期血常规可见白细胞计数升高,脑脊液白细胞增多,蛋白含量明显增高。

2.磁共振(MRI)检查

MRI检查可在早期明确脊髓病变的性质、范围、程度。早期,脊髓病变段呈弥漫肿胀、增粗。后期,脊髓不再肿胀,少部分患者出现脊髓萎缩。

(五)常用药物治疗效果的评估

严格按医嘱用药,严禁骤然停药,否则会引发病情加重。急性期大剂量应用糖皮质激素,注意观察患者症状是否改善及不良反应。长期大量应用糖皮质激素可引起物质代谢和水盐代谢紊乱,出现类肾上腺皮质功能亢进综合征,如水肿、低血钾、高血压、糖尿病、皮肤变薄、满月脸、水牛背、向心性肥胖、多毛、痤疮、肌无力和肌萎缩等症状,一般不需格外治疗,停药后可自行消退。骨质疏松及椎骨压迫性骨折是各种年龄患者应用糖皮质激素治疗中严重的合并症。

三、护理诊断

(一)躯体移动障碍

与脊髓病变有关。

(二)低效性呼吸形态

与呼吸肌麻痹有关。

(三)尿潴留

与膀胱自主神经功能障碍有关。

(四)生活自理缺陷

与肢体瘫痪有关。

(五)潜在并发症

压疮、坠积性肺炎、尿路感染。

四、护理措施

(一)病情观察

监测生命体征,应严密观察有无呼吸困难、心率加快、血压升高、体温升高,有无发绀、吞咽及言语障碍等。定期监测血生化指标。判断瘫痪和感觉平面有无上升,疾病有无进展或加重。

(二)一般护理

1. 休息与活动

急性期特别是并发有心肌炎时应卧床休息。如有呼吸肌麻痹应取平卧位,头偏向一侧。恢复期可适当活动与休息相结合,但避免过度劳累。

2. 吸氧

给予低流量吸氧。如出现呼吸无力、呼吸困难应及时通知医师,必要时给予气管插管或气管切开、呼吸机辅助呼吸。

(三)合理饮食

保证机体足够的营养,进食高蛋白、高热量、高维生素、易消化、含钾丰富(如橘子、香蕉等)的食物。吞咽困难、进食呛咳者,应给予鼻饲,切勿勉强进食,以免引起吸入性肺炎及窒息。口腔护理一天两次,根据患者的情况选择合适的漱口液,可以自理的患者尽量鼓励患者自己洗漱。

(四)皮肤护理

大小便失禁、腹泻、发热、出汗、自主神经功能紊乱等都会使皮肤处于潮湿环境中,发生压疮的危险会增加,必须加强皮肤护理。对骨突或受压部位,如脚踝、足跟、骶尾部等部位常检查,加强营养;使用一些护理用品和用具,如给予气垫床、液体敷料(赛肤润)、自黏性软聚硅酮泡沫敷料(美皮康)和海绵垫等;每2小时翻身、拍背1次。输液以健侧、上肢为主,输液前认真观察准备输液肢体一侧的皮肤情况,输液后随时观察输液肢体局部及皮肤情况,以免液体外渗造成皮肤红肿;给予洗漱、浸泡时水温勿过高以免造成烫伤,冰袋降温时间勿过长引起冻伤。

(五)康复训练

在脊髓受损初期,就应与康复师根据患者情况制订康复计划,保持各关节的正常功能位,每次翻身后将肢体位置摆放正确,做关节的被动或主动运动。给予日常生活活动训练,使患者能自行穿脱衣服、进食、盥洗、大小便、淋浴及开关门窗、电灯、水龙头等,增进患者的自我照顾能力。

(六)排泄异常的护理

1.尿失禁患者

护理人员要根据患者输液或饮水的时间,给予排便用品,协助其排便,同时在患者小腹部加压,增加膀胱内压,锻炼恢复自主排尿功能。

2.尿潴留患者

应给予留置导尿,根据入量(输液、饮水)时间,适时、规律地夹闭、开放尿管,以维持膀胱充盈、收缩功能;同时在排放尿液时可采用一些方法刺激诱导膀胱收缩,如轻敲患者下腹部、听流水声和热敷膀胱区。对留置导尿管的患者:应每天消毒尿道口,观察尿液的色、量是否正常,是否有沉淀,尿道口有无分泌物;当尿常规化验有感染时,可根据医嘱给予膀胱冲洗,再留取化验至正常,注意操作时保持无菌规范;患者病情允许的情况下,尽早拔除尿管。

3.大便秘结患者

应保持适当的高纤维饮食与水分的摄取。餐后胃肠蠕动增强,当患者有便意感时,指导并协助患者增加腹压来引发排便。每天固定时间进行排便训练,养成排便规律。必要时肛门塞入开塞露,无效时可给予不保留灌肠。

4.大便失禁患者

选择易消化、吸收的高营养、低排泄的要素饮食,同时指导患者练习腹肌加压与肛门括约肌收缩,掌握进食后的排便时间规律,协助放置排便用品(便盆、尿垫);随时清洁排便后肛门周围皮肤。

(七)心理护理

患者均为突然发病且伴有肢体瘫痪、排泄异常等,严重影响其正常生活,加之对疾病知识、治疗效果不了解容易产生恐惧感。而且本病病程较长,患者可出现不同程度的情绪低落,对治疗和康复缺乏信心,护理人员应及时向患者介绍疾病相关知识,动员和指导家属和朋友在各个方面关心、支持、帮助患者,减轻其思想负担,去除紧张情绪,鼓励患者表达自己的感受,倾听患者的诉说。帮助患者做肢体活动,给予精神上的鼓励及生活支持,树立战胜疾病的信心。

(八)健康教育

(1)瘫痪肢体应早期做被动运动、按摩,以改善血液循环,促进瘫痪肢体的恢复。保持肢体的功能位置,预防足下垂及畸形。同时可配合物理治疗、针灸治疗。

(2)训练患者正确的咳嗽、咳痰方法,变换体位方法。

(3)提出治疗与护理的配合及要求,包括休息与活动、饮食、类固醇皮质激素的应用及其注意事项。

(4)增加营养,增强体质,预防感冒。

(5)带尿管出院者,应指导留置尿管的护理及膀胱功能的训练。

(6)长期卧床者,应每2小时翻身、拍背1次,预防压疮及坠积性肺炎。

(7)出现生命体征改变、肢体感觉障碍、潜在并发症及时就诊。

五、护理效果评价

(1)患者自觉症状(肌力增强、感觉障碍减退)逐渐好转,生活基本自理。

(2)患者大小便失禁,逐渐控制。

(3)患者无尿路感染。

(4)患者皮肤完好,无压疮。

(5)患者大小便潴留逐渐解除,大小便通畅。

第四节 帕金森病

一、疾病概述

(一)概念和特点

帕金森病(Parkinson's disease,PD),又称震颤麻

痹,是中老年常见的神经系统变性疾病,以静止性震颤、运动减少、肌强直和体位不稳为临床特征,主要病理改变是黑质多巴胺能神经元变性和路易小体形成。

(二)相关病理生理

黑质多巴胺能神经元通过黑质-纹状体通路将多巴胺输送到纹状体,参与基底节的运动调节。由于 PD 患者的黑质多巴胺能神经元显著变性丢失,黑质-纹状体多巴胺能通路变性,纹状体多巴胺递质浓度显著降低,出现临床症状时纹状体多巴胺浓度一般降低 80％以上。多巴胺递质降低的程度与患者的症状严重程度相一致。

(三)病因与发病机制

本病的病因未明,发病机制复杂。目前认为 PD 非单因素引起,可能为多因素共同参与所致,可能与以下因素有关。

1.年龄老化

本病多见于中老年人,60 岁以上人口的患病率达 1％,应用氟多巴显影的正电子发射断层扫描(PET)也显示多巴胺能神经元功能随年龄增长而降低,并与黑质细胞的死亡数成正比。

2.环境因素

流行病学调查显示,长期接触杀虫剂、除草剂或某些工业化学品等可能是 PD 发病的危险因素。

3.遗传因素

本病在一些家族中呈聚集现象,包括常染色体显性遗传或常染色体隐性遗传,细胞色素 P4502D6 型基因可能是 PD 的易感基因之一。

高血压脑动脉硬化、脑炎、外伤、中毒、基底核附近肿瘤以及吩噻嗪类药物等所产生的震颤、强直等症状,称为帕金森综合征。

(四)临床表现

常为 60 岁以后发病,男性稍多,起病缓慢,进行性发展。首发症状多为震颤,其次为步行障碍、肌强直和运动迟缓。

1.静止性震颤

多从一侧上肢开始,呈现有规律的拇指对掌和手指屈曲的不自主震颤。类似"搓丸"样动作。具有静止时明显震颤,动作时减轻,入睡后消失等特征,故称为"静止性震颤";随病程进展,震颤可逐步涉及下颌、唇、面和四肢。少数患者无震颤,尤其是发病年龄在 70 岁以上者。

2.肌强直

多从一侧的上肢或下肢近端开始,逐渐蔓延至远端、对侧和全身的肌肉。肌强直与锥体束受损时的肌张力增高不同,后者被动运动关节时,阻力在开始时较明显,随后迅速减弱,呈所谓"折刀"现象,故称"折刀样肌强直",多伴有腱反射亢进和病理反射。

3.运动迟缓

患者随意动作减少、减慢。多表现为开始的动作困难和缓慢,如行走时起动和终止均有困难。面肌强直使面部表情呆板,双眼凝视和瞬目动作减少,笑容出现和消失减慢,造成"面具脸"。手指精细动作很难完成,系裤带、鞋带等很难进行;有书写时字越写越小的倾向,称为"写字过小症"。

4.姿势步态异常

早期走路拖步,迈步时身体前倾,行走时步距缩短,颈肌、躯干肌强直而使患者站立时呈特殊屈曲体姿,行走时上肢协同摆动的联合动作减少或消失;晚期由坐位、卧位起立困难。迈步后碎步、往前冲,越走越快,不能立刻停步,称为"慌张步态"。

(五)辅助检查

(1)一般检查无异常。

(2)头颅 CT:头颅 CT 可显示不同程度的脑萎缩表现。

(3)功能性脑影像:采用 PET 或 SPECT 检查有辅助诊断价值。

(4)基因检测:DNA 印记技术、PCR、DNA 序列分析等,在少数家族性 PD 患者中可能发现基因突变。

（5）生化检测：采用高效液相色谱（HPLC）可检测到脑脊液和尿中 HVA 含量降低。

(六)治疗原则

1.综合治疗

应采取综合治疗,包括药物治疗、手术治疗、康复治疗、心理治疗等,药物治疗是首选且主要的治疗手段。

2.用药原则

药物治疗应从小剂量开始,缓慢递增,以较小剂量达到较满意疗效。达到延缓疾病进展、控制症状,尽可能延长症状控制的年限,同时尽量减少药物的不良反应和并发症。

3.药物治疗

早期无须药物治疗,当疾病影响患者日常生活和工作能力时,适当的药物治疗可不同程度的减轻症状,并可因减少并发症而延长生命。以替代药物如复方左旋多巴、多巴受体激动药等效果较好。

4.外科治疗

采用立体定向手术破坏丘脑腹外侧核后部可以控制对侧肢体震颤;破坏其前部则可制止对侧肌强直。采用 γ 刀治疗本病近期疗效较满意,远期疗效待观察。

5.康复治疗

进行肢体运动、语言、进食等训练和指导,可改善患者的生活质量,减少并发症。

6.干细胞治疗

干细胞治疗是正在探索中的一种较有前景的新疗法。

二、护理评估

(一)一般评估

1.生命体征

一般无特殊。

2.患者主诉

(1)症状:有无静止性震颤,类似"搓丸"样动作;折刀样肌强直及铅管样肌强直;面具脸;写字过小症以及慌张步态。

(2)发病形式:何时发病,持续时间,症状的部位、范围、性质、严重程度等。

(3)既往检查、治疗经过及效果,是否遵医嘱治疗。目前情况包括使用药物的名称、剂量、用法和有无不良反应。

3.相关记录

患者认知功能、日常生活能力、精神行为症状、年龄、性别、体重、体位、饮食、睡眠、皮肤、出入量、跌倒风险评估、吞咽功能障碍评定等记录结果。

(二)身体评估

1. 头颈部

患者意识是否清楚,睁眼运动是否正常。两侧瞳孔是否等大、等圆,瞳孔对光反射是否灵敏;角膜反射是否正常。头颅大小、形状,注意有无头颅畸形。面部表情是否淡漠、颜色是否正常,有无畸形、面肌抽动、眼睑水肿、眼球突出、眼球震颤、巩膜黄染、结膜充血,额纹及鼻唇沟是否对称或变浅,鼓腮、示齿动作能否完成,伸舌是否居中,舌肌有无萎缩。有无吞咽困难、饮水呛咳,有无声音嘶哑或其他语言障碍。咽反射是否存在或消失。有无头部活动受限、不自主活动及抬头无力;颈动脉搏动是否对称。颈椎、脊柱、肌肉有无压痛。颈动脉听诊是否闻及血管杂音。

2. 胸部

无特殊。

3. 腹部

无特殊。

4. 四肢

四肢有无震颤、肌阵挛等不自主运动,患者站立和行走时步态是否正常。肱二、三头肌反射,桡反射、膝腱反射、跟腱反射是否阳性。

(三)心理-社会评估

1. 疾病知识

患者对疾病的性质、过程、防治及预后知识的了解程度。

2. 心理状况

了解疾病对其日常生活、学习和工作的影响,患者能否面对现实、适应角色转变,有无人格改变、反应迟钝、记忆力及计算力下降或丧失等精神症状。

3. 社会支持系统

了解家庭的组成、经济状况、文化教育背景;家属对患者的关心、支持以及对患者所患疾病的认识程度;了解患者的工作单位或医疗保险机构所能承担的帮助和支持情况;患者出院后的继续就医条件,居住地的社区保健资源或继续康复治疗的可能性。评估患者居住的环境舒适程度及其安全性;评估患者的决策能力,决定患者是否需要代理人;评估服药情况和护理评测需求,是否需要制订临终护理计划;确认患者的主要照料者,并对照料者的心理和生理健康也予以评价。

(四)辅助检查结果的评估

(1)常规检查:一般无特殊。

(2)头颅 CT:有无脑萎缩表现。

(3)功能性脑影像、基因检测、生化检测有无异常。

(五)常用药物治疗效果的评估

1.应用抗胆碱能药物评估

(1)用药剂量、时间、方法的评估与记录。

(2)不良反应评估:观察并询问患者有无头晕、视物模糊、口干、便秘、尿潴留、情绪不安、抽搐症状。

(3)精神症状评估:有无出现幻觉等。

2.应用金刚烷胺药物评估

(1)用药剂量、时间、方法的评估与记录。

(2)不良反应评估:有无神志模糊、下肢网状青斑、踝部水肿。

(3)精神症状评估:有无出现幻觉等。

3.应用左旋多巴制剂评估

(1)用药剂量、时间、方法的评估与记录。

(2)有无"开、关"现象、异动症及剂末现象。

(3)有无胃肠道症状:初期可出现胃肠不适,表现为恶心、呕吐等。

三、护理诊断

(一)躯体活动障碍

与黑质病变、锥体外系功能障碍所致震颤、肌强直、体位不稳、随意运动异常有关。

（二）长期自尊低下

与震颤、流涎、面肌强直等身体形象改变和言语障碍、生活依赖他人有关。

（三）知识缺乏

缺乏本病相关知识与药物治疗知识。

（四）营养失调：低于机体需要量

与吞咽困难、饮食减少和肌强直、震颤所致机体消耗量增加等有关。

（五）便秘

与消化功能障碍或活动量减少等有关。

（六）语言沟通障碍

与咽喉部、面部肌肉强直，运动减少、减慢有关。

（七）无能性家庭应对

与疾病进行性加重，患者长期需要照顾，经济或人力困难有关。

（八）潜在并发症

外伤、压疮、感染。

四、护理措施

（一）生活护理

加强巡视，主动了解患者的需要，既要指导和鼓励患者自我护理,做自己力所能及的事情,又要协助患者洗漱、进食、淋浴、大小便料理和做好安全防护,增进患者的舒适度,预防并发症。主要是个人卫生、皮肤护理、提供生活方便、采取有效沟通方式、保持大小便通畅。

(二)运动护理

告知患者运动锻炼的目的在于防止和推迟关节强直与肢体挛缩;与患者和家属共同制订切实可行的具体锻炼计划。

1.疾病早期

应指导患者维持和增加业余爱好,鼓励患者尽量参加有益的社交活动,坚持适当运动锻炼,注意保持身体和各关节的活动强度与最大活动范围。

2.疾病中期

告诉患者知难而退或简单的家属包办只会加速其功能衰退。平时注意做力所能及的家务,尽量做到自己的事情自己做。起步困难和步行时突然僵住不能动时,应放松思想,尽量跨大步伐;向前走时脚要抬高,双臂要摆动,目视前方,不要目视地面;转弯时,不要碎步移动,否则易失去平衡;护士或家人在协助患者行走时,不要强行拉着走;当患者感到脚粘在地上时,可告诉患者先向后退一步,再往前走,这样会比直接向前容易得多。

3.疾病晚期

应帮助患者采取舒适体位,被动活动关节,按摩四肢肌肉,注意动作轻柔,勿造成患者疼痛和骨折。

(三)安全护理

(1)对于上肢震颤未能控制、日常生活动作笨拙的患者,应谨防烧伤、烫伤等。为端碗持筷困难者准备带有大把手的餐具,选用不易打碎的不锈钢饭碗、水杯和汤勺,避免玻璃和陶瓷制品等。

(2)对有幻觉、错觉、欣快、抑郁、精神错乱、意识模糊或智能障碍的患者应特别强调专人陪护。护士应该认真查对患者是否按时服药,有无错服或误服,药物代为保管,每次送服到口;严格交接班制度,禁止患者自行使用锐利器械和危险品;智能障碍患者应安置在有严密监控区域,避免自伤、坠床、坠楼、走失、伤人等意外发生。

(四)心理护理

护士应细心观察患者的心理反应,鼓励患者表达并注意倾听他们的心理感受,与患者讨论身体健康状况改变所造成的影响、不利于应对的因素,及时给予正确的信息和引导,使其能够接受和适应自己目前的状态并能设法改善。鼓励患者尽量维持过去的兴趣与爱好,多与他人交往;指导家属关心体贴患者,为患者创造好的亲情氛围,减轻他们心理压力。告诉患者本病病程长、进展缓慢、治疗周期长,而疗效的好坏常与患者精神情绪有关,鼓励他们保持良好心态。

(五)用药指导

告知患者本病需要长期或终身服药治疗,让患者了解常用的药物种类、用法、服药注意事项、疗效及不良反应的观察和处理。告诉患者长期服药过程中可能会突然出现某些症状加重或疗效减退,让患者了解用药过程可能出现的"开-关现象""剂末现象"以及应对方法。

(六)饮食指导

告知患者及家属导致营养低下的原因、饮食治疗的原则与目的,指导合理选择饮食和正确进食。给予高热量、高维生素、高纤维素、低盐、低脂适量优质蛋白的易消化饮食,并根据病情变化及时调整和补充各种营养素,戒烟、酒。

(七)健康教育

(1)对于被迫退休或失去工作的患者,应指导或协助其培养新的爱好。

(2)教会家属协助患者计划每天的益智活动及参与社会交往。

(3)就诊指标:症状加重或者出现精神症状及时就诊。

五、护理效果评价

(1)患者能够接受和适应目前的状态并能设法改善。

（2）患者积极参与康复锻炼，尽量能够坚持自我护理。

（3）患者坚持按时服药，无错服、误服及漏服。

（4）患者未发生跌倒或跌倒次数减少。

（5）患者及家属合理选择饮食和正确进食；进食水时不发生呛咳。

（6）患者大便能维持正常。

（7）患者及家属的焦虑症状减轻。

第三章 内分泌科护理

第一节 痛 风

一、疾病概述

痛风(gout)是嘌呤代谢障碍或尿酸排泄障碍引起的代谢性疾病,但痛风发病有明显的异质性,除高尿酸血症外可表现为急性关节炎、痛风石沉积、慢性关节炎、关节畸形、慢性间质性肾炎和尿酸性尿路结石。随着经济发展和生活方式的改变,其患病率逐渐上升。痛风发病年龄为 30～70 岁,男性发病年龄有年轻化趋势,一般成人仅有 10%～20% 的高尿酸血症者发生痛风,老年人高尿酸血症患病率达 24% 以上。高尿酸血症发生的男女比例为 2：1,而痛风发病的男女比例为 20：1,即95% 的痛风患者是男性。这与男性喜饮酒、赴宴,喜食富含嘌呤、蛋白质的食物,使体内尿酸增加,排出减少有关。

(一)相关病理生理

痛风的发生取决于血尿酸的浓度和在体液中的溶解度。血尿酸的平衡取决于嘌呤的吸收和生成与分解和排泄。

1.嘌呤的吸收

体内的尿酸20%来源于富含嘌呤食物的摄取,摄入过多可诱发痛风发作。

2.嘌呤的分解

尿酸是嘌呤代谢的终产物,正常人约1/3的尿酸在肠道经细菌降解处理,约2/3经肾以原型排出。

3.嘌呤的生成

体内的尿酸80%来源于体内嘌呤生物合成。参与尿酸代谢的嘌呤核苷酸有3种:次黄嘌呤核苷酸、腺嘌呤核苷酸、鸟嘌呤核苷酸。在嘌呤代谢过程中,各环节都有酶参与调控,一旦酶发生异常,即可发生血尿酸增多或减少。

4.嘌呤的排泄

在原发性痛风中,直接发病机制与肾小管对尿酸盐的清除率下降或重吸收升高关系密切。痛风意味着尿酸盐结晶、沉积所致的反应性关节炎或痛风石疾病。

(二)痛风的病因与诱因

临床上仅有部分高尿酸血症的患者发展为痛风,确切原因不清。临床上分为原发性和继发性两大类。原发性基本属于遗传性,与肥胖、原发性高血压、血脂异常、糖尿病、胰岛素抵抗关系密切。继发性主要因肾脏病变、血液病等疾病或药物、高嘌呤食物等引起。

(三)临床表现

临床多见于 40 岁以上的男性,女性多在绝经期后发病。

1. 无症状期

早期症状不明显,有些可终身不出现症状,仅有血尿酸持续性或波动性增高,但随着年龄增长其患病率也随之增加,且与高尿酸血症的水平和持续时间有关。

2. 急性关节炎期

为痛风的首发症状,多于春秋季节发病。常有以下特点:①多在夜间或清晨突然起病,多呈剧痛,数小时内出现受累关节的红、肿、热、痛和功能障碍,最常见于单侧蹬趾及第 1 跖趾关节,其次为踝、膝、腕、指、肘等关节。②秋水仙碱治疗后,关节炎症状可迅速缓解。③发热,白细胞增多。④初次发作常呈自限性,数天内自行缓解,受累关节局部皮肤出现脱屑和瘙痒,是本病特有的表现。⑤关节腔滑囊液偏振光显微镜检查可见双折光的针形尿酸盐结晶,是确诊本病的依据。⑥高尿酸血症。

3.痛风石及慢性关节炎期

痛风石(tophi)是痛风的特征性临床表现,是尿酸盐沉积所致,常见于耳轮、跖趾、指间和掌指关节,常为多关节受累,多见关节远端,表现为关节肿胀、僵硬、畸形及周围组织的纤维化和变形,严重时患处皮肤发亮、菲薄,破溃则有豆渣样的白色物质排出。

4.肾脏病变

肾脏病变分为痛风性肾病和尿酸性肾石病二种。前者早期仅有间歇性蛋白尿,随着病情的发展而呈持续性,晚期可发生肾功能不全,表现为水肿、高血压、血尿素氮和肌酐升高。少数表现为急性肾衰竭,出现少尿或无尿。后者10%~25%的痛风后者的肾脏有尿酸结石,呈泥沙样,常无症状,结石者可发生肾绞痛、血尿。

(四)辅助检查

1.血尿酸测定

正常值:男性为150~380 μmol/L;女性为100~300 μmol/L,更年期后接近男性血尿酸测定高于正常值可确定高尿酸血症。

2.尿尿酸测定

限制嘌呤饮食5天后,每天尿酸排出量超过

3.57 mmol/L,可认为尿酸生成增多。

3.滑囊液或痛风石内容物检查

急性关节炎期行关节穿刺,提取滑囊液,在偏振光显微镜下可见针形尿酸盐结晶。

4.X线检查

急性关节炎期可见非特征性软组织肿胀;慢性期或反复发作后可见软骨破坏,关节面不规则,特征性改变为穿凿样、虫蚀样圆形或弧形的骨质透亮缺损。

5.电子计算机X线体层显像与磁共振显像检查

CT扫描受累部位可见不均匀的斑点状高密度痛风石影像;MRI的T_1和T_2加权图像呈斑点状低信号。

(五)主要治疗原则

目前尚无根治原发性痛风的方法。治疗原则:①控制高尿酸血症,预防尿酸盐沉积。②迅速终止急性关节炎的发作,防止复发。③防止尿酸结石形成和肾功能损害。

(六)治疗

1.一般治疗

控制饮食总热量:限制饮酒和高嘌呤食物(如动物肝、肾、心等内脏)的大量摄入;每天饮水2 000 mL以上以增加尿酸排泄;慎用抑制尿酸排泄的药物,如噻嗪类利尿药等;避免诱发因素和积极治疗相关疾病。

2.高尿酸血症的治疗

(1)排尿酸药:抑制近端肾小管对尿酸盐的重吸收,增加尿酸排泄,降低尿酸水平,适用于肾功能良好者。当内生肌酐清除率＜30 mL/min 时无效;已有尿酸盐结石形成,或每天尿排出尿酸盐＞3.57 mmol 时不宜使用。用药期间多饮水,并服用碳酸氢钠 3～6 g/d。常用药物有苯溴马隆、丙磺舒、保泰松等。

(2)抑制尿酸生成药物:常用药物为别嘌醇,通过抑制黄嘌呤氧化酶,使尿酸的生成减少,适用于尿酸生成过多或不适合使用排尿酸药物者。

3.急性痛风性关节炎期的治疗

绝对卧床休息,抬高患肢,避免负重,迅速给秋水仙碱,越早用药疗效越好。

(1)秋水仙碱:治疗急性痛风性关节炎的特效药,通过抑制中性粒细胞、单核细胞释放白三烯 B_4、白细胞介素-1 等炎症因子,同时抑制炎症细胞的变形和趋化,从而缓解炎症。不良反应有恶心、呕吐、厌食、腹胀和水样腹泻,如出现上述症状应及时调整剂量或停药;还可出现白细胞减少、血小板减少等,也会发生脱发现象。

(2)非甾体抗炎药:通过抑制花生四烯酸代谢中的环氧化酶活性,进而抑制前列腺素的合成而达到消炎镇痛的作用。活动性消化性溃疡、消化道出血为禁忌证。

常用药物有吲哚美辛、双氯芬酸、布洛芬、罗非昔布等。

(3)糖皮质激素:上述药物治疗无效或不能使用秋水仙碱和非甾体抗炎药时,可考虑使用糖皮质激素或ACTH短程治疗。疗程一般不超过2周。

二、护理评估

(一)一般评估

1. 生命体征

每天监测体温(T)、脉搏(P)、呼吸(R)、血压(BP),特别是体温的变化。

2. 关节与皮肤

评估患者痛风石、关节炎的情况;评估皮肤的情况,如有无皮疹、剥脱性皮炎、出血性带状疱疹、过敏性皮炎等。

3. 相关记录

饮食、皮肤等,必要时记录饮水量。

(二)身体评估

1. 视诊

患者痛风石、关节炎情况,有无红、肿、热、痛等。全身皮肤情况,有无皮疹等异常。

2. 触诊

痛风石、关节炎疼痛情况。皮肤弹性,皮肤压之是否褪色等。

(三)心理社会评估

评估患者对疾病治疗的信心,对痛风相关知识的掌握情况。

(四)辅助检查

1.血尿酸

当血尿酸男性超过 420 μmol/L,女性>350 mmol/L可诊断为高尿酸血症。血尿酸波动较大,应反复监测。限制嘌呤饮食 5 天后,如每天小便中尿酸排出量>3.57 mmol/L,则提示尿酸生成增多。

2.滑囊液或痛风石检查

急性关节炎期行关节腔穿刺,抽取滑囊液,如见白细胞内有双折光现象的针形尿酸结晶,是确诊本病的依据。痛风结石活检也可见此现象。

3.慢性并发症的检查

全身关节、足部检查、疼痛评估等。

(五)主要用药的评估

1.应用治疗高尿酸血症药的评估

用药剂量、用药时间、药物不良反应的评估与记录。

2.急性痛风性关节炎期治疗药物的评估

用药剂量、用药时间的评估、药物不良反应的评估、注意有无出现"反跳"现象并记录。

三、护理诊断

(一)疼痛

与痛风结石、关节炎症有关。

(二)躯体活动障碍

与关节受累、关节畸形有关。

(三)知识缺乏

缺乏痛风用药知识和饮食知识。

(四)潜在并发症

肾衰竭。

四、护理措施

(一)疾病知识指导

指导患者与家属有关痛风预防、饮食、治疗、活动等的相关知识。如注意避免进食高蛋白和高嘌呤的食物，忌饮酒，每天多饮水，饮水量＞2 000 mL/d，特别是服用排尿酸药物时更应多饮水，以帮助尿酸的排出。

(二)保护关节指导

指导患者日常生活中应注意：①活动时尽量使用大肌群，如能用肩部负重者不用手提，能用手臂者不用手指。②避免长时间持续进行重体力劳动。③经常变换姿势,保持受累关节舒适。④如有关节局部温热和肿胀,尽可能避免其活动。如运动后疼痛超过 1～2 小时,应暂时停止该项运动。

(三)药物服用的指导

排尿酸药、抑制尿酸生成药的服用应逐渐递增用量,用药过程中应按要求对肝功能、肾功能和尿酸水平进行测定,使用过程中,注意胃肠道反应,有无皮疹、过敏性皮炎等不良情况。如发生上述不良反应,应减量。

(四)关节及皮肤护理

指导患者保持关节功能位,防止变形。保持皮肤清洁,防止外伤导致皮肤破损,一旦发生皮肤破损,应及时予以处理。如皮肤出现瘙痒,注意不要抓破皮肤。

五、护理效果评价

(1)患者血尿酸水平控制正常。

(2)患者尿尿酸检测结果正常。

(3)患者无出现关节肿胀、畸形等并发症的发生。

(4)患者及家属基本掌握痛风相关知识,特别是预防和饮食的相关知识。

第二节 尿 崩 症

尿崩症（DI）是指精氨酸加压素（AVP）[又称抗利尿激素（ADH）]，严重缺乏或部分缺乏（称中枢性尿崩症），以及肾脏对 AVP 不敏感，致肾远曲小管和集合管对水的重吸收减少（称肾性尿崩症），从而引起多尿、烦渴、多饮与低密度尿为特征的一组综合征。正常人每天尿量 1.5 L 左右。任何情况使 ADH 分泌不足或不能释放，或肾脏对 ADH 不反应都可使尿液无法浓缩而有多尿，随之有多饮。尿崩症可发生于任何年龄，但以青少年为多见。男性多于女性，男女之比为 2∶1。

一、病因分类

（一）中枢性尿崩症

任何导致 AVP 合成、分泌与释放受损的情况都可引起本症的发生，中枢性尿崩症的病因有原发性、继发性与遗传性 3 种。

1. 原发性

病因不明者占 1/3～1/2。此型患者的下丘脑视上核与室旁核内神经元数目减少，AVP 合成酶缺陷，神经垂体缩小。

2. 继发性

中枢性尿崩症可继发于下列原因导致的下丘脑-神经垂体损害,如颅脑外伤或手术后、肿瘤等;感染性疾病,如结核、梅毒、脑炎等;浸润性疾病,如结节病、肉芽肿病;脑血管病变,如血管瘤;自身免疫性疾病,有人发现患者血中存在针对下丘脑 AVP 细胞的自身抗体;Sheehan 综合征等。

3. 遗传性

一般症状轻,可无明显多饮多尿。临床表现包括尿崩症、糖尿病、视神经萎缩和耳聋,是一种常染色体隐性遗传疾病,常为家族性,患者从小多尿,本症可能因为渗透压感受器缺陷所致。

(二)肾性尿崩症

肾脏对 AVP 产生反应的各个环节受到损害导致肾性尿崩症,病因有遗传性与继发性两种。

1. 遗传性

呈 X 连锁隐性遗传方式,由女性遗传,男性发病,多为家族性。近年已把肾性尿崩症基因即 G 蛋白耦联的 AVP-V2R 基因精确定位于 X 染色体长臂端粒 Xq28 带上。

2. 继发性

肾性尿崩症可继发于多种疾病导致的肾小管损害,

如慢性肾盂肾炎、阻塞性尿路疾病、肾小管性酸中毒、肾小管坏死、淀粉样变、骨髓瘤、肾脏移植与氮质血症。代谢紊乱如低钾血症、高钙血症也可导致肾性尿崩症。多种药物可致肾性尿崩症，如庆大霉素、头孢唑林、诺氟沙星、阿米卡星、链霉素、大剂量地塞米松、过期四环素、碳酸锂等。应用碳酸锂的患者中 20%～40%可致肾性尿崩症，其机制可能是锂盐导致了细胞 cAMP 生成障碍，干扰肾脏对水的重吸收。

二、诊断

(一)临床特征

(1)大量低密度尿，尿量超过 3 L/d。

(2)因鞍区肿瘤过大或向外扩展者，常有蝶鞍周围神经组织受压表现，如视力减退、视野缺失。

(3)有渴觉障碍者，可出现脱水、高钠血症、高渗状态、发热、抽搐等，甚至脑血管意外。

(二)实验室检查

(1)尿渗透压：为 50～200 mOsm/L，明显低于血浆渗透压，血浆渗透压可高于 300 mOsm/L(正常参考值为 280～295 mOsm/L)。

(2)血浆抗利尿激素值：降低(正常基础值为 1～1.5 pg/mL)，尤其是禁水和滴注高渗盐水时仍不能升高，提示垂体抗利尿激素储备能力降低。

（3）禁水试验：最常用的诊断垂体性尿崩症的功能试验。

方法：试验前测体重、血压、尿量、尿密度、尿渗透压。以后每 2 小时排尿，测尿量、尿密度、尿渗透压、体重、血压等，至尿量无变化、尿密度及尿渗透压持续两次不再上升为止。抽血测定血浆渗透压，并皮下注射抗利尿激素（水剂）5 U，每小时再收集尿量，测尿密度、尿渗透压 1～2 次。一般需禁水 8～12 小时。如有血压下降、体重减轻 3 kg 以上时，应终止试验。

三、鉴别诊断

（一）精神性多饮性多尿

有精神刺激史，主要表现为烦渴、多饮、多尿、低密度尿，与尿崩症极相似，但 AVP 并不缺乏，禁水试验后尿量减少，尿密度增高，尿渗透压上升，注射加压素后尿渗透压和尿密度变化不明显。

（二）糖尿病多饮多尿

糖尿病为高渗性利尿，尿糖阳性，尿密度高，血糖高。

（三）高钙血症

甲旁亢危象时血钙增高。尿钙增高，肾小管对抗利尿激素反应下降，产生多饮多尿，亦是高渗利尿，尿密度增高。

（四）其他

如慢性肾功能不全、肾上腺皮质功能减退。

四、治疗

（一）中枢性尿崩症

1.病因治疗

针对各种不同的病因积极治疗有关疾病，以改善继发于此类疾病的尿崩症病情。

2.药物治疗

轻度尿崩症患者仅需多饮水，如长期多尿，每天尿量大于 4 000 mL 时因可能造成肾脏损害而致肾性尿崩症，需要药物治疗。

（1）抗利尿激素制剂。①去氨加压素（DDAVP）：为目前治疗尿崩症的首选药物，可由鼻黏膜吸入，每天 2 次，每次 10～20 μg（儿童患者为每次 5 μg，每天 1 次），肌内注射制剂每毫升含 4 μg，每天 1～2 次，每次 1～4 μg（儿童患者每次 0.2～1 μg）。②鞣酸加压素注射液（长效尿崩停）：每毫升油剂注射液含 5 U，从 0.1 mL 开始肌内注射，必要时可加至 0.2～0.5 mL。疗效持续 5～7 天。长期应用可因产生抗体而减效，过量则可引起水潴留，导致水中毒。故因视病情从小剂量开始，逐渐调整用药剂量与间隔时间。③垂体后叶粉（粉剂尿崩停）：每次吸入 20～50 mg，每 4～6 小时 1 次。长期应用可致萎缩性鼻炎,影响吸收或过敏而引起支气管痉挛,疗效亦减弱。④赖氨酸血管升压素粉剂(尿崩灵):为人工合成粉剂,由鼻黏膜吸入,疗效持续 3～5 小时,每天吸入 2～3 次。长期应用亦可发生萎缩性鼻炎。⑤神经垂体素水剂:每次 5～10 μg,每天 2～3 次,皮下注射。作用时间短,适用于一般尿崩症,注射后有头痛、恶心、呕吐及腹痛不适等症状,故多数患者不能坚持用药。⑥抗利尿素纸片:每片含 AVP 10 μg,可于白天或睡前舌下含化,使用方便,有一定的疗效。⑦神经垂体素喷雾剂:赖氨酸血管升压素与精氨酸血管升压素均有此制剂,疗效与粉剂相当,久用亦可致萎缩性鼻炎。

(2)口服治疗尿崩症药物。①氢氯噻嗪:小儿每天 2 mg/kg,成人每次 25 mg,每天 3 次,或每次 50 mg,每天 2 次,服药过程中应限制钠盐摄入,同时应补充钾(每天 60 mg 氯化钾)。②氯磺丙脲:每次 0.125～0.25 g,每天 1～2 次,一般每天剂量不超过 0.5 g。服药 24 小时后开始起作用,4 天后出现最大作用,单次服药72 小时后恢复疗前情况。③氯贝丁酯:用量为每次0.5～0.75 g,每天 3 次,24～48 小时迅速起效,可使尿量下降,尿渗透压上升。④卡马西平:为抗癫痫药物,其抗尿崩作用机制大致同氯磺丙脲,用量每次 0.2 g,每天2～3 次,作用迅速,尿量可减至 2 000～3 000 mL,不良反应为头痛、恶心、疲乏、眩晕、肝损害与白细胞减低等。⑤吲达帕胺:为利尿、降压药物,其抗尿崩作用机制可能类似于氢氯噻嗪。用量为每次 2.5～5 mg,每天 1～2 次。用药期间应监测血钾变化。

(二)肾性尿崩症

由药物引起的或代谢紊乱所致的肾性尿崩症,只要停用药物,纠正代谢紊乱,就可以恢复正常。如果为家族性的,治疗相对困难,可限制钠盐摄入,应用噻嗪类利尿药、前列腺素合成酶抑制药(如吲哚美辛),上述治疗可将尿量减少 80%。

五、护理措施

按内科及本系统疾病的一般护理常规。

(一)病情观察

(1)准确记录患者尿量、尿比重、饮水量,观察液体出入量是否平衡,以及体重变化。

(2)观察饮食情况,如食欲缺乏以及便秘、发热、皮肤干燥、倦怠、睡眠不佳等症状。

(3)观察脱水症状,如头痛、恶心、呕吐、胸闷、虚脱、昏迷。

(二)对症护理

(1)对于多尿、多饮者应给予扶助与预防脱水,根据患者的需要供应水。

(2)测尿量、饮水量、体重,从而监测液体出入量,正确记录,并观察尿色、尿比重等及电解质、血渗透压情况。

（3）患者因夜间多尿而失眠、疲劳以及精神焦虑等，应给予护理照料。

（4）注意患者出现的脱水症状，一旦发现要尽早补液。

（5）保持皮肤、黏膜的清洁。

（6）有便秘倾向者及早预防。

（7）药物治疗及检查时，应注意观察疗效及不良反应，嘱患者准确用药。

（三）一般护理

（1）患者夜间多尿，白天容易疲倦，要注意保持安静舒适的环境。

（2）在患者身边经常备足温开水。

（3）定时测血压、体温、脉搏、呼吸及体重，以了解病情变化。

（四）健康指导

（1）患者由于多尿、多饮，要嘱患者在身边备足温开水。

（2）注意预防感染，尽量休息，适当活动。

（3）指导患者记录尿量及体重变化。

（4）准确遵医嘱给药，不得自行停药。

（5）门诊定期随访。

第三节 肥 胖 症

肥胖症指体内脂肪堆积过多和/或分布异常、体重增加,是包括遗传和环境因素在内的多种因素相互作用所引起的慢性代谢性疾病。肥胖症分单纯性肥胖症和继发性肥胖症两大类。临床上无明显内分泌及代谢性病因所致的肥胖症,称单纯性肥胖症。若作为某些疾病的临床表现之一,称为继发性肥胖症,约占肥胖症的1%。据估计,在西方国家成年人中,约有半数人超重和/或肥胖。我国肥胖症患病率也迅速上升,据《中国居民营养与慢性病状况报告(2020年)》中报道,我国成人超重率为34.3%,肥胖率为16.4%。肥胖症已成为重要的世界性健康问题之一。

一、病因与发病机制

病因未明,被认为是包括遗传和环境因素在内的多种因素相互作用的结果。总的来说,脂肪的积聚是由于摄入的能量超过消耗的能量。

(一)遗传因素

肥胖症有家族聚集倾向,但遗传基础未明,也不能排除共同饮食、活动习惯的影响。

(二)中枢神经系统

体重受神经系统和内分泌系统双重调节,最终影响能量摄取和消耗的效应器官而发挥作用。

(三)内分泌系统

肥胖症患者均存在血中胰岛素升高,高胰岛素血症可引起多食和肥胖。

(四)环境因素

通过饮食习惯和生活方式的改变,如坐位生活方式、体育运动少、体力活动不足,使能量消耗减少;进食多、喜甜食或油腻食物,使摄入能量增多。

(五)其他因素

(1)与棕色脂肪组织(BAT)功能异常有关:可能由于棕色脂肪组织产热代谢功能低下,使能量消耗减少。

(2)肥胖症与生长因素有关:幼年起病者多为增生型或增生肥大型,肥胖程度较重,且不易控制;成年起病者多为肥大型。

(3)调定点说:肥胖者的调定点较高,具体机制仍未明了。

二、临床表现

肥胖症可见于任何年龄,女性较多见。多有进食过多和(或)运动不足,肥胖家族史。引起肥胖症的病因不同,其临床表现也不相同。

(一)体型变化

脂肪堆积是肥胖的基本表现。脂肪组织分布存在性别差异,通常男性型主要分布在腰部以上,以颈项部、躯干部为主,称为苹果型。女性型主要分布在腰部以下,以下腹部、臀部、大腿为主,称为梨型。

(二)心血管疾病

肥胖患者血容量、心排血量均较非肥胖者增加而加重心脏负担,引起左心室肥厚、扩大;心肌脂肪沉积导致心肌劳损,易发生心力衰竭。由于静脉回流障碍,患者易发生下肢静脉曲张、栓塞性静脉炎和静脉血栓形成。

(三)内分泌与代谢紊乱

常有高胰岛素血症、动脉粥样硬化、冠心病等,且糖尿病发生率明显高于非肥胖者。

(四)消化系统疾病

胆石症、胆囊炎发病率高,慢性消化不良、脂肪肝、轻至中度肝功能异常较常见。

(五)呼吸系统疾病

由于胸壁肥厚,腹部脂肪堆积,使腹内压增高、横膈升高而降低肺活量,引起呼吸困难。严重者导致缺氧、发绀、高碳酸血症,可发生肺动脉高压和心力衰竭。还可引起睡眠呼吸暂停综合征及睡眠窒息。

(六)其他

恶性肿瘤发生率升高,如女性子宫内膜癌、乳腺癌;男性结肠癌、直肠癌、前列腺癌发生率均升高。因长期负重易发生腰背及关节疼痛。皮肤皱褶易发生皮炎、破溃,并发化脓性或真菌感染。

三、辅助检查

肥胖症的评估包括测量身体肥胖程度、体脂总量和脂肪分布,其中后者对预测心血管疾病危险性更为准确。常用测量方法如下。

(一)体重指数(BMI)

测量身体肥胖程度,BMI＝体重(kg)/身长(m)^2,是诊断肥胖症最重要的指标。我国成年人 BMI 值≥24 为超重,≥28 为肥胖。

(二)腰围(WC)

目前认为测定腰围更为简单可靠,是诊断腹部脂肪积聚最重要的临床指标。WHO 建议男性 WC>94 cm、女性 WC>80 cm 为肥胖。中国肥胖问题工作组建议,我国成年男性 WC≥85 cm、女性 WC≥80 cm 为腹部脂肪积蓄的诊断界限。

(三)腰臀比(WHR)

反映脂肪分布。腰围测量髂前上棘和第 12 肋下缘连线的中点水平,臀围测量环绕臀部的骨盆最突出点的周径。正常成人 WHR 男性<0.90,女性<0.85,超过此值为中央性(又称腹内型或内脏型)肥胖。

(四)CT 或 MRI

计算皮下脂肪厚度或内脏脂肪量。

(五)其他

身体密度测量法、生物电阻抗测定法、双能 X 线(DEXA)吸收法测定体脂总量等。

四、诊断要点

目前国内外尚未统一。根据病史、临床表现和判断指标即可诊断。在确定肥胖后,应鉴别单纯性或继发性肥胖症,并注意肥胖症并非单纯体重增加。

五、治疗

治疗要点:减少热量摄取、增加热量消耗。

(一)行为治疗

教育患者采取健康的生活方式,改变饮食和运动习惯,并自觉地长期坚持。

(二)营养治疗

控制总进食量,采用低热量、低脂肪饮食。对肥胖患者应制订能为之接受、长期坚持下去的个体化饮食方案,使体重逐渐减轻到适当水平,再继续维持。

(三)体力活动和体育运动

体力活动和体育运动与医学营养治疗相结合,并长期坚持,尽量创造多活动的机会、减少静坐时间,鼓励多步行。运动方式和运动量应适合患者具体情况,注意循序渐进,有心血管并发症和肺功能不好的患者必须更为慎重。

(四)药物治疗

长期用药可能产生药物不良反应及耐药性,因而选择药物必须十分慎重,减重药物应根据患者个体情况在医师指导下应用。

(五)外科治疗

外科治疗仅用于重度肥胖、减重失败、又有能通过体重减轻而改善的严重并发症者。对伴有糖尿病、高血压和心肺功能疾病的患者应给予相应监测和处理。可选择使用吸脂术、切脂术和各种减少食物吸收的手术,如空肠回肠分流术、胃气囊术、小胃手术或垂直结扎胃成形术等。

(六)继发性肥胖

应针对病因进行治疗。

六、护理诊断

(一)营养失调:高于机体需要量

与能量摄入和消耗失衡有关。

(二)身体意像紊乱

与肥胖对身体外形的影响有关。

(三)有感染的危险

与机体抵抗力下降有关。

七、护理措施

(一)安全与舒适管理

肥胖症患者的体育锻炼应长期坚持,并提倡进行有氧运动,包括散步、慢跑、游泳、跳舞、太极拳、球类活动等,运动方式根据年龄、性别、体力、病情及有无并发症等情况确定。

(1)评估患者的运动能力和喜好。帮助患者制订每天活动计划并鼓励实施,避免运动过度和过猛。

(2)指导患者固定每天运动的时间。每次运动30～60分钟,包括前后10分钟的热身及整理运动,持续运动20分钟左右。如出现头昏、眩晕、胸闷或胸痛、呼吸困难、恶心、丧失肌肉控制能力等应停止活动。

(二)饮食护理

(1)评估:评估患者肥胖症的发病原因,仔细询问患者单位时间内体重增加的情况;饮食习惯,了解患者每天进餐量及次数,进食后感觉和消化吸收情况;排便习惯。有无气急、行动困难、腰痛、便秘、怕热、多汗、头晕、心悸等伴随症状及其程度。是否存在影响摄食行为的精神心理因素。

(2)制订饮食计划和目标:与患者共同制订适宜的饮食计划和减轻体重的具体目标,饮食计划应为患者能接受并长期坚持的个体化方案,护士应监督和检查计划执行情况,使体重逐渐减轻(每周降低 0.5～1 kg)直到理想水平并保持。①热量的摄入:采用低热量、低脂肪饮食,控制每天总热量的摄入。②采用混合的平衡饮食,合理分配营养比例,进食平衡饮食:饮食中蛋白质占总热量的15％～20％,碳水化合物占 50％～55％,脂肪占 30％以下。③合理搭配饮食:饮食包含适量优质蛋白质、复合糖类(如谷类)、足量的新鲜蔬菜(400～500 g/d)和水果(100～200 g/d)、适量维生素及微量营养素。④养成良好的饮食习惯:少食多餐、细嚼慢咽、蒸煮替代煎炸、粗细搭配、少脂肪多蔬菜、多饮水、停止夜食及饮酒、控制情绪化饮食。

(三)疾病监测

定期评估患者营养状况和体重的控制情况,观察生命体征、睡眠、皮肤状况,动态观察实验室有关检查的变化。注意热量摄入过低可引起衰弱、脱发、抑郁甚至心律失常,应严密观察并及时按医嘱处理。对于焦虑的患者,应观察焦虑感减轻的程度,有无焦虑的行为和语言表现;对于活动无耐力的患者,应观察活动耐力是否逐渐增加,能否耐受日常活动和一般性运动。

(四)用药护理

对使用药物辅助减肥者,应指导患者正确服用,并观察和处理药物的不良反应。

(1)服用西布曲明患者可出现头痛、口干、畏食、失眠、便秘、心率加快、血压轻度升高等不良反应,故禁用于冠心病、充血性心力衰竭、心律失常和脑卒中的患者。

(2)奥利司他主要不良反应为胃肠胀气、大便次数增多和脂肪便。由于粪便中含有脂肪多而呈烂便、脂肪泻、恶臭,肛门常有脂滴溢出而容易污染内裤,应指导患者及时更换,并注意肛周皮肤护理。

(五)心理护理

鼓励患者表达自己的感受;与患者讨论疾病的治疗及预后,增加战胜疾病的信心;鼓励患者加强自身修养,提高自身的内在气质;及时发现患者情绪问题,及时疏导,严重者建议心理专科治疗。

八、健康指导

(一)预防疾病

加强患者的健康教育,特别是有肥胖家族史的儿童,妇女产后及绝经期,男性中年以上或病后恢复期尤应注意。说明肥胖对健康的危害,使其了解肥胖症与心血管疾病、高血压、糖尿病、血脂异常等密切相关。告知肥胖患者体重减轻 5%～10%,就能明显改善以上与肥胖相关的心血管病危险因素以及并发症。

（二）管理疾病

向患者宣讲饮食、运动对减轻体重及健康的重要性，指导患者坚持运动，并养成良好的进食习惯。

（三）康复指导

运动要循序渐进并持之以恒，避免运动过度或过猛，避免单独运动；患者运动期间，不要过于严格控制饮食；运动时注意安全，家属陪伴。

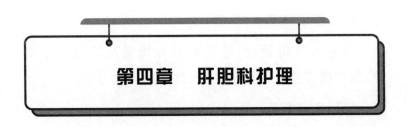

第四章　肝胆科护理

第一节　肝　硬　化

肝硬化是长期肝细胞坏死继发广泛纤维化伴结节形成的结果。一种或多种致病因子长期或反复损伤肝实质,致使肝细胞弥漫性变性、坏死和再生,进而引起肝脏结缔组织弥漫性增生和肝细胞再生,最后导致肝小叶结构破坏和重建,肝内血液循环发生障碍。肝功能损害和门脉高压为本病的主要临床表现,晚期常出现严重的并发症。

肝硬化是世界性疾病,不论种族、国籍、年龄或性别均可罹患。多见于20~50岁男性。在我国主要为肝炎后肝硬化。血吸虫病性、单纯酒精性、心源性、胆汁性肝硬化均少见。

一、病因

引起肝硬化的病因很多,以病毒性肝炎最为常见。同一病例可由一种、两种或两种以上病因同时或先后作用引起,有些病例则原因不明。

(一)病毒性肝炎

病毒性肝炎经慢性活动性肝炎阶段逐步演变为肝硬化,称为肝炎后肝硬化。乙型肝炎和丙型肝炎常见,甲型肝炎一般不发展为肝硬化。由急性或亚急性重型肝炎演变的肝硬化称为坏死后肝硬化。

(二)寄生虫感染

感染血吸虫病时,大量血吸虫卵进入肝窦前的门脉小血管内,刺激结缔组织增生引起门脉高压。肝细胞的坏死和增生一般不明显,没有肝细胞的结节再生。但如伴发慢性乙型肝炎,其结果多为混合结节型肝硬化。

(三)酒精中毒

酒精中毒主要由乙醇的中间代谢产物(乙醛)对肝脏的直接损害引起。酗酒引起长期营养失调,使肝脏对某些毒性物质的抵抗力降低,在发病机制上也起一定作用。

(四)胆汁淤积

肝外胆管阻塞或肝内胆汁淤积持续存在时,高浓度的胆酸和胆红素对肝细胞有损害作用,久之可发展为肝硬化。由于肝外胆管阻塞引起的肝硬化称为继发性胆汁性肝硬化。由原因未明的肝内胆汁淤积引起的肝硬化称为原发性胆汁性肝硬化。

(五)循环障碍

慢性充血性心力衰竭、缩窄性心包炎和各种病因引起肝小静脉阻塞综合征等,导致肝脏充血、肝细胞缺氧,引起小叶中央区肝细胞坏死及纤维组织增生,最终发展为肝硬化。

(六)药物和化学毒物

长期服用某些药物,如双醋酚汀、辛可芬、异烟肼、甲基多巴、PAS和利福平等或反复接触化学毒物如四氯化碳、磷、砷、氯仿等均可损伤肝脏,引起中毒性肝炎,最后演变为肝硬化。

(七)遗传和代谢性疾病

血友病、肝豆状核变性、半乳糖血症、糖原贮积等遗传代谢性疾病,亦可发展为肝硬化,称之代谢性肝硬化。

(八)慢性肠道感染和营养不良

慢性菌痢、溃疡性结肠炎等常引起消化和吸收障碍,发生营养不良,同时肠内的细菌毒素及蛋白质腐败的分解产物等经门静脉到达肝内,引起肝细胞损害,演变为肝硬化。

(九)隐匿性肝硬化

病因难以肯定的称为隐匿性肝硬化,其中很大部分病例可能与隐匿性无黄疸型肝炎有关。

二、临床表现

肝硬化的病程一般比较长,可能隐伏数年至数十年之久。由于肝脏具有很强的代偿功能,因此,早期临床表现常不明显或缺乏特征性。肝硬化的临床分期为肝功能代偿期和肝功能失代偿期。

(一)肝功能代偿期

一般症状较轻,缺乏特征性。常有乏力、食欲减退、消化不良、恶心、厌油、腹胀、中上腹隐痛或不适及腹泻,部分有踝部水肿、鼻衄、齿龈出血等。上述症状多呈间歇性,常因过度疲劳而发病,经适当休息及治疗可缓解。体征一般不明显,肝脏可轻度肿大,无或有轻度压痛,部分患者可有脾大。肝功能检查结果多在正常范围内或有轻度异常。

(二)肝功能失代偿期

随着疾病的进展,症状逐渐明显,肝脏常逐渐缩小,质变硬。临床表现主要是肝功能减退和门脉高压症。

1.肝功能减退

(1)营养障碍:表现为消瘦、贫血、乏力、水肿、皮肤干燥而松弛、面色灰暗、黧黑、口角炎、毛发稀疏无光泽等。

（2）消化道症状：早期出现的食欲缺乏、腹胀、恶心、腹泻等消化道症状逐渐明显，稍进油腻肉食，即引起腹泻。部分患者还可出现轻度黄疸。

（3）出血倾向：轻者有鼻衄、齿龈出血，重者有胃肠道黏膜弥漫性出血及皮肤紫癜。这与肝脏合成凝血因子减少，脾大及脾功能亢进引起血小板减少有关。毛细血管脆性增加是出血倾向的附加因素。

（4）发热：部分患者可有低热，多为病变活动及肝细胞坏死时释出的物质影响体温调节中枢所致。此类发热用抗生素治疗无效，只有肝病好转时才能消失。如持续发热或高热，则提示合并有感染、血栓性门静脉炎、原发性肝癌等。

（5）黄疸：表现为巩膜浅黄、尿色黄。如巩膜甚至全身皮肤黏膜呈深度金黄色，应考虑有肝硬化伴肝内胆汁瘀积的可能。

（6）内分泌功能失调的表现：肝对雌激素灭活作用减退导致脸、颈、肩、手背及上胸处的蜘蛛痣及（或）毛细血管扩张。肝掌表现为大、小鱼际和指尖斑点状发红，加压后褪色。可出现男性乳房发育、睾丸萎缩、性功能减退，女性月经不调、闭经、不孕等。皮肤色素沉着，面色污黑、晦暗，可能由继发性肾上腺皮质功能减退所致，也可能与肝脏不能代谢黑色素有关。继发性醛固酮、抗利尿激素增加导致水、钠潴留，尿量减少，对水肿与腹水的形成亦起重要促进作用。

2.门脉高压症

在肝硬化发展过程中,肝细胞的坏死、再生结节的形成、结缔组织增生和肝细胞结构的改建,使门静脉小分支闭塞、扭曲,门静脉血流障碍,导致门脉压力增高。

(1)脾大及脾功能亢进:门脉压力增高时,脾脏淤血、纤维结缔组织及网状内皮细胞增生,使脾大(多为正常的 2～3 倍,部分可平脐或达脐下)。脾大时常伴有脾功能亢进,表现为末梢血中白细胞和血小板减少,红细胞也可减少。胃底静脉破裂出血时脾缩小,输血、补液后渐增大。关于脾功能亢进的原因,可能由于增生的网状内皮细胞对血细胞的吞噬、破坏作用加强;或由于脾脏产生某些体液因素抑制骨髓造血功能或加速血细胞的破坏。

(2)侧支循环的形成:因门静脉回流受阻,门静脉与腔静脉间的吻合支渐次扩张开放,形成侧支循环。胃冠状静脉与食管静脉丛吻合,形成食管下段和胃底静脉曲张。这些静脉位于黏膜下疏松组织中,常由于腹内压突然增高或消化液反流侵蚀及食物的摩擦而破裂出血。脐旁静脉与脐周腹壁静脉沟通,形成脐周腹壁静脉曲张,有时该处可听到连续的静脉杂音。直肠上静脉与直肠中、下静脉吻合扩张形成内痔。门静脉回流受阻时,侧支循环血流方向见图 4-1。

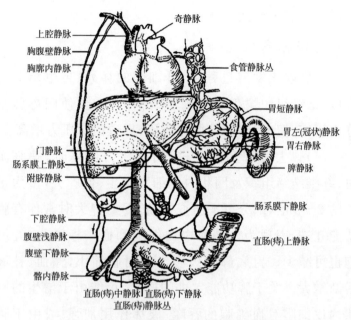

图 4-1　门静脉回流受阻时,侧支循环血流方向

（3）腹水:腹水的产生表明肝硬化病情较重。初起时有腹胀感,体检可发现移动性浊音（腹水量＞500 mL）。大量腹水可使横膈抬高而致呼吸困难和心悸,腹部膨隆,腹壁皮肤张紧发亮,有移动性浊音和水波感。腹内压力明显增高时,脐可突出而形成脐疝。在腹水出现的同时,常可发生肠胀气。部分腹水患者伴有胸腔积液,其中以右侧多见,两侧者较少。胸腔积液系腹水通过横膈淋巴管进入胸腔所致。腹水为草黄色漏出液。腹水形成的主要因素:清蛋白合成减少、蛋白质摄入和吸收障碍,当血浆清蛋白＜30 g/L 时,血浆胶体渗透压降低,促使

血浆外渗;门脉压力增高至 $2.94\sim5.88$ kPa(正常为 $0.785\sim1.18$ kPa),腹腔毛细血管的滤过压增高,组织液回吸收减少而漏入腹腔;进入肝静脉血流受阻使肝淋巴液增加与回流障碍,淋巴管内压增高,造成大量淋巴液从肝包膜及肝门淋巴管溢出;肝脏对醛固酮、抗利尿激素灭活作用减退;腹水形成后循环血容量减少,通过肾小球旁器使肾素分泌增加,产生肾素-血管紧张素-醛固酮系统反应,醛固酮分泌增多,导致肾远曲小管水、钠潴留作用加强,腹水进一步加重。

(4)食管和胃底曲张静脉破裂出血:门脉高压症的主要并发症,死亡率为 $30\%\sim60\%$。当门静脉压力超过下腔静脉压力达 $1.47\sim1.60$ kPa 时,曲张静脉就可发生出血。曲张静脉大者比曲张静脉小者更易破裂出血。最常见的表现是呕血。出血可以是大量的,并迅速发生休克;也可自行停止,以后再发。偶尔仅表现为便血或黑便。

3.肝肾综合征

肝肾综合征(功能性肾衰竭)指严重肝病患者出现肾功能不良,并排除其他引起肾功不良的原因。肝肾综合征的发病机制尚未明确。肝肾综合征通常见于严重的肝脏疾病患者。主要表现为少尿、蛋白尿、尿钠低(<10 mmol/L),尿与血浆肌酐比值$\geqslant30:1$,尿与血浆渗透压比值>1。这些尿的改变与急性肾小管坏死不同。肾功能损害的发展不一，一些患者于数天内肾功能完全丧失，另一些患者血清肌酐随肝脏功能逐渐恶化而缓慢上升达数周之久。

4. 肝性脑病

肝性脑病指肝衰竭而导致代谢紊乱、中枢神经系统功能失调的综合征。肝性脑病是晚期肝硬化的最严重表现，也是常见致死原因。临床上以意识障碍和昏迷为主要表现。

肝硬化是肝性脑病的最主要原发病因。常见的诱发因素有上消化道出血，感染，摄入高蛋白饮食、含氮药物、大量利尿或放腹水、大手术、麻醉、安眠药和饮酒等。肝性脑病的发病机制尚未明了。主要有氨和硫醇中毒学说，假性神经介质学说、γ-氨基丁酸能神经传导功能亢进等学说。

临床上按意识障碍、神经系统表现和脑电图改变分为四期（表 4-1）。

表 4-1　肝性脑病分期

分　期	精神状况	运动改变
亚临床期	常规检查无变化；完成工作或驾驶能力受损	完成常规精神运动试验或床边实验，如画图或数字连接的能力受损
Ⅰ期（前驱期）	思维紊乱、淡漠、激动、欣快、不安、睡眠紊乱	细震颤，协调动作缓慢，扑翼样震颤

续表

分 期	精神状况	运动改变
Ⅱ期(昏迷前期)	嗜睡、昏睡、定向障碍、行为失常	扑翼样震颤,发音困难,初级反射出现
Ⅲ期(昏睡期)	思维显著紊乱,言语费解	反射亢进,巴宾斯基征阳性,尿便失禁,肌阵挛,过度换气
Ⅳ期(昏迷期)	昏迷	去大脑体位,短促的眼头反射,疼痛刺激反应早期存在,进展为反应减弱和刺激反应消失

肝性脑病患者呼气中常具有一种类似烂苹果样臭味,这与肝脏不能分解甲硫氨酸中间产物二甲基硫和甲基硫醇有关,肝臭可在昏迷前出现,是一种预后不良的征象。

5.其他

肝硬化患者常因抵抗力降低,并发各种感染,如支气管炎、肺炎、自发性腹膜炎、结核性腹膜炎、尿路感染等。腹膜炎发生的机制可能是细菌通过血液或淋巴液播散入腹腔,并可穿过肠壁而入腹腔。腹水患者易于发生,死亡率高,早期诊断非常重要。自发性腹膜炎起病较急者常为腹痛和腹胀。起病缓者则多为低热或不规则的发热,伴有腹部隐痛、恶心、呕吐及腹泻。体检可发现腹膜刺激征,腹水性质由漏出液转为渗出液。

长期低钠盐饮食,利尿及大量放腹水易发生低钠血症和低钾血症。长期使用高渗葡萄糖溶液与肾上腺糖皮质激素、呕吐及腹泻亦可使钾、氯减少,而产生低钾、低氯血症,并致代谢性碱中毒和肝性脑病。

(三)肝脏体征

肝脏大小不一,早期肝脏肿大,质地中等或中等偏硬,晚期缩小、坚硬、表面呈颗粒状或结节状。一般无压痛,但在肝细胞进行性坏死或并发肝炎或肝周围炎时,则可有触痛与叩击痛。肝边缘锐利提示无炎症活动,边缘圆钝表明有炎症、水肿、脂肪浸润或纤维化。肝硬化时右叶下缘不易触及而左叶增大。

三、辅助检查

(一)血常规

白细胞和血小板明显减少。失血、营养障碍、叶酸及维生素 B_{12} 缺乏导致缺铁性或巨幼红细胞性贫血。

(二)肝功能检查

早期蛋白电泳即显示球蛋白增高,而清蛋白到晚期才降低。絮状及浊度试验在肝功能代偿期可正常或轻度异常,而在失代偿期多为异常。失代偿期转氨酶活力可呈轻、中度升高,一般以 SGPT 活力升高较显著,肝细胞有严重坏死时,则 SGOT 活力常高于 SGPT。

静脉注射磺溴酞 5 mg/kg 体重 45 分钟后,正常人血内滞留量应低于 5%,肝硬化时多有不同程度的增加。

磺溴酞可有变态反应,检查前应做皮内过敏试验。吲哚靛青绿亦是一种染料,一般静脉注射 0.5 mg/kg 体重 15 分钟后,正常人血中滞留量<10%,肝硬化尤其是结节性肝硬化患者的潴留值明显增高,在 30% 以上。本试验为诊断肝硬化最好的方法,比溴磺酞试验更敏感,更安全可靠。

　　肝功能代偿期,血中胆固醇多正常或偏低;失代偿期,血中胆固醇下降,特别是胆固醇酯部分常低于正常水平。凝血酶原时间测定在代偿期可正常,失代偿期则呈不同程度延长,虽注射维生素 K 亦不能纠正。

(三)影像学检查

　　B超检查可探查肝、脾大小及有无腹水。可显示脾静脉和门静脉增宽,有助于诊断。食管静脉曲张时,吞钡 X 线检查可见蚯蚓或串珠状充盈缺损,纵行黏膜皱襞增宽。胃底静脉曲张时,可见菊花样充盈缺损。放射性核素肝脾扫描可见肝摄取减少、分布不规则,脾摄取增加,脾脏增大可明显显影。

(四)纤维食管镜

　　纤维食管镜检查可见食管钡餐检查阴性的食管静脉曲张。

(五)肝穿刺活组织检查

　　肝活组织检查常可明确诊断,但此为创伤性检查,仅在临床诊断确有困难时才选用。

(六)腹腔镜检查

可直接观察肝脏表面、色泽、边缘及脾脏等改变,并可在直视下进行有目的穿刺活组织检查,对鉴别肝硬化、慢性肝炎和原发性肝癌以及明确肝硬化的病因很有帮助。

四、护理措施

(一)观察要点

一般症状和体征的观察:观察患者全身情况,有无消瘦、贫血、乏力、面色灰暗黝黑、口角炎、毛发稀疏无光泽等营养障碍表现。观察皮肤黏膜、巩膜有无黄染,尿色有无变化。注意蜘蛛痣、杵状指、色素沉着、肝臭、水肿、男性乳房发育等体征。了解有无肝区疼痛、食欲缺乏、厌油、恶心、呕吐、排便不规则、腹胀等消化道症状。

(二)并发症的观察

1.门脉高压症

观察腹水、腹胀和其他压迫症状,腹壁静脉曲张、痔出血、贫血以及鼻衄、齿龈出血、瘀点、瘀斑、呕血、黑便。

2.腹水

观察尿量、腹围、体重变化和有无水肿。

3.肝性脑病

注意意识和精神活动,有无嗜睡、昏睡、昏迷、定向障碍、胡言乱语,有无睡眠节律紊乱和扑翼样震颤。

(三)一般护理

1.合理的休息

研究证明卧位与站立时肝脏血流量有明显差异,前者比后者多40%以上。因此合理的休息既可减少体能消耗,又能降低肝脏负荷,增加肝脏血流量,防止肝功能进一步受损和促进肝细胞恢复。肝功能代偿期患者应适当减少活动和工作强度,注意休息,避免劳累。若病情不稳定、肝功能试验异常,则应减少活动,充分休息。有发热、黄疸、腹水等表现的失代偿患者,应以卧床休息为主,并保证充足的睡眠。

2.正确的饮食

饮食营养是改善肝功能的基本措施之一。正确的进食和合理的营养,能促进肝细胞再生,反之则会加重病情,诱发上消化道出血、肝昏迷、腹泻等。肝硬化患者应以高热量、高蛋白、高维生素且易消化的食物为宜。适当限制动物脂肪的摄入。不食用增加肝脏解毒负荷的食物和药物。一般要求每天总热量在 $10.46 \sim 12.55$ kJ$(2.5 \sim 3.0$ kcal)。蛋白质每天 $100 \sim 150$ g,蛋白食物宜多样化、易消化、含有丰富的必需氨基酸。

脂肪每天 40～50 g。要有足量的 B 族维生素、维生素 C 等。为防便秘,可给予含纤维素多的食物。肝功能显著减退的晚期患者或有肝昏迷先兆者给予低蛋白饮食,限制蛋白每天在 30 g 左右。伴有腹水者按病情给予低盐(每天 3～5 g)或无盐饮食。腹水严重时应限制每天的入水量。黄疸患者补充胆盐。禁忌饮酒、咖啡、烟草和高盐食物。避免刺激性及粗糙坚硬的食物,进食时应细嚼慢咽,以防引起食管或胃底静脉破裂出血。教育患者和家属认识到正确饮食和合理营养的意义,并且理解饮食疗法必须长期持续,要有耐心和毅力,使患者能正确的掌握、家属能予以监督。

(四)心理护理

肝硬化患者病程漫长,久治不愈,尤其进入失代偿期后,患者心身遭受很大痛苦,承受的心理压力大,心理变化也大,因此在常规治疗护理中更应强调心理护理,须做好以下几方面:①保持病房的整洁、安静、舒适,从视、听、嗅、触等方面消除不良刺激,使患者对生活起居感到满意。②对病情稳定者,要主动指导患者和家属掌握治疗性自我护理方法,包括通过多种形式宣教有关医疗知识,消除他们恐惧悲观感,树立信心;帮助分析并发症发生的诱因,增强患者的预防能力;对心理状态稳定型患者可客观地介绍病情及检查化验结果,以取得其配合。③对病情反复发作者,要帮助其恢复生活自理能力,增加战胜疾病的信心。对忧郁悲观型患者应予极大的同情心,充分理解他们,帮助他们解决困难。对怀疑类型的患者应明确告知诊断无误,客观介绍病情,并使其冷静面对现实。④根据病情需要适当安排娱乐活动。

(五)药物治疗的护理

严重患者特别是老年患者进食少时,可静脉供给能量,以补充机体所需。研究表明,80%～100%的肝硬化患者存在程度不同的蛋白质能量营养不足。因此老年人按每天每千克体重摄入 1.0 g 蛋白质作为基础需要量,附加由疾病相关因素造成的额外丢失。补充蛋白质(氨基酸)时,应提供以必需氨基酸为主的氨基酸溶液。若肝功能损害严重,则以含丰富支链氨基酸(45%)的溶液作为氨源为佳。目前冰冻血浆的使用越来越广泛,使用过程中应注意掌握正确的融化方法和输注不良反应的观察。一般融化后不再复冻。

使用利尿药时,应教会患者正确服用利尿药。通常需向患者讲述常用利尿药的作用及不良反应。指导患者掌握利尿药观察方法,如体重每天减少 0.5 kg,尿量每天达 2 000～2 500 mL,腹围逐渐缩小。

第二节　原发性肝癌

原发性肝癌是指由肝细胞或肝内胆管上皮细胞发生的恶性肿瘤,是我国常见的恶性肿瘤之一,死亡率较高,在恶性肿瘤死亡排位中占第二位。近年来发病率有上升趋势,肝癌的 5 年生存率很低,预后凶险。原发性肝癌的发病率有较高的地区分布性,本病多见于中年男性,男女性别之比在肝癌高发区中为(3～4)∶1,低发区则为(1～2)∶1。高发区的发病年龄高峰为 40～49 岁。

一、病因及发病机制

病因及发病机制尚不清楚,根据高发区的流行病学调查结果表明,下列因素与肝癌的发病关系密切。

(一)病毒性肝炎

在我国,乙型肝炎是原发性肝癌发生的最重要病因,原发性肝癌患者中 1/3 曾有慢性肝炎病史。肝癌患者血清中乙型肝炎标志物高达 90％以上,近年来丙型肝炎与肝癌关系也逐渐引起关注。

(二)肝硬化

原发性肝癌合并肝硬化者占 50％～90％,乙肝病毒持续感染与肝细胞癌有密切关系。其过程可能是乙型肝炎病毒引起肝细胞损害继而发生增生或不典型增生，从而对致癌物质敏感。在多病因参与的发病过程中可能有多种基因发生改变，最后导致癌变。

(三)黄曲霉毒素

在肝癌高发区，尤其南方以玉米为主粮的地方调查提示，肝癌流行可能与黄曲霉毒素对粮食的污染有关，其代谢产物黄曲霉毒素 B_1 有强烈致癌作用。

(四)饮水污染

流行病学调查结果发现，饮用池塘水者与饮用井水者的肝癌发病率和死亡率有明显差异，可能与池塘水的蓝绿藻产生的微囊藻毒素污染饮用水源有关。

(五)遗传因素

在高发区肝癌有时出现家族聚集现象，尤以共同生活并有血缘关系者的肝癌罹患率高。可能与肝炎病毒垂直传播有关。

(六)其他

饮酒、亚硝胺、农药、某些微量元素含量异常(如铜、锌、钼等)和肝吸虫等因素也被认为与肝癌有关。吸烟和肝癌的关系还待进一步明确。

二、临床表现

(一)症状

肝癌起病隐匿，早期缺乏典型症状，多在肝病随访中或体检普查中,应用血清甲胎蛋白(AFP)及 B 超检查偶然发现肝癌,此时患者既无症状,体格检查亦缺乏肿瘤本身的体征,此期称之为亚临床肝癌。一旦出现症状而来就诊者其病程大多已进入中晚期。不同阶段的肝癌,其临床表现有明显差异。

1. 肝区疼痛

肝区疼痛最常见,半数以上患者呈间歇性或持续性的钝痛或胀痛,是由于肿块生长迅速、使肝包膜绷紧牵拉所致。当肿瘤侵犯膈肌时,疼痛可向右肩或右背部放射。向右后生长的肿瘤可致右腰疼痛。突然出现剧烈腹痛和腹膜刺激征提示癌结节包膜下出血或向腹腔破溃。

2. 消化道症状

食欲缺乏、恶心、呕吐、腹泻、消化不良等,缺乏特异性。

3. 全身症状

低热,发热与癌肿坏死物质吸收有关。此外,还有乏力、消瘦、贫血、全身衰弱等,少数患者晚期呈恶病质。这是由于癌症所致的能量消耗和代谢障碍所致。

4. 转移灶症状

转移灶症状,如肺转移可出现咳嗽、咯血;胸膜转移可引起胸痛和血性胸腔积液;癌栓栓塞肺动脉,引起肺梗死,可突然出现严重呼吸困难和胸痛;癌栓栓塞下肢静脉,可出现下肢严重水肿;骨转移和脊柱转移,可引起局部压痛或神经受压症状;颅内转移可出现相应的神经定位症状和体征。

5.伴癌综合征

癌肿本身代谢异常,癌组织对机体发生影响而引起的内分泌或代谢异常的一组综合征称之为伴癌综合征。如自发性低血糖症、红细胞增多症,其他罕见的有高脂血症、高钙血症、类癌综合征等。

(二)体征

1.肝大

进行性肝大是常见的特征性体征之一。肝质地坚硬,表面及边缘不光滑,有大小不等结节,伴不同程度的压痛。如癌肿突出于右肋弓下或剑突下,上腹可出现局部隆起或饱满。

2.脾大

脾大多见于合并肝硬化门静脉高压患者。因门静脉或脾静脉有癌栓或癌肿压迫门静脉引起。

3.腹水

因合并肝硬化门静脉高压、门静脉或肝静脉癌栓所致。当癌肿表面破溃时可引起血性腹水。

4. 黄疸

当癌肿浸润、破坏肝细胞时,可引起肝细胞性黄疸;当癌肿侵犯肝内胆管或压迫胆管时,可出现阻塞性黄疸。

5. 转移灶相应体征

锁骨上淋巴结肿大、胸腔积液的体征,截瘫、偏瘫等。

(三)并发症

肝性脑病;上消化道出血;肝癌结节破裂出血;血性胸腔积液和腹水;继发感染。上述并发症可由肝癌本身或并存的肝硬化引起,常为致死的原因。

三、辅助检查

(一)血清甲胎蛋白(AFP)测定

AFP 是目前诊断肝癌最特异性的标志物,是体检普查的项目之一。肝癌患者 AFP 阳性率 70%～90%,诊断标准为:①AFP＞500 μg/L 持续 4 周。②AFP 在＞200 μg/L 的中等水平持续 8 周。③AFP 由低浓度升高后不下降。

(二)影像学检查

(1)超声显像是目前肝癌筛查的首选检查之一,有助于了解占位性病变的血供。

（2）CT 在反映肝癌的大小、形态、部位、数目等方面有突出的优点，被认为是补充超声显像检查的非侵入性诊断的首选方法。

（3）肝动脉造影是肝癌诊断的重要补充方法，对直径 2 cm 以下的小肝癌的诊断较有价值。

（4）MRI 优点是除显示如 CT 那样的横断面外，还能显示矢状位、冠状位以及任意切面。

(三)肝组织活检或细胞学检查

在超声或 CT 引导下活检或细针穿刺行组织学或细胞学检查，是目前确诊直径 2 cm 以下小肝癌的有效方法。缺点是易引起近边缘的肝癌破裂，有促进转移的危险。在非侵入性操作未能确诊时考虑使用。

四、诊断

有慢性肝炎病史，原因不明的肝区不适或疼痛，或原有肝病症状加重伴有全身不适、明显的食欲缺乏和消瘦、乏力、发热；肝进行性肿大、压痛、质地坚硬、表面和边缘不光滑。对高危人群血清 AFP 的检测及影像学检查。对既无症状也无体征的亚临床肝癌的诊断主要靠血清 AFP 检测联合影像学检查。

五、治疗

早期治疗是改善肝癌预后的最主要的因素，而治疗方案的选择取决于肝癌的临床分期及患者的体质。

（一）手术治疗

首选的治疗方法，是影响肝癌预后最主要的因素，是提高生存率的关键。

（二）局部治疗

1.肝动脉化疗栓塞治疗（TACE）

肝动脉化疗栓塞治疗（TACE）为原发性肝癌非手术治疗的首选方案，效果较好，应反复多次治疗。机制为：先栓塞肿瘤远端血供，再栓塞肿瘤近端肝动脉，使肿瘤难以建立侧支循环，最终引起病灶缺血性坏死，并在动脉内灌注化疗药物。常用栓塞剂有吸收性明胶海绵和碘化油。

2.无水乙醇注射疗法（PEI）

PEI是肿瘤直径<3 cm，结节数在 3 个以内，伴肝硬化不能手术患者的首选治疗方法。在 B 超引导下经皮肝穿刺入肿瘤内注入无水乙醇，促使肿瘤细胞脱水变性、凝固坏死。

3.物理疗法

局部高温疗法，如微波组织凝固技术、射频消融、高功率聚焦超声治疗、激光等。

(三)其他治疗方法

1. 放射治疗

在肝癌治疗中仍有一定地位。适用于肿瘤较局限，但不能手术者,常与其他治疗方法组成综合治疗。

2. 化学治疗

化学治疗常用阿霉素(ADM)及其衍生物、顺铂(CDDP)、5-FU、丝裂霉素(MMC)和甲氨蝶呤(MTX)等。主张联合用药,单一用药疗效较差。

3. 生物治疗

生物治疗常用干扰素、白介素、LAK 细胞、TIL 细胞等,作为辅助治疗之一。

4. 综合治疗

根据患者的具体情况,选择一种或多种治疗方法联合使用,为中晚期患者的主要治疗方法。

六、护理诊断

(一)疼痛:肝区痛

与肿瘤迅速增大、牵拉肝包膜有关。

(二)预感性悲哀

与获知疾病预后有关。

(三)营养失调:低于机体需要量

与肝功能严重损害、摄入量不足有关。

七、护理措施

(一)一般护理

1.休息与体位

给患者创造安静舒适的休息环境,减少各种不良刺激。协助并指导患者取舒适卧位。为患者创造安静、舒适环境,提高患者对疼痛的耐受性。

2.饮食护理

鼓励进食,给予高蛋白、适量热量、高维生素、易消化饮食,如出现肝性昏迷,禁食蛋白质。伴腹水患者,限制水钠摄入。如出现恶心、呕吐,做好口腔护理。在化疗过程中患者往往胃肠道反应明显,可根据其口味适当调整饮食。

3.皮肤护理

晚期肝癌患者极度消瘦,严重营养不良,因为疼痛影响,常拒绝体位变动。因此要加强翻身,皮肤按摩,如出现压疮,做好相应处理。

(二)病情观察

监测生命体征,观察有无肝区疼痛、发热、腹水、黄疸、呕血、便血、24 小时尿量等,以及实验室各项血液生化和免疫学指标。观察有无转移征象。

(三)疼痛护理

晚期癌症患者大部分有中度至重度的疼痛,多为顽固性的剧痛,严重影响生存质量。通过询问病史、观察或运用评估工具来判断疼痛的部位、性质、程度。

1.三阶梯疗法

目前临床普遍推行 WTO 推荐的三阶梯疗法,其原则为:①按阶梯给药,依药效的强弱顺序递增使用。②无创性给药,可选择口服给药、直肠栓剂或透皮贴剂给药等方式。③按时给药,而不是按需给药。④剂量个体化。按此疗法多数患者能满意止痛。

(1)第一阶梯:轻度癌痛,可用非阿片类镇痛药,如阿司匹林等。

(2)第二阶梯:中度癌痛及第一阶梯治疗效果不理想时,可选用弱阿片类药,如可卡因。

(3)第三阶梯:重度癌痛及第二阶梯治疗效果不理想者,选用强阿片类药,如吗啡。多采用口服缓释或控释剂型。

癌痛的治疗中提倡联合用药的方法,加用一些辅助药以协同主药的疗效,减少其用量与不良反应,常用辅助药物有:①弱安定药,如地西泮和艾司唑仑等。②强安定药,如氯丙嗪和氟哌利多等。③抗抑郁药,如阿米替林。

向患者说明接受治疗的效果及帮助患者正确用药,

对于已掌握的规律性疼痛,在疼痛发生前使用镇痛药。疼痛减轻或停止时应及时停药。观察止痛疗效及不良反应。

2.其他方法

(1)放松止痛法:通过全身松弛可以阻断或减轻疼痛反应。

(2)心理暗示疗法:可结合各种癌症的治疗方法,暗示患者进行自身调节,告诉患者配合治疗就一定能战胜疾病。

(3)物理止痛法:可通过刺激疼痛周围皮肤或相对应的健侧达到止痛目的。

(4)转移止痛法:让患者取舒适体位,通过回忆、冥想、听音乐、看书报等方法转移注意力,减轻疼痛反应。

(四)肝动脉栓塞化疗护理

肝动脉栓塞化疗护理是肝癌非手术治疗的首选方法,已在临床上广泛应用,是一种创伤性的非手术治疗。

1.术前护理

(1)向患者和家属解释治疗的必要性、方法、效果。

(2)评估患者的身体状况,必要时先给予支持治疗。

(3)做好各种检查,如血常规、出凝血时间、肝肾功能、心电图、影像学检查等;检查股动脉和足背动脉搏动的强度。

(4)做好碘过敏试验和普鲁卡因过敏试验,如碘过敏试验阳性可用非离子型造影剂。

（5）术前 6 小时禁食禁饮。

（6）术前 0.5 小时可给予镇静药，并测量血压。

2. 术中护理

（1）准备好各种抢救用品和药物。

（2）护士应尽量陪伴在患者的身边，安慰及观察患者。

（3）注射造影剂时，应严格控制注射速度，注射完毕后应密切观察患者有无恶心、心悸、胸闷、皮疹等过敏症状，观察血压的变化。

（4）注射化疗药物后应观察患者有无恶心、呕吐，一旦出现应帮助患者头偏向一侧，备污物盘，指导患者做深呼吸，如使用的化疗药物胃肠道反应很明显，可在注入化疗药物前给予止吐药。

（5）观察患者有无腹痛，如出现轻微腹痛，可向患者解释腹痛的原因，安慰患者，转移注意力；如疼痛较剧，患者不能耐受，可给予止痛药。

3. 术后护理

（1）预防穿刺部位出血：拔管后应压迫股动脉穿刺点 15 分钟，绷带包扎后，用沙袋（1～2 kg）压迫6～8 小时；保持穿刺侧肢体平伸 24 小时；术后 8 小时内，应每隔 1 小时观察穿刺部位有无出血和渗血，保持敷料的清洁干燥；一旦发现出血，应立即压迫止血，重新包扎,沙袋压迫;如为穿刺点大血肿,可用无菌注射器抽吸,24小时后可热敷,促进其吸收。

(2)观察有无血栓形成:应检查两侧足背动脉的搏动是否对称,患者有无肢体麻木、胀痛、皮肤温度降低等,出现上述症状与体征,应立即报告医师及时采取溶栓措施。

(3)观察有无栓塞后综合征:发热、恶心、呕吐、腹痛。如体温超过39℃,可物理降温,必要时用退热药。术中或术后用止吐药,可有效地预防和减轻恶心、呕吐的症状,鼓励患者进食,尽可能满足患者对食物的要求。腹痛是因肿瘤组织坏死、局部组织水肿而引起的,可逐渐缓解,如疼痛剧烈,可使用药物止痛。

(4)密切观察化疗后反应,及时检查肝、肾功能和血常规,及时治疗和抢救。补充足够的液体,鼓励患者多饮水、多排尿,必要时应用利尿药。

(五)心理护理

肝癌患者五个阶段的心理反应往往比其他癌症患者更为明显。要充分认识患者的心理反应,对部分出现过激行为,如绝望甚至自杀的患者,要给予正确的心理疏导;同时建立良好的护患关系,减轻患者恐惧。对于晚期患者,特别要维护其尊严,并做好临终护理。

(六)健康教育

1.疾病知识指导

原发性肝癌应以预防为主。临床证明,肝炎-肝硬化-肝癌的关系密切。因此,患病毒性肝炎的患者应及时正确治疗,防止转变为肝硬化,非乙型肝炎病毒携带者应注射乙型肝炎疫苗。加强锻炼,增强体质,注意保暖。

2.生活指导

禁食含有黄曲霉毒素的霉变食物,特别是发霉的花生和玉米,禁饮酒。肝癌伴有肝硬化者,特别是伴食管-胃底静脉曲张的患者,应避免粗糙饮食。

3.用药指导

在化疗过程中,应向患者做好解释工作,消除紧张心理,并介绍药物性质、毒副作用,使患者心中有数。①药物反应较重者,宜安排在睡前或饭后用药,以免影响进食。呕吐严重者应少食多餐,辅以针刺足三里、合谷、曲池等穴,对减轻胃肠道反应有一定作用。②注意防止皮肤破损,观察皮肤有无瘀斑、出血点,有无牙龈出血、鼻出血、血尿及便血等症状。③鼓励患者多饮水或强迫排尿,使尿液稀释。遵医嘱适量地服用碳酸氢钠以碱化尿液。④常选用1∶5 000高锰酸钾溶液坐浴,预防会阴部感染。

4. 自我监测指导

出现右上腹不适、疼痛或包块者应尽早到医院检查。肝癌的疗效取决于早发现、早诊断,一旦确诊应尽早治疗,以手术为主的综合治疗可明显延长患者生命。观察肿瘤有无并发症和有无远处转移的表现,应警惕肝癌结节破裂、肝性脑病、消化道出血和感染等。手术后患者应观察有无复发,定期复诊。化疗患者应定期检查肝肾功能、心电图、血象、血浆药物浓度等,及时了解脏器功能和有无药物蓄积。

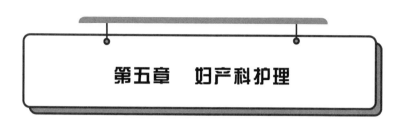

第五章 妇产科护理

第一节 外阴炎及阴道炎

一、外阴炎

外阴炎是妇科常见病,是外阴部的皮肤与黏膜的炎症,可发生于任何年龄,以生育期及绝经后妇女多见。

(一)护理评估

1.健康史

(1)病因评估:外阴炎主要指外阴部的皮肤与黏膜的炎症,以大、小阴唇为多见。由于外阴与尿道、肛门、阴道邻近且暴露,同时,阴道分泌物、月经血、产后的恶露、尿液、粪便的刺激及糖尿病患者糖尿的长期浸渍,均可引起外阴不同程度的炎症。此外,穿化纤内裤、紧身内裤、使用卫生巾使局部透气性差等,均可诱发外阴部的炎症。

(2)病史评估:评估有无诱发外阴炎的因素存在,有无糖尿病、阴道炎病史。

2.身心状况

(1)症状:外阴瘙痒、疼痛、红、肿、灼热,性交及排尿时加重。

(2)体征:局部充血、肿胀、糜烂,常有抓痕,严重者形成溃疡或湿疹。慢性炎症者,外阴局部皮肤或黏膜增厚、粗糙、皲裂等。

(3)心理-社会状况:了解病程,了解患者对症状的反应,有无烦躁、不安等心理。

(二)护理诊断

1.皮肤或黏膜完整性受损

与皮肤黏膜炎症有关。

2.舒适改变

与外阴瘙痒、疼痛、分泌物增多有关。

3.焦虑

与性交障碍、行动不便有关。

(三)护理目标

(1)患者皮肤与黏膜完整。

(2)患者病情缓解或好转,舒适感增加。

(3)患者情绪稳定,积极配合治疗与护理。

(四)护理措施

1.一般护理

炎症期间宜进食清淡且富含营养的食物,禁食辛辣、刺激性食物。

2.心理护理

患者常出现烦躁不安、焦虑紧张,应帮助患者树立信心,减轻心理负担,坚持治疗,讲究患者常出现烦躁不安、焦虑紧张,应帮助患者树立信心,减轻心理负担,坚持治疗,讲究卫生。

3.病情监护

积极寻找病因,消除刺激原。

4.治疗护理

(1)治疗原则:去除病因,积极治疗原发病,如阴道炎、尿瘘、粪瘘、糖尿病等。

(2)治疗配合:保持外阴清洁干燥,局部使用约40 ℃的1∶5 000高锰酸钾溶液坐浴,每天2次,每次15～30分钟,5～10次为1个疗程。如有破溃,可涂抗生素软膏或紫草油,急性期可用物理治疗。

(五)健康指导

(1)卫生宣教,指导妇女穿棉质内裤,减少分泌物刺激,对公共场所,如游泳池、公共浴室等谨慎出入,注意经期、孕期、产褥期及流产后的生殖道清洁,防止感染。

(2)定期妇科检查,积极参与普查与普治。

(3)指导用药方法及注意事项。

(4)加强性道德教育,纠正不良性行为。

(六)护理效果评价

(1)患者诉说外阴瘙痒症状减轻,舒适感增加。

(2)患者焦虑缓解或消失,掌握了卫生保健常识,能养成良好卫生习惯。

二、前庭大腺炎

细菌侵入前庭大腺腺管内致腺管充血、水肿称为前庭大腺炎。

(一)护理评估

1.健康史

(1)病因评估:前庭大腺腺管开口位于小阴唇与处女膜之间,在性交、流产、分娩或其他情况污染外阴时,病原体易侵入引起炎症,因此,以育龄妇女多见,主要病原体为葡萄球菌、链球菌、大肠埃希菌、淋病奈瑟菌及沙眼衣原体等。急性炎症发作时,细菌先侵犯腺管,腺管口因炎症肿胀阻塞,渗出物不能排出,积存而形成脓肿,称为前庭大腺脓肿(又称巴氏腺脓肿),多发于一侧。如急性炎症消退,腺管口粘连阻塞,分泌物不能外流,脓液转清,则形成前庭大腺囊肿,多为单侧,大小不等,可持续数年不增大。患者往往无自觉症状。

(2)病史评估:了解患者有无反复的外阴感染史及卫生习惯。

2.身心状况

(1)症状:初起时局部肿胀、疼痛、烧灼感,行走不便,可伴有大小便困难等。有时可出现发热等全身症状(表5-1)。

表5-1　前庭大腺炎临床类型及身体状况

临床类型	身体状况
急性期	1.大阴唇下1/3处疼痛、肿胀,严重时行走受限。检查局部可见皮肤红、肿、热、压痛 2.脓肿形成时,可触及波动感,脓肿直径可达5~6 cm,可自行破溃。如破口大,引流通畅,脓液流出后炎症消退;如破口小,引流欠佳,炎症持续不退或反复发作 3.可出现全身不适、发热等全身症状
慢性期	慢性期囊肿形成,患者感到外阴部有坠胀感或性交不适。检查时局部可触及囊性肿物,大小不一,有时可反复急性发作

(2)体征:外阴部皮肤红肿、压痛明显。当脓肿形成时,疼痛加剧,并可触及波动感,脓肿直径可达5~6 cm。

(3)心理-社会状况:了解病程,了解患者对症状的反应,有无烦躁、不安等心理,患者常有因害羞或怕痛而未及时诊治的心理障碍。

(二)辅助检查

取前庭大腺开口处分泌物做细菌培养,确定病原体。

(三)护理诊断

1.皮肤完整性受损

与脓肿自行破溃或手术切开引流有关。

2.疼痛

与局部炎症刺激有关。

(四)护理目标

(1)患者皮肤保持完整。

(2)疼痛缓解或好转。

(五)护理措施

1.一般护理

急性期患者应卧床休息,饮食易消化,富含营养。

2.心理护理

患者常常烦躁不安、焦虑紧张,应尊重患者,为患者保密,以解除其忧虑,使其积极治疗,帮助其建立治愈疾病的信心和生活的勇气。

3.病情监护

观察患者的生命体征,重点观察体温变化,观察伤口愈合情况。

4.治疗护理

(1)治疗原则:急性期局部热敷或坐浴,抗生素消炎治疗;脓肿形成或囊肿较大时,切开引流或行囊肿造口术,保持腺体功能,防止复发。

(2)治疗配合:急性炎症发作时,取前庭大腺开口处分泌物做细菌培养,确定病原体。根据细菌培养结果和药物敏感试验选用抗生素口服或肌内注射。脓肿形成或囊肿较大时,切开引流或行囊肿造口术,并放置引流条。术后保持局部清洁,引流条每天更换1次,外阴用1∶5 000氯己定棉球擦拭,每天擦洗外阴2次,也可用清热解毒中药热敷或坐浴,每天2次。

(六)健康指导

(1)向患者及家属讲解此病的病因及预防措施,指导患者注意外阴清洁卫生。

(2)告知患者及家属月经期、产褥期禁止性交;月经期应使用消毒卫生巾预防感染;术后注意事项及正确用药。告知患者相关卫生保健常识,养成良好卫生习惯。

(七)护理效果评价

(1)患者诉说外阴不适症状减轻,舒适感增加。

(2)患者接受医护人员指导,焦虑缓解或消失。

三、滴虫性阴道炎

滴虫性阴道炎是由阴道毛滴虫引起的最常见的阴道炎。阴道毛滴虫主要寄生于女性阴道,也可存在于尿道、尿道旁腺及膀胱。男性可存在于包皮皱襞、尿道及前列腺内。滴虫适宜生长在温度为 25～40 ℃,pH 为 5.2～6.6 的潮湿环境。月经前后,阴道内酸性减弱,接近中性,隐藏在腺体及阴道皱襞中的滴虫常得以繁殖,而发生滴虫性阴道炎。此病的传播途径有经性交的直接传播及经游泳池、浴盆、厕所、衣物、器械等途径的间接传播。

(一)护理评估

1.健康史

(1)病因评估:阴道毛滴虫呈梨形,体积为多核白细胞的 2～3 倍。滴虫顶端有 4 根鞭毛,体部有波动膜,后端尖并有轴柱凸出。活的滴虫透明无色,如水滴,鞭毛随波动膜的波动而活动(图 5-1)。阴道毛滴虫极易传播,在 pH 5.5～6.0 时最易生存。pH 在 4.5 以下时便受到抑制甚至致死。pH 上升至 7.5 时,其繁殖可完全被抑制。在妊娠期和月经来潮前后,阴道 pH 升高,可使阴道毛滴虫的感染率和发病率升高。

(2)病史评估:评估发作与月经周期的关系,既往阴道炎病史,个人卫生情况;分析感染经过;了解治疗经过。

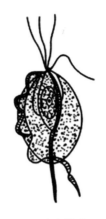

图 5-1　滴虫模式图

2.身心状况

(1)症状:主要症状为白带呈稀薄泡沫状、量多及伴有外阴、阴道口瘙痒。如有其他细菌混合感染,白带可呈黄绿色、血性、脓性且有臭味。局部可有灼热、疼痛、性交痛。合并尿路感染,可有尿频、尿痛、血尿。阴道毛滴虫能吞噬精子,阻碍乳酸生成,影响精子在阴道内存活,可致不孕。

(2)体征:妇科检查时可见阴道黏膜充血,严重时有散在的出血点。有时可见阴道后穹隆处有液性或脓性泡沫状分泌物。

(3)心理-社会状况:患者常因炎症反复发作而烦恼,出现无助感。

(二)辅助检查

(1)悬滴法:在玻片上加 1 滴温生理盐水,自阴道后穹隆处取少许分泌物混于生理盐水中,用低倍镜检查,如有滴虫,可见其活动。阳性率可达 $80\%\sim90\%$。取分泌物检查前 $24\sim48$ 小时,避免性交、阴道灌洗及阴道上药。

(2)培养法:适于症状典型而悬滴法未见滴虫者,可用培养基培养,其准确率可达 98%。

(三)护理诊断

1.知识缺乏

缺乏对疾病传染途径的认识及缺乏阴道炎治疗的知识。

2.舒适改变

与外阴瘙痒、分泌物增多有关。

3.组织完整性受损

与分泌物增多、外阴瘙痒、搔抓有关。

(四)护理目标

(1)患者能说出疾病传染的途径、阴道炎的治疗与日常防护知识。

(2)患者分泌物减少,舒适度提高。保持组织完整性,无破损。

(五)护理措施

1.一般护理

注意个人卫生,保持外阴部清洁、干燥,避免搔抓外阴导致皮肤破损。

2.心理护理

解除患者因疾病带来的烦恼,减轻其对确诊后的心理压力,增强治疗疾病的信心。告知患者夫妇滴虫性阴道炎的传播途径、临床表现、治疗方法和注意事项,减轻他们的焦虑心理,同时鼓励他们积极配合治疗。

3.病情观察

观察患者的外阴瘙痒症状、阴道分泌物的量及颜色等。

4.治疗护理

(1)治疗原则:杀灭阴道毛滴虫,保持阴道的自净作用,防止复发,夫妻双方要同时治疗,切断直接传染途径。

(2)治疗配合:①局部治疗,增强阴道酸性环境,用1%乳酸溶液、0.5%醋酸溶液或1:5 000高锰酸钾溶液冲洗阴道后,每晚睡前用甲硝唑200 mg,置于阴道后穹隆,每天1次,10天为1个疗程。②全身治疗,甲硝唑(灭滴灵)200~400 mg/次,每天3次口服,10天为1个疗程。③指导患者正确用药,按疗程坚持用药,注意冲洗液的浓度、温度。④观察用药后反应,甲硝唑口服后偶见胃肠道反应,如食欲缺乏、恶心、呕吐及白细胞减少、皮疹等,一旦发现,应报告医师并停药。妊娠期、哺乳期妇女应慎用,因为药能通过胎盘进入胎儿体内,并可由乳汁排泄。

(六)健康指导

(1)做好卫生宣教,积极开展普查普治,消灭传染源,严格禁止滴虫阴道炎或带虫者进入游泳池。医疗单位做好消毒隔离,防止交叉感染。治疗期间勤换内裤,内裤、坐浴及洗涤用物应煮沸消毒5～10分钟以消灭病原体,禁止性生活,避免交叉或重复感染的机会。哺乳期妇女在用药期间或用药后24小时内不宜哺乳。经期暂停坐浴、阴道冲洗及阴道用药。

(2)夫妻应同时检查,男方若查出毛滴虫,夫妻应同治,有助于提高疗效,治疗期间应禁止性生活。

(3)治愈标准:治疗后应在每次月经干净后复查1次,连续3次均为阴性,方为治愈。

(七)护理效果评价

(1)患者自诉外阴不适症状减轻,舒适感增加,悬滴法试验连续3个周期复查为阴性。

(2)患者正确复述预防及治疗此疾病的相关知识。

四、外阴阴道假丝酵母病

外阴阴道假丝酵母病(vulvovaginal candidiasis,VVC)也称外阴阴道念珠菌病,是一种常见的外阴、阴道炎,80%～90%的病原体为白假丝酵母,其发病率仅次于滴虫阴道炎。白假丝酵母是真菌,不耐热,加热至

60 ℃,持续1小时,即可死亡;但对干燥、日光、紫外线及化学制剂的抵抗力较强。

(一)护理评估

1.健康史

(1)病因评估:念珠菌为条件致病菌,可存在于口腔、肠道和阴道而不引起症状。当阴道内糖原增多、酸度增加、局部细胞免疫力下降时,念珠菌可繁殖并引起炎症,故外阴阴道假丝酵母病多见于孕妇、糖尿病患者及接受大量雌激素治疗者。此外,长期应用抗生素、服用类固醇皮质激素等,可以改变阴道内微生物之间的相互制约关系,易发此症;紧身化纤内裤、肥胖可使会阴局部的温度及湿度增加,也易使念珠菌得以繁殖而引起感染。

(2)传播途径评估:①内源性感染为主要感染,假丝酵母除寄生阴道外,还可寄生于人的口腔、肠道,这些部位的假丝酵母可互相传染。②通过性交直接传染。③通过接触感染的衣物等间接传染。

(3)病史评估:了解有无糖尿病及长期使用抗生素、雌激素、类固醇皮质激素病史,了解个人卫生习惯及有无不洁性生活史。

2.身心状况

(1)症状:外阴、阴道奇痒,坐卧不安,痛苦异常,可伴有尿痛、尿频、性交痛。阴道分泌物为干酪样或豆渣样。

(2)体征:妇科检查见小阴唇内侧、阴道黏膜红肿并附着白色块状薄膜,容易剥离,下面为糜烂及溃疡。

(3)心理-社会状况:患者常因外阴瘙痒痛苦不堪,由于影响休息与睡眠,产生忧虑与烦躁,评估患者心理障碍及影响疾病治疗的原因。

3.辅助检查

(1)悬滴法:在玻片上加 1 滴温生理盐水,自阴道后穹隆处取少许分泌物混于生理盐水中,用低倍镜检查,若找到白假丝酵母的芽孢和假菌丝即可确诊。

(2)培养法:适于症状典型而悬滴法未见白假丝酵母者,可用培养基培养。

(二)护理诊断

1.焦虑

与易复发,影响休息与睡眠有关。

2.组织完整性受损

与分泌物增多、外阴瘙痒、搔抓有关。

(三)护理目标

(1)患者情绪稳定,积极配合治疗与护理。

(2)患者病情改善,舒适度提高。

(3)保持组织完整性,组织无破损。

(四)护理措施

1.一般护理

注意个人卫生,保持外阴部清洁、干燥,避免搔抓外阴以免皮肤破损。

2.心理护理

向患者讲解外阴阴道假丝酵母病的病因、治疗方法和注意事项等,消除患者的顾虑和焦虑心理,使其积极配合治疗。

3.病情观察

观察患者的外阴瘙痒症状、阴道分泌物的量及颜色等。

4.治疗护理

(1)治疗原则:消除诱因,改变阴道酸碱度,根据患者情况选择局部或全身应用抗真菌药杀灭致病菌。

(2)用药护理:①局部治疗,用 2%～4%碳酸氢钠溶液冲洗阴道或坐浴,再选用制霉菌素栓剂、克霉唑栓剂、咪康唑栓剂等置于阴道内,一般 7～10 天为 1 个疗程。②全身用药,若局部用药效果较差或病情顽固者,可选用伊曲康唑、氟康唑、酮康唑等口服。③用药注意,孕妇要积极治疗,否则阴道分娩时新生儿易感染发生鹅口疮。妊娠期坚持局部治疗,禁用口服唑类药物。勤换内裤,内裤、坐浴及洗涤用物应煮沸消毒 5～10 分钟以消灭病原体,避免交叉和重复感染的机会。④用药护理,嘱阴道灌洗或坐浴应注意药液浓度和治疗时间,灌洗药物要充分溶化,温度一般为 40 ℃,切忌过烫,以免烫伤皮肤。

(五)健康指导

(1)做好卫生宣教,养成良好的卫生习惯,每天洗外阴、换内裤。切忌搔抓。

(2)约 15% 男性与女性患者接触后患有龟头炎,对有症状男性也应进行检查与治疗。

(3)鼓励患者坚持用药,不随意中断疗程。

(4)嘱积极治疗糖尿病等疾病,正确使用抗生素、雌激素,以免诱发外阴阴道假丝酵母病。

(六)护理效果评价

(1)患者分泌物减少,性状转为正常,舒适感增加。

(2)患者正确复述预防及治疗此疾病的相关知识,做到积极配合并坚持治疗。

五、萎缩性阴道炎

萎缩性阴道炎属非特异性阴道炎,常见于绝经后及卵巢切除后或盆腔放射治疗者。绝经后的萎缩性阴道炎又称老年性阴道炎。

(一)护理评估

1.健康史

(1)病因评估:①妇女绝经后;②手术切除卵巢;

③产后闭经;④药物假绝经治疗;⑤盆腔放射治疗后等。由于雌激素水平降低,阴道上皮萎缩变薄,上皮细胞内糖原减少,阴道内 pH 增高,阴道自净作用减弱,局部抵抗力降低,致病菌入侵后易繁殖引起炎症。

(2)病史评估:了解有无糖尿病及长期使用抗生素、雌激素、类固醇皮质激素病史;了解个人卫生习惯及有无不洁性生活史;了解有无进行盆腔放疗等。

2.身心状况

(1)症状:白带增多,多为黄水状,严重感染时可呈脓性,有臭味。黏膜有浅表溃疡时,分泌物可为血性,有的患者可有点滴出血,可伴有外阴瘙痒、灼热、尿频、尿痛、尿失禁等症状。

(2)体征:妇科检查可见阴道皱襞消失,上皮菲薄,黏膜出血,表面可有小出血点或片状出血点;严重时可形成浅表溃疡,阴道弹性消失、狭窄,慢性炎症、溃疡还可引起阴道粘连,导致阴道闭锁。

(3)心理-社会状况:老年人常因思想比较保守,不愿就医而出现无助感。其他患者常因知识缺乏而病急乱投医,因此,应注意评估影响患者不愿就医的因素及家庭支持系统。

3.辅助检查

取分泌物检查,悬滴法排除滴虫性阴道炎和外阴阴道假丝酵母病;有血性分泌物时,常需做宫颈刮片或分段诊刮排除宫颈癌和子宫内膜癌。

(二)护理诊断

1.舒适改变

与外阴瘙痒、疼痛、分泌物增多有关。

2.知识缺乏

与缺乏绝经后妇女预防保健知识有关。

3.有感染的危险

与局部分泌物增多、破溃有关。

(三)护理目标

(1)患者分泌物减少,性状转为正常,舒适感增加。

(2)患者正确复述预防及治疗此疾病的相关知识,做到积极配合并坚持治疗。

(3)患者无感染发生或感染被及时发现和控制,体温、血象正常。

(4)患者无感染发生或感染被及时发现和控制,体温、血象正常。

(四)护理措施

1.一般护理

嘱患者保持外阴清洁,勤换内裤。穿棉织内裤,减少刺激等。

2.心理护理

使患者了解老年性阴道炎的病因和治疗方法,减轻其焦虑;对卵巢切除、放疗者给予心理安慰与相关医学知识解释,增强其治疗疾病的信心;解释雌激素替代疗法可缓解症状,帮助其建立治愈疾病的信心。

3.病情观察

观察白带性状、量、气味,有无外阴瘙痒、灼热及膀胱刺激症状等。

4.治疗护理

(1)治疗原则:增强阴道黏膜的抵抗力,抑制细菌生长繁殖。

(2)治疗配合:①增加阴道酸度,用 0.5%醋酸或 1%乳酸溶液冲洗阴道,每天 1 次。阴道冲洗后,将甲硝唑 200 mg 或氧氟沙星 200 mg,放入阴道深部,每天 1 次,7～10 天为 1 个疗程。②增加阴道抵抗力,针对病因给予雌激素制剂,可局部用药,也可全身用药。将己烯雌酚 0.125～0.25 mg,每晚放入阴道深部,7 天为 1 个疗程。③全身用药,可口服尼尔雌醇,首次 4 mg,以后每 2～4 周 1 次,每晚 2 mg,维持 2～3 个月。

(五)健康指导

(1)对围绝经期、老年妇女进行健康教育,使其掌握预防老年性阴道炎的措施及技巧。

（2）指导患者及其家属阴道灌洗、上药的方法和注意事项。用药前洗净双手及会阴，减少感染的机会。自己用药有困难者，指导其家属协助用药或由医务人员帮助使用。

（3）告知使用雌激素治疗可出现的症状，嘱乳腺癌或子宫内膜癌患者慎用雌激素制剂。

(六)护理效果评价

（1）患者分泌物减少，性状转为正常，舒适感增加。

（2）患者正确复述预防及治疗此疾病的相关知识，做到积极配合并坚持治疗。

第二节　盆腔炎性疾病

盆腔炎性疾病（PID）是指女性上生殖道的一组炎性疾病，主要包括子宫内膜炎、输卵管炎、输卵管卵巢脓肿、盆腔腹膜炎。最常见的是输卵管炎及输卵管卵巢脓肿。

女性生殖系统具有比较完善的自然防御功能，当自然防御功能遭到破坏，或机体免疫力降低、内分泌发生变化或外源性病原体入侵而导致子宫内膜、输卵管、卵巢、盆腔腹膜、盆腔结缔组织发生炎症。感染严重时，可累及周围器官和组织,当病原体毒性强、数量多,患者抵抗力低时,常发生败血症及脓毒血症,若未得到及时治疗可能发生盆腔炎性疾病后遗症。

一、护理评估

(一)健康史

(1)了解既往疾病史、用药史、月经史及药物过敏史。

(2)了解流产、分娩的时间、经过及处理。

(3)了解本次患病的起病时间、症状、疼痛性质、部位、有无全身症状。

(二)生理状况

1.症状

(1)轻者无症状或症状轻微不易被发现,常表现为持续性下腹痛,活动或性交后加重;发热、阴道分泌物增多等。

(2)重者可表现为寒战、高热、头痛、食欲减退;月经期发病者可表现为经量增多、经期延长;腹膜炎者出现消化道症状,如恶心、呕吐、腹胀等;若脓肿形成,可有下腹包块及局部刺激症状。

2.体征

(1)急性面容、体温升高、心率加快。

(2)下腹部压痛、反跳痛及肌紧张。

(3)检查见阴道充血;大量脓性臭味分泌物从宫颈口外流;穹隆有明显触痛;宫颈充血、水肿、举痛明显;子宫体增大有压痛且活动受限;一侧或双侧附件增厚,有包块,压痛。

3.辅助检查

(1)实验室检查:宫颈黏液脓性分泌物,或阴道分泌物 0.9%氯化钠溶液涂片中见到大量白细胞;红细胞沉降率升高;血 C 反应蛋白升高;宫颈分泌物培养或革兰氏染色涂片淋病奈瑟菌阳性或沙眼衣原体阳性。

(2)阴道超声检查:显示输卵管增粗,输卵管积液,伴或不伴有盆腔积液、输卵管卵巢肿块。

(3)腹腔镜检查:输卵管表面明显充血;输卵管壁水肿;输卵管伞端或浆膜面有脓性渗透物。

(4)子宫内膜活组织检查证实子宫内膜炎。

(三)高危因素

1.年龄

盆腔炎性疾病高发年龄为 15～25 岁。

2.性活动及性卫生

初次性交年龄小、有多个性伴侣、性交过频以及性伴侣有性传播疾病;使用不洁的月经垫、经期性交等。

3.下生殖道感染

性传播疾病,如淋病奈瑟菌性宫颈炎、衣原体性宫颈炎以及细菌性阴道病。

4.子宫腔内手术操作后感染

刮宫术、输卵管通液术、子宫输卵管造影术、宫腔镜检查、人工流产、放置宫内节育器等手术时,消毒不严格或术前适应证选择不当,导致感染。

5.邻近器官炎症直接蔓延

如阑尾炎、腹膜炎等蔓延至盆腔。

6.复发

盆腔炎性疾病再次发作。

(四)心理-社会因素

1.对健康问题的感受

是否存在因无明显症状或症状轻,而不重视致延误治疗。

2.对疾病的反应

是否由于慢性疾病过程长,患者思想压力大而产生焦虑、烦躁情绪;若病情严重,则担心预后,患者往往有恐惧、无助感。

3.家庭、社会及经济状况

是否存在因炎症反复发作,严重影响妇女生殖健康甚至导致不孕,且增加家庭与社会经济负担。

二、护理诊断

(一)疼痛

其与感染症状有关。

(二)体温过高

其与盆腔急性炎症有关。

(三)睡眠形态紊乱

其与疼痛或心理障碍有关。

(四)焦虑

其与病程长治疗效果不明显或不孕有关。

(五)知识缺乏

其与缺乏经期卫生知识有关。

三、护理措施

(一)症状护理

1. 密切观察

分泌物增多,观察阴道分泌物颜色、性状、气味及量,选择合适的药液进行阴道冲洗。在不清楚阴道炎的种类时,不可滥用冲洗液,指导患者勤换会阴垫及内裤,保持外阴清洁干燥。

2. 支持疗法

卧床休息,取半卧位,有利于脓液积聚于直肠子宫陷凹,使炎症局限;给高热量、高蛋白、高维生素饮食或半流质饮食,及时补充丢失的液体;对出现高热的患者,采取物理降温,出汗时及时更衣,保持身体清洁舒服;若患者腹胀严重,应行胃肠减压。

3.症状观察

密切监测生命体征,测体温、脉搏、呼吸、血压,每4小时1次;物理降温后30分钟测体温,以观察降温效果。若患者突然出现腹痛加剧、寒战、高热、恶心、呕吐、腹胀,应立即报告医师,同时做好剖腹探查的准备。

(二)用药护理

1.门诊治疗

指导患者遵医嘱用药,了解用药方案并告知注意事项。常用方案:头孢西丁钠2 g,单次肌内注射,同时口服丙磺舒1 g,然后改为多西环素100 mg,每天2次,连服14天,可同时加服甲硝唑400 mg,每天2～3次,连服14天;或选用其他第三代头孢菌素与多西环素、甲硝唑合用。

2.住院治疗

严格遵医嘱用药,了解用药方案并密切观察用药反应。

(1)头孢霉素类或头孢菌素类药物:头孢西丁钠2 g,静脉滴注,每6小时1次。头孢替坦2 g,静脉滴注,每 12 小时 1 次。加多西环素 100 mg,每 12 小时 1 次,静脉输注或口服。对不能耐受多西环素者,可用阿奇霉素替代,每次 500 mg,每天 1 次,连用 3 天。对输卵管卵巢脓肿患者,可加用克林霉素或甲硝唑。

(2)克林霉素与氨基糖苷类药物联合方案:克林霉素 900 mg,每 8 小时 1 次,静脉滴注;庆大霉素先给予负荷量(2 mg/kg),然后予维持量(1.5 mg/kg),每 8 小时 1 次,静脉滴注;临床症状、体征改善后继续静脉应用 24~48 小时,克林霉素改口服,每次 450 mg,1 天 4 次,连用 14 天;或多西环素 100 mg,每 12 小时 1 次,连续用药 14 天。

3. 观察药物疗效

若用药后 48~72 小时,体温持续不降,患者症状加重,应及时报告医师处理。

(三)手术护理

1. 药物治疗无效

经药物治疗 48~72 小时,体温持续不降,患者中毒症状加重或包块增大者。

2. 脓肿持续存在

经药物治疗病情好转,继续控制炎症数天(2~3 周),包块仍未消失但已局限化。

3.脓肿破裂

突然腹痛加剧、寒战、高热、恶心、呕吐、腹胀,检查腹部拒按或有中毒性休克表现。

(四)心理护理

(1)关心患者,倾听患者诉说,鼓励患者表达内心感受,通过与患者进行交流,建立良好的护患关系,尽可能满足患者的合理需求。

(2)加强疾病知识宣传,解除患者思想顾虑,增加其对治疗的信心。

(3)与家属沟通,指导家属关心患者,与患者及家属共同探讨适合个人的治疗方案,取得家人的理解和帮助,减轻患者心理压力。

四、健康指导

(一)讲解疾病知识

向患者讲解盆腔炎性疾病的知识,告知及时就诊和规范治疗的重要性。

(二)个人卫生指导

保持会阴清洁做好经期、孕期及产褥期的卫生宣传。

(三)性生活指导及性伴侣治疗

注意性生活卫生,月经期禁止性交。

(四)饮食生活指导

给高热量、高蛋白、高维生素饮食,增加营养,积极锻炼身体,注意劳逸结合,不断提高机体抵抗力。

(五)随访指导

对于抗生素治疗的患者,应在 72 小时内随诊,明确有无体温下降、反跳痛减轻等临床症状改善。若无改善,需做进一步检查。对沙眼衣原体以及淋病奈瑟菌感染者,可在治疗后 4~6 周复查病原体。

五、注意事项

(一)倾听患者主诉

应仔细倾听患者主诉,全面了解患者疾病史,认真阅读治疗方案,制订相应的护理计划,配合完成相应治疗和处理。

(二)预防宣传

(1)注意性生活卫生,减少性传播疾病。

(2)及时治疗下生殖道感染。

(3)进行公共卫生教育,提高公民对生殖道感染的认识,明白预防感染的重要性。

(4)严格掌握妇科手术指征,做好术前准备,严格无菌操作,预防感染。

(5)及时治疗盆腔炎性疾病,防止后遗症发生。

第三节　子宫颈炎

　　子宫颈炎是妇科常见疾病之一,包括宫颈阴道部炎症及宫颈管黏膜炎症。临床上分为急性子宫颈炎和慢性子宫颈炎。临床多见的子宫颈炎是急性子宫颈管黏膜炎,若急性子宫颈炎未经及时诊治或病原体持续存在,可导致慢性子宫颈炎症。

　　由于宫颈管黏膜上皮为单层柱状上皮,抗感染能力较差,当遇到多种病原体侵袭、物理化学因素刺激、机械性子宫颈损伤、子宫颈异物等,引起子宫颈局部充血、水肿,上皮变性、坏死,黏膜、黏膜下组织、腺体周围大量中性粒细胞浸润,或子宫颈间质内有大量淋巴细胞、浆细胞等慢性炎细胞浸润,可伴有子宫颈腺上皮及间质增生和鳞状上皮化生。因子宫颈阴道部鳞状上皮与阴道鳞状上皮相延续,亦可由阴道炎症引起宫颈阴道部炎症。

　　病原体种类:①性传播疾病的病原体主要是淋病奈瑟菌及沙眼衣原体。②内源性病原体与细菌性阴道病病原体、生殖道支原体感染有关。

一、护理评估

(一)健康史

1.一般资料

年龄、月经史、婚育史,是否处在妊娠期。

2.既往疾病史

详细了解有无阴道炎、性传播疾病及子宫颈炎症的病史,包括发病时间、病程经过、治疗方法及效果。

3.既往手术史

详细询问分娩手术史,了解阴道分娩时有无宫颈裂伤;是否做过妇科阴道手术操作及有无宫颈损伤、感染史。

4.个人生活史

了解个人卫生习惯,分析可能的感染途径。

(二)生理状况

1.症状

(1)急性子宫颈炎:阴道分泌物增多,呈黏液脓性,阴道分泌物的刺激可引起外阴瘙痒及灼热感;可出现月经间期出血、性交后出血等症状;常伴有尿道症状,如尿急、尿频、尿痛。

(2)慢性子宫颈炎:患者多无症状,少数患者可有阴道分泌物增多,呈淡黄色或脓性,偶有接触性出血、月经间期出血、分泌物刺激引起外阴瘙痒或不适。

2.体征

(1)急性子宫颈炎:检查见脓性或黏液性分泌物从子宫颈管流出;用棉拭子擦拭子宫颈管时,容易诱发子宫颈管内出血。

(2)慢性子宫颈炎:检查可见宫颈呈糜烂样改变,或有黄色分泌物覆盖子宫颈口或从宫颈管流出,也可见子宫颈息肉或子宫颈肥大。

3.辅助检查

(1)实验室检查:分泌物涂片做革兰氏染色,中性粒细胞>30/高倍视野;阴道分泌物湿片检查白细胞>10/高倍视野;做淋菌奈瑟菌及沙眼衣原体检测,以明确病原体。

(2)宫腔镜检查:镜下可见血管充血,宫颈黏膜及黏膜下组织、腺体周围大量中性粒细胞浸润,腺腔内可见脓性分泌物。

(3)宫颈细胞学检查:宫颈刮片、宫颈管吸片,与宫颈上皮瘤样病变或早期宫颈癌相鉴别。

(4)阴道镜及活组织检查:必要时进行,以明确诊断。

(三)高危因素

(1)性传播疾病,年龄低于25岁,多位性伴侣或新性伴侣且为无保护性交。

(2)细菌性阴道病。

(3)分娩、流产或手术致子宫颈损伤。

(4)卫生不良或雌激素缺乏,局部抗感染能力差。

(四)心理-社会因素

1.对健康问题的感受

是否存在因无明显症状,而不重视或延误治疗。

2.对疾病的反应

是否因病变在宫颈,又涉及生殖器官与性,而不愿及时就诊;或因阴道分泌物增多引起不适;或治疗效果不明显而烦躁不安;或遇有白带带血或接触性出血时,担心疾病的严重程度,疑有癌变而恐惧、焦虑。

3.家庭、社会及经济状况

家人对患者是否关心;家庭经济状况及是否有医疗保险。

二、护理诊断

(一)皮肤完整性受损

其与宫颈柱状上皮异位及炎性刺激有关。

(二)舒适的改变

其与白带增多有关。

(三)焦虑

其与害怕宫颈癌有关。

三、护理措施

(一)症状护理

1.阴道分泌物增多

观察阴道分泌物颜色、性状、气味及量,选择合适的药液进行阴道冲洗。在不清楚种类时,不可滥用冲洗液,指导患者勤换会阴垫及内裤,保持外阴清洁干燥。

2.外阴瘙痒与灼痛

嘱患者尽量避免搔抓,防止外阴部皮肤破损,减少活动,避免摩擦外阴。

(二)用药护理

药物治疗主要用于急性子宫颈炎。

1.遵医嘱用药

(1)经验性抗生素治疗:在未获得病原体检测结果前,采用针对衣原体的经验性抗生素治疗,阿奇霉素 1 g,单次顿服,或多西环素 100 mg,每天 2 次,连服 7 天。

(2)针对病原体的抗生素治疗:临床上除选用抗淋病奈瑟菌的药物外,同时应用抗衣原体感染的药物。对于单纯急性淋病奈瑟菌性子宫颈炎,常用药物有头孢菌素,如头孢曲松钠 250 mg,单次肌内注射,或头孢克肟 400 mg,单次口服等;对沙眼衣原体所致子宫颈炎,治疗药物有四环素类,如多西环素 100 mg,每天

2 次,连服 7 天。

2.用药观察

注意观察药物的不良反应,若出现不良反应,立即停药并通知医师。

3.用药注意事项

注意药物的半衰期及有效作用时间;注意药物的配伍禁忌;抗生素应现配现用。

4.用药指导

若病原体为沙眼衣原体及淋病奈瑟菌,应对性伴侣进行相应的检查和治疗。

(三)物理治疗及手术治疗的护理

1.宫颈糜烂样改变

若为无症状的生理性柱状上皮异位,无须处理;对伴有分泌物增多、乳头状增生或接触性出血,可给予局部物理治疗,包括激光、冷冻、微波等,也可以给予中药作为物理治疗前后的辅助治疗。

2.慢性子宫颈黏膜炎

针对病因给予治疗,若病原体不清可试用物理治疗,方法同上。

3.子宫颈息肉

配合医师行息肉摘除术。

4.子宫颈肥大

一般无须治疗。

(四)心理护理

(1)加强疾病知识宣传,引导患者正确认识疾病,及时就诊,接受规范治疗。

(2)向患者解释疾病与健康的问题,鼓励患者表达自己的想法。对病程长、迁延不愈的患者,给予关心和耐心解说,告知疾病的过程及防治措施;对病理检查发现宫颈上皮有异常增生的病例,告知通过密切监测,坚持治疗,可阻断癌变途径,以缓解焦虑心理,增强治疗的信心。

(3)与家属沟通,让其多关心患者,支持患者,坚持治疗,促进康复。

四、健康指导

(一)讲解疾病知识

向患者讲解子宫颈炎的疾病知识,告知及时就诊和规范治疗的重要性。

(二)个人卫生指导

嘱患者保持外阴清洁,每天清洗外阴 2 次,养成良好的卫生习惯,尤其是经期、孕产期及产褥期卫生,避免感染发生。

(三)随访指导

告知患者,物理治疗后有分泌物增多,甚至有多量水样排液,在术后1～2周脱痂时可有少量出血,是创面愈合的过程,不必求诊;如出血量多于月经量则需到医院就诊处理;在物理治疗后2个月内禁止性生活、盆浴和阴道冲洗;治疗后经过2个月经周期,于月经干净后3～7天来院复查,评价治疗效果,效果欠佳者可进行第二次治疗。

(四)体检指导

坚持每1～2年做1次体检,及早发现异常,及早治疗。

五、注意事项

(1)治疗前,应常规做宫颈刮片行细胞学检查。

(2)在急性生殖器炎症期不做物理治疗。

(3)治疗时间应选在月经干净后3～7天进行。

(4)物理治疗后可出现阴道分泌物增多,甚至有大量水样排液,在术后1～2周脱痂时可有少许出血。

(5)应告知患者,创面完全愈合时间为4～8周,期间禁盆浴、性交和阴道冲洗。

(6)物理治疗有引起术后出血、宫颈管狭窄、感染的可能,应定期复查,观察创面愈合情况直到痊愈,同时检查有无宫颈管狭窄。

第四节 早 产

早产是指妊娠满28周至不足37周(196～258天)间分娩者。此时娩出的新生儿称为早产儿,体重为1 000～2 499 g。各器官发育尚不够健全,出生孕周越小,体重越轻,预后越差。国内早产占分娩总数的5％～15％。约15％早产儿于新生儿期死亡。近年由于早产儿治疗学及监护手段的进步,其生存率明显提高,伤残率下降,国外学者建议将早产定义时间上限提前到妊娠20周。

一、病因

诱发早产的常见原因有:①胎膜早破、绒毛膜羊膜炎最常见,30％～40％早产与此有关;②下生殖道及泌尿道感染,如B族溶血性链球菌、沙眼衣原体、支原体感染、急性肾盂肾炎等;③妊娠并发症与合并症,如妊娠期高血压疾病、妊娠期肝内胆汁淤积症及妊娠合并心脏病、慢性肾炎、病毒性肝炎、急性肾盂肾炎、急性阑尾炎、严重贫血、重度营养不良等;④子宫过度膨胀及胎盘因素,如羊水过多、多胎妊娠、前置胎盘、胎盘早剥、胎盘功能减退等;⑤子宫畸形,如纵隔子宫、双角子宫等;⑥宫颈内口松弛;⑦每天吸烟＞10支,酗酒。

二、临床表现

早产的主要临床表现是子宫收缩,最初为不规则宫缩,常伴有少许阴道流血或血性分泌物,以后可发展为规则宫缩,其过程与足月临产相似,胎膜早破较足月临产多见。宫颈管先逐渐消退,然后扩张。妊娠满 28 周至不足 37 周出现至少 10 分钟一次的规则宫缩,伴宫颈管缩短,可诊断先兆早产。妊娠满 28 周至不足 37 周出现规则宫缩(20 分钟≥4 次,或 60 分钟≥8 次,持续>30 秒),伴宫颈缩短≥80%,宫颈扩张 1 cm 以上,诊断为早产临产。部分患者可伴有少量阴道流血或阴道流液。以往有晚期流产、早产史及产伤史的孕妇容易发生早产。诊断早产一般并不困难,但应与妊娠晚期出现的生理性子宫收缩相区别。生理性子宫收缩一般不规则、无痛感,且不伴有宫颈管消退和宫口扩张等改变。

三、处理原则

若胎膜未破,胎儿存活、无胎儿窘迫,无严重妊娠并发症及并发症时,应设法抑制宫缩,尽可能延长孕周;若胎膜已破,早产不可避免时,应设法提高早产儿存活率。

四、护理

(一)护理评估

1.病史

详细评估可致早产的高危因素,如孕妇以往有流产、早产史或本次妊娠期有阴道流血史,则发生早产的可能性大,应详细询问并记录患者既往出现的症状及接受治疗的情况。

2.身心诊断

妊娠晚期者子宫收缩规律(20 分钟≥4 次),伴以宫颈管消退≥75%,以及进行性宫颈扩张 2 cm 以上时,可诊断为早产者临产。

早产已不可避免时,孕妇常会不自觉地把一些相关的事情与早产联系起来而产生自责感;由于孕妇对结果的不可预知,恐惧、焦虑、猜测也是早产孕妇常见的情绪反应。

3.辅助检查

通过全身检查及产科检查,结合阴道分泌物的生化指标检测,核实孕周,评估胎儿成熟度、胎方位等;观察产程进展,确定早产的进程。

(二)可能的护理诊断

1.有新生儿受伤的危险

与早产儿发育不成熟有关。

2.焦虑

与担心早产儿预后有关。

(三)护理目标

(1)新生儿不存在因护理不当而产生的并发症。

(2)患者能平静地面对事实,接受治疗及护理。

(四)护理措施

1.预防早产

孕妇良好的身心状况可减少早产的发生,突发的精神创伤可诱发早产。因此,应做好孕期保健工作,指导孕妇加强营养,保持平静心情。避免诱发宫缩的活动,如抬举重物、性生活等。高危孕妇必须多卧床休息,以左侧卧位为宜,以增加子宫血循环,改善胎儿供氧,慎做肛查和阴道检查等,积极治疗并发症。宫颈内口松弛者应于孕14~18周或更早些时间做预防性宫颈环扎术,防止早产的发生。

2.药物治疗的护理

先兆早产的主要治疗为抑制宫缩,与此同时,还要积极控制感染,治疗并发症和并发症。护理人员应能明确具体药物的作用和用法,并能识别药物的不良反应,以避免毒性作用的发生,同时,应对患者做相应的健康教育。常用抑制宫缩的药物有以下几类。

(1)β肾上腺素受体激动素:其作用为激动子宫平滑肌β受体,从而抑制宫缩。此类药物的不良反应为心跳加快、血压下降、血糖增高、血钾降低、恶心、出汗、头痛等。常用药物有利托君、沙丁胺醇等。

(2)硫酸镁:镁离子直接作用于肌细胞,使平滑肌松弛,抑制子宫收缩。首次负荷量为4 g,用25%葡萄糖液

20 mL 稀释后 5 分钟内缓慢静脉注射,以后用 25%硫酸镁 60 mL 加于 5%葡萄糖液 1 000 mL 中,以每小时 2 g 的速度缓慢静脉滴注,直至宫缩停止后 2 小时。

(3)钙通道阻滞药:阻滞钙离子进入细胞而抑制宫缩。常用硝苯地平 5～10 mg,舌下含服,每天 3 次。用药时必须密切注意孕妇血压的变化,若合并使用硫酸镁时更应慎重。

(4)前列腺素合成酶抑制药:前列腺素有刺激子宫收缩和软化宫颈的作用,其抑制药则有减少前列腺素合成的作用,从而抑制宫缩。常用药物有吲哚美辛及阿司匹林等。但此类药物可抑制胎儿前列腺素的合成和释放,使胎儿体内前列腺素减少,而前列腺素有维持胎儿动脉导管开放的作用,缺乏时导管可能过早关闭而致胎儿血循环障碍。因此,临床已较少应用,必要时仅能短期(不超过 1 周)服用。

3.预防新生儿并发症的发生

在保胎过程中,应每天行胎心监护,教会患者自数胎动,有异常时及时采用应对措施。在分娩前按医嘱给孕妇糖皮质激素如地塞米松、倍他米松等,可促胎肺成熟,是避免发生新生儿呼吸窘迫综合征的有效步骤。

4.为分娩做准备

如早产已不可避免,应尽早决定合理的分娩方式,如臀位、横位,估计胎儿成熟度低,而产程又需较长时间者,可选用剖宫产术结束分娩;经阴道分娩者,应考虑使用产钳和会阴切开术以缩短产程,从而减少分娩过程中对胎头的压迫。同时,充分做好早产儿保暖和复苏的准备,临产后慎用镇静药,避免发生新生儿呼吸抑制的情况;产程中应给孕妇吸氧;新生儿出生后,立即结扎脐带,防止过多母血进入胎儿循环,造成循环系统负荷过载。

5.为孕妇提供心理支持

安排时间与孕妇进行开放式的讨论,让患者了解早产的发生并非她的过错,有时甚至是无缘由的。也要避免为减轻孕妇的负疚感而给予过于乐观的保证。由于早产是出乎意料的,孕妇多没有精神和物质准备,对产程的孤独无助感尤为敏感,因此,丈夫、家人和护士在身旁提供支持较足月分娩更显重要,并能帮助孕妇重建自尊,以良好的心态承担早产儿母亲的角色。

(五)护理效果评价

(1)患者能积极配合医护措施。

(2)母婴顺利经历全过程。

第五节　胎儿窘迫

胎儿窘迫是指孕妇、胎儿、胎盘等各种原因引起的胎儿宫内缺氧,影响胎儿健康甚至危及生命。胎儿窘迫是一种综合征,主要发生在临产过程。也可发生在妊娠后期。发生在临产过程者,可以是妊娠后期的延续和加重。

一、病因

胎儿窘迫的病因涉及多方面,可归纳为三大类。

(一)母体因素

妊娠妇女患有慢性肾炎、妊娠高血压综合征、重度贫血、心脏病、肺源性心脏病、高热、吸烟、产前出血性疾病和创伤、急产或子宫不协调性收缩、缩宫素使用不当、产程延长、子宫过度膨胀、胎膜早破等;或者产妇长期仰卧位,镇静药、麻醉药使用不当等。

(二)胎儿因素

胎儿心血管系统功能障碍、胎儿畸形,如严重的先天性心血管疾病、母婴血型不合引起的胎儿溶血、胎儿贫血、胎儿宫内感染等。

(三)脐带、胎盘因素

脐带因素有长度异常、缠绕、打结、扭转、狭窄、血肿、帆状附着;胎盘因素有植入异常、形状异常、发育障碍、循环障碍等。

二、病理生理

胎儿窘迫的基本病理生理变化是缺血、缺氧引起的一系列变化。缺氧早期或者一过性缺氧时。机体主要通过减少胎盘和自身耗氧量代偿,胎儿则通过减少对肾与下肢血供等方式来保证心脑血流量,不产生严重的代偿障碍及器官损害。缺氧严重则可引起严重的并发症。缺氧初期通过自主神经反射兴奋交感神经,使肾上腺儿茶酚胺及皮质醇分泌增多,引起血压上升及心率加快。此时胎儿的大脑、肾上腺、心脏及胎盘血流增加,而肾、肺、消化系统等血流减少,出现羊水减少、胎儿发育迟缓等。若缺氧继续加重,则转为兴奋迷走神经,血管扩张,有效循环血量减少,主要器官的功能由于血流不能保证而受损,于是胎心率减慢。缺氧继续发展下去可引起严重的器官功能损害,尤其可以引起缺血缺氧性脑病甚至胎死宫内。此过程基本是低氧血症至缺氧,然后致代谢性酸中毒,主要表现为胎动减少、羊水少、胎心监护基线变异差、出现晚期减速甚至呼吸抑制。由于缺氧时肠蠕动加快,肛门括约肌松弛引起胎粪排出。此过程可以形成恶性循环,更加重母体及胎儿的危险。不同原因引起的胎儿窘迫表现过程可以不完全一致,所以应加强监护、积极评价、及时发现高危征象并积极处理。

三、临床表现

胎儿窘迫的主要表现为胎心音改变、胎动异常及羊水胎粪污染或羊水过少,严重者胎动消失。根据其临床表现,胎儿窘迫可以分为急性胎儿窘迫和慢性胎儿窘迫。急性胎儿窘迫多发生在分娩期,主要表现为胎心率加快或减慢;CST或者OCT等出现频繁的晚期减速或变异减速;羊水胎粪污染和胎儿头皮血pH下降,出现酸中毒。羊水胎粪污染可以分为三度:Ⅰ度羊水呈浅绿色;Ⅱ度羊水呈黄绿色,浑浊;Ⅲ度羊水呈棕黄色,稠厚。慢性胎儿窘迫发生在妊娠末期,常延续至临产并加重,主要表现为胎动减少或消失、NST基线平直、胎儿发育受限、胎盘功能减退、羊水胎粪污染等。

四、处理原则

急性胎儿窘迫者,应积极寻找原因并给予及时纠正。若宫颈未完全扩张、胎儿窘迫情况不严重者,给予吸氧,嘱产妇左侧卧位,若胎心率变为正常,可继续观察;若宫口开全、胎先露部已达坐骨棘平面以下3 cm者,应尽快助产经阴道娩出胎儿;若因缩宫素使宫缩过强造成胎心率减慢者,应立即停止使用,继续观察,病情紧迫或经上述处理无效者立即行剖宫产结束分娩。慢性胎儿窘迫者,应根据妊娠周、胎儿成熟度和窘迫程度决定处理方案。首先应指导妊娠妇女采取左侧卧位,间断吸氧,积极治疗各种并发症或合并症,密切监护病情变化。若无法改善,则应在促使胎儿成熟后迅速终止妊娠。

五、护理评估

(一)健康史

了解妊娠妇女的年龄、生育史、内科疾病史,如高血压疾病、慢性肾炎、心脏病等;本次妊娠经过,如妊娠高血压综合征、胎膜早破、子宫过度膨胀(如羊水过多和多胎妊娠);分娩经过,如产程延长(特别是第二产程延长)、缩宫素使用不当。了解有无胎儿畸形、胎盘功能的情况。

(二)身心状况

胎儿窘迫时,妊娠妇女自感胎动增加或停止。在窘迫的早期可表现为胎动过频(每 24 小时 >20 次);若缺氧未纠正或加重,则胎动转弱且次数减少,进而消失。胎儿轻微或慢性缺氧时,胎心率加快(>160 次/分);若长时间或严重缺氧,则会使胎心率减慢。若胎心率 <100 次/分则提示胎儿危险。胎儿窘迫时主要评估羊水量和性状。

孕产妇夫妇因为胎儿的生命遭遇危险而产生焦虑,对需要手术结束分娩产生犹豫、无助感。对于胎儿不幸死亡的孕产妇夫妇,其感情上受到强烈的创伤,通常会经历否认、愤怒、抑郁、接受的过程。

(三)辅助检查

1.胎盘功能检查

出现胎儿窘迫的妊娠妇女一般 24 小时尿 E_3 值急骤减少 $30\% \sim 40\%$,或于妊娠末期连续多次测定在每 24 小时 10 mg 以下。

2.胎心监测

胎动时胎心率加速不明显,基线变异率<3 次/分,出现晚期减速、变异减速等。

3.胎儿头皮血血气分析

pH<7.20。

六、护理诊断

(一)气体交换受损(胎儿)

与胎盘子宫的血流改变、血流中断(脐带受压)或血流速度减慢(子宫-胎盘功能不良)有关。

(二)焦虑

与胎儿宫内窘迫有关。

(三)预期性悲哀

与胎儿可能死亡有关。

七、护理目标

（1）胎儿情况改善，胎心率在 120～160 次/分。

（2）妊娠妇女能运用有效的应对机制控制焦虑。

（3）产妇能够接受胎儿死亡的现实。

八、护理措施

（1）妊娠妇女取左侧卧位，间断吸氧。严密监测胎心变化，一般每 15 分钟听 1 次胎心或进行胎心监护，注意胎心变化。

（2）为手术者做好术前准备，如宫口开全、胎先露部已达坐骨棘平面以下 3 cm 者，应尽快阴道助产娩出胎儿。

（3）做好新生儿抢救和复苏的准备。

（4）心理护理：①向孕产妇提供相关信息，包括医疗措施的目的、操作过程、预期结果及孕产妇需做的配合；将真实情况告知孕产妇，有助于其减轻焦虑，也可帮助孕产妇面对现实。必要时陪伴孕产妇，对孕产妇的疑虑给予适当的解释。②对于胎儿不幸死亡的父母亲，护理人员可安排一个远离其他婴儿和产妇的单人房间，陪伴他们或安排家人陪伴他们，勿让其独处；鼓励其诉说悲伤，接纳其哭泣及抑郁的情绪，陪伴在旁提供支持及关怀；若他们愿意，护理人员可让他们看看死婴并同意他们为死产婴儿做一些事情，包括沐浴、更衣、命名、拍照或举行丧礼，但事先应向他们描述死婴的情况，使之有心理准备。解除"否认"的态度而进入下一个阶段,提供足印卡、床头卡等作为纪念,帮助他们使用适合自己的压力应对技巧和方法。

九、护理效果评价

(1)胎儿情况改善,胎心率在 120～160 次/分。

(2)妊娠妇女能运用有效的应对机制来控制焦虑,叙述心理和生理上的感受。

(3)产妇能够接受胎儿死亡的现实。

第六节　胎儿发育异常

一、胎儿发育异常的类型

(一)巨大儿

体重达到或超过 4 000 g 的胎儿称为巨大儿。约占出生总数的 6%,见于父母身材高大、过期妊娠、妊娠合并糖尿病、孕期营养过度者,亦多见于经产妇。近年来因营养过度而致巨大儿孕妇有逐渐增加的趋势,临产表现为:妊娠期子宫增大较快,妊娠后期孕妇常出现呼吸困难,自觉腹部沉重及两肋部胀痛。临床若经阴道分娩常发生头盆不称,致使产程延长。

(二)脑积水

胎头脑室内外有大量脑脊液(500~3 000 mL 或更多)淤积于颅腔内,使颅腔体积增大,颅缝明显增宽,囟门显著增大,称为脑积水。脑积水常伴有脊柱裂、足内翻等畸形,发生率为 0.5‰。临床表现为:明显头盆不称,跨耻征阳性,如不及时处理可导致子宫破裂。

(三)其他胎儿异常

1.联体双胎

联体双胎发生率为 0.02‰,B 超可确诊。

2.胎儿颈、胸、背、腹、臀等处发生肿瘤或发育异常

其使局部体积增大造成难产,通常于第二产程胎先露下降受阻,经阴道检查时被发现。

二、处理原则

(一)巨大儿

定期产前检查,一旦发现为巨大儿应查明原因。如系糖尿病孕妇,则需积极治疗,于孕 36 周后根据胎儿成熟度、胎盘功能及血糖控制情况择期行剖宫产。临产后,根据孕妇及胎儿的具体情况综合分析,选择阴道分娩或剖宫产术,以减少围生儿的死亡率。

(二)胎儿畸形

定期产前检查,一旦确诊及时终止妊娠,以母体免

受伤害为原则。若在第二产程发现胎儿畸形,应尽量辨清胎儿异常的具体部位,选用对母体最安全的方法结束分娩。

三、护理评估

(一)病史

了解有无分娩巨大儿、畸形儿的家族史、孕产史,有无糖尿病病史。查阅产前检查资料,了解孕妇身高、骨盆测量值、胎方位,估计胎儿大小、有无羊水过多、有无胎儿畸形等,在产程中应注意评估产程进展及胎儿的情况等。

(二)身心状态

胎儿发育异常可造成头盆不称、产程延长、产程停滞等一系列表现。孕妇因产程延长、产程停滞,使分娩的压力增大,常表现出烦躁不安、激动易怒。因胎儿畸形导致此次妊娠失败,使孕妇感到很悲伤,表现为沉默寡言或抑郁哭泣。

(三)诊断检查

1.腹部检查

腹部明显膨隆、宫底高、先露高浮、胎体粗大、只听到一个胎心音可能为巨大儿。若为头先露,在耻骨联合上方可扪及宽大、骨质薄软、有弹性的胎头,胎头过大与胎体不相称,胎头高浮,跨耻征阳性,胎心音在脐上听得最清楚,应考虑为脑积水。

2.肛查及阴道检查

若感胎头很大、颅缝宽、囟门大且紧张、颅骨骨质薄而软、触之有乒乓球的感觉可诊断为脑积水。

3.B超

可估计胎儿的大小,判断胎儿有无明显的畸形,如脑积水、无脑儿、先天性多囊肾、胎儿腹水等。

四、护理诊断

(一)焦虑

其与担心胎儿的安危及自身受到伤害有关。

(二)悲伤

其与胎儿畸形有关。

(三)有感染的危险

其与手术操作有关。

(四)潜在并发症——子宫破裂

其与头盆不称有关。

五、护理目标

(1)产妇自诉焦虑程度减轻。

(2)产妇能顺利度过悲伤期。

(3)产后体温、脉搏、血白细胞正常,伤口愈合良好,无感染征象出现。

（4）产妇顺利通过分娩,无并发症发生。

六、护理措施

(一)巨大儿拟定剖宫产

应遵医嘱做好择期剖宫产术的术前准备。拟定阴道分娩者应严密观察宫缩及产程进展的情况,注意胎心音变化,发现产程进展缓慢,胎心音＞160 次/分、＜120 次/分或不规则,应及时通知医师,并做好急诊剖宫产术的术前准备。

(二)胎儿畸形

一旦确诊为胎儿畸形,应及时终止妊娠,以保护母体免受损害为原则。脑积水若为头先露,当宫口开大 3 cm 时即行脑室穿刺抽出脑脊液,也可在临产前于 B 超指示下经腹腔穿刺抽出脑脊液,以缩小头颅体积而有利于娩出。若为臀先露,可经脊椎裂孔插管至脑室后缓慢放出脑脊液,使头颅体积缩小后便于牵出胎儿,如胎儿有腹水,应给予腹部穿刺放出腹水,缩小体积后娩出。畸胎引产分娩发动后,应严密观察宫缩及产程进展的情况,发现异常及时通知医师,并协助处理。保持良好的营养状况,维持水电解质平衡,必要时给予补液。指导产妇采用深呼吸、按摩下腹部、放松等方法来减轻疼痛和分娩压力。接产时正确保护会阴,尽量避免会阴裂伤。

(三)加强心理护理

对巨大儿拟定经阴道分娩者,应及时向孕妇提供产程进展的信息,以增加其信心,及时向孕妇提供胎儿宫内的健康状况,以减轻其焦虑程度。

对畸胎分娩的产妇更应给予关心和照顾,尽量避免提及胎儿,避免与有新生儿的产妇同室,避免刺激性语言,以防引起产妇伤感。多与产妇交谈,鼓励其诉说心中的不悦,鼓励家人多陪伴,帮助其尽快度过悲伤期。

七、护理效果评价

(1)产妇的焦虑情绪已减轻。

(2)产妇已顺利度过悲伤期。

(3)产妇的体温、脉搏正常,没有发生感染征象。

(4)产妇平安分娩,没有发生并发症。

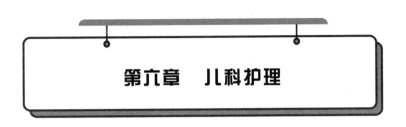

第六章 儿科护理

第一节 上呼吸道感染

上呼吸道感染(简称上感)主要指上部呼吸道的鼻、鼻咽和咽部的黏膜炎症,是儿科最常见的疾病,在气候骤变时尤易发生。约90%由病毒引起,支原体和细菌较少见,细菌感染往往继发于病毒感染之后。过敏性鼻炎和多种小儿急性传染病早期也有上感症状,必须予以区别,避免误诊。

一、临床特点

(一)症状

1.鼻咽部症状

可出现流清鼻涕、鼻塞、打喷嚏,也可有流泪、咽部不适、干咳或不同程度的发热。

2. 婴幼儿

可骤然起病,高热、咳嗽或呕吐、腹泻,甚至发生热性惊厥。

3. 年长儿

症状较轻,有低热、咽痛、咽不适等咽部症状或有头痛、腹痛及全身乏力等表现。

(二)体征

可见咽部充血,有时还可见疱疹,或扁桃体肿大伴渗出,颌下淋巴结肿大、触痛。肠道病毒引起的可伴有不同形态皮疹,肺部体征阴性。

(三)两种特殊类型的上感

1. 疱疹性咽峡炎

由柯萨奇 A、B 组病毒引起,好发于夏秋季。急起高热、咽痛、咽充血、咽腭弓、悬雍垂、软腭等处有疱疹,周围有红晕,疱疹破溃后形成小溃疡。病程 1 周左右。

2. 咽-结合膜热

病原体为腺病毒,常发生于夏季,常在泳池中传播。表现为高热、咽痛、眼刺痛、一侧或双侧眼结膜炎(无分泌物)及颈部或耳后淋巴结肿大。病程 1~2 周。

(四)血常规检查

病毒感染时血白细胞计数正常或偏低,淋巴细胞升高。细菌感染时白细胞计数增高,中性粒细胞增多,有核左移现象。

二、护理评估

(一)健康史

询问发病情况,既往有无反复上呼吸道感染现象;了解患儿生长发育情况以及发病前有无流感、麻疹、百日咳等接触史。

(二)症状、体征

检查患儿有无鼻塞、流涕、喷嚏、咽痛、发热、咳嗽等症状。

(三)社会-心理评估

评估患儿及家长的心理状态,对疾病的了解程度,家庭环境及经济情况。

(四)辅助检查

了解血常规检查结果。

三、护理诊断

(一)舒适的改变

与咽痛、鼻塞等有关。

(二)体温过高

与上呼吸道炎症有关。

(三)潜在并发症

惊厥。

四、护理措施

(一)提高患儿的舒适度

(1)各种治疗护理操作尽量集中完成,保证患儿有足够的休息时间。

(2)及时清除鼻腔及咽喉部分泌物,保证呼吸道通畅,如鼻咽分泌物过多,可取侧卧位。

(3)保持室内空气清新,每天定时通风但避免对流,提高病室湿度,以减轻呼吸道症状。

(4)鼻塞的护理:鼻塞严重时用 0.5%麻黄碱液滴鼻,每天 2～3 次,每次 1～2 滴,对因鼻塞而妨碍吸吮的婴儿,可在哺乳前 15 分钟滴鼻以保证吸吮。不宜长期使用,鼻塞缓解即应停用。

(5)咽部护理:注意观察咽部充血、水肿、化脓情况,及时发现病情变化。咽部不适时可给予润喉含片,声音嘶哑可用雾化吸入治疗。

(二)高热的护理

(1)密切监测体温变化,体温 38.5 ℃以上时应采用正确、合理的降温措施,按医嘱口服退热药。

(2)保证患儿摄入充足的水分。

(三)观察病情

(1)注意全身症状,特别是精神、食欲等,如小儿精神萎靡、多睡或烦躁不安、面色苍白,提示病情加重,应警惕。

(2)观察体温变化,警惕高热惊厥的发生。

(3)经常检查口腔黏膜及皮肤有无皮疹出现,注意咳嗽的性质及神经系统症状,甄别麻疹、猩红热、百日咳、流行性脑脊髓膜炎等急性传染病。

(四)饮食护理

鼓励患儿多饮水,给予易消化、多维生素的清淡饮食,少量多餐,必要时静脉补给,保证充足的营养和水分。

(五)健康教育

(1)向家长讲解小儿易患上呼吸道感染的原因和诱因。

(2)向家长讲解小儿上呼吸道感染常会引发其他的疾病,因此应早期诊治,避免贻误病情。

(3)发热时给易消化的流质或软食,经常变换食物种类以增进食欲,婴儿可适当减少奶量,以免吐泻或消化不良。

(4)告知家长疾病从出现到好转有一个过程,高热也同样,不能太焦急。同时做到及时更换汗湿衣裤,避免对流风。

（5）休息和多饮水是对患儿最好的帮助，多喂温开水，保持口腔及皮肤清洁。

（6）告知家长体温测量的方法及一些发热时的表现，以帮助发现病情变化。

（7）教育患儿咳嗽、打喷嚏时用手帕或纸捂住，不要随地吐痰，以减少病原体感染他人的机会。

五、出院指导

（1）指导家长掌握上呼吸道感染的预防知识，懂得相应的应对技巧，防止交叉感染；气候骤变时适当保护鼻部，以逐渐适应气温的变化；穿衣要适当，避免过热或过冷。

（2）创造良好的生活环境，养成良好的卫生习惯，如住处拥挤、阳光不足、通风不良、家长吸烟等会使呼吸道局部防御能力降低，应注意避免。经常给小儿洗手漱口，防止"病从口入"。

（3）在儿童集体机构中，应早期隔离患儿，接触患儿后要洗手，如有流行趋势，可消毒居室，加强房间通风。

（4）反复发生上呼吸道感染的患儿要注意锻炼身体，合理安排户外活动，避免去人多拥挤的场所，对免疫功能低下的小儿可服用免疫增强制剂。

（5）提倡母乳喂养，婴儿饮食以奶制品为主，合理添加辅食。鼓励多饮水，少喝饮料。

第二节　支气管肺炎

支气管肺炎(又称小叶性肺炎)为小儿最常见的肺炎,以婴幼儿多见。支气管肺炎是指各种不同病原体所引起的肺部炎症。常因细菌(肺炎链球菌、流感杆菌、金黄色葡萄球菌及大肠埃希菌)、病毒(呼吸道合胞病毒、腺病毒、流感病毒及副流感病毒)、肺炎支原体、肺炎衣原体、沙眼衣原体等引起。以发热、咳嗽、气促、呼吸困难和肺部固定湿啰音为特点。

一、临床特点

(一)发热

热型不定,多为不规则热,新生儿或重度营养不良儿可不发热,甚至体温不升。

(二)咳嗽

病初为刺激性干咳,以后有痰,新生儿则表现为口吐白沫。

(三)气促

呼吸频率加快,可达 $40\sim80$ 次/分,使呼吸和心率的比例自 1∶4 上升至 1∶2 左右,点头呼吸,严重者呼气时有呻吟声,鼻翼翕动,三凹征,口周或指端青紫。

(四)肺部症状

可闻及较固定的中、小湿啰音,病灶较大者可出现肺实变体征。

(五)重症肺炎

重症肺炎可有循环、消化、中枢神经系统等改变。

1.循环系统

可出现心力衰竭、中毒性心肌炎。

(1)心力衰竭:①突然烦躁不安,面色苍白或发绀加重。②呼吸困难突然加重,频率超过 60 次/分。③心率增快,超过 160 次/分,心音低钝或奔马律。④肝脏在短时间内增大 1.5 cm 以上。⑤尿少,面部或下肢水肿。

(2)中毒性心肌炎:面色苍白、心动过速、心音低钝、心律不齐,心电图 ST 段下移、T 波低平倒置。

2.中枢神经系统

表现为烦躁或嗜睡、惊厥、前囟隆起、昏迷及呼吸不规则等。

3.消化系统

腹泻、腹胀、肠鸣音消失、呕吐及便血。

(六)辅助检查

1.胸部 X 线检查

早期肺纹理增粗,以后出现斑片状阴影,可融合成片,可伴有肺不张或肺气肿。

2.病原学检查

病毒感染者痰病毒学检查(呼吸道合胞病毒、腺病毒、流感病毒及副流感病毒)阳性。细菌感染者痰细菌培养阳性。如支原体、衣原体感染,早期痰支原体、沙眼衣原体、肺炎衣原体 DNA 可阳性;病程超过 1 周血支原体、沙眼衣原体、肺炎衣原体 IgM 阳性。

3.外周血象

细菌性肺炎者白细胞总数及中性粒细胞增高,血 C 反应蛋白常>20 mg/L。病毒性肺炎者白细胞总数低下或正常,血 C 反应蛋白常<8 mg/L。

4.血气分析

重症患儿动脉血氧分压下降、二氧化碳分压上升、氧饱和度下降。

二、护理评估

(一)健康史

询问发病情况,既往有无反复呼吸道感染史以及发病前有无原发疾病,如麻疹、百日咳等,了解患儿生长发育情况。

(二)症状、体征

评估患儿有无气促、端坐呼吸(小婴儿喜欢抱坐)、鼻翼翕动、三凹征、唇周发绀及肺部湿啰音等;有无发热、咳嗽、咳痰、心搏过快以及有无循环、神经、消化系统受累的临床表现。

(三)社会-心理评估

了解患儿及家长的心理状态,有无焦虑和恐惧,患儿既往是否有住院的经历,对疾病的病因和防护知识的了解程度,家庭环境及家庭经济状况。

(四)辅助检查

了解胸部 X 线、病原学及血气分析等检查结果。

三、护理诊断

(一)气体交换功能受损

与炎症使呼吸膜增厚有关。

(二)清理呼吸道无效

与炎症使分泌物增多、黏稠及咳嗽无力有关。

(三)体温过高

与肺部感染有关。

(四)合作性问题

心力衰竭、中毒性脑病、脓胸、脓气胸、中毒性肠麻痹。

四、护理措施

（一）改善呼吸功能

（1）保持室内空气新鲜,温湿度适宜。

（2）保持患儿安静,避免剧烈哭闹,以减少氧的消耗。

（3）体位:取半卧位,利于呼吸,平卧时垫高颈肩部。经常变换体位或多怀抱以减轻肺淤血,防止肺不张。

（4）给氧:根据缺氧程度选择不同方式给氧。

（5）饮食:宜给易消化、富有营养的食物;耐心喂养,防止呛咳;少量多餐,避免过饱而影响呼吸。

（6）按医嘱准确使用抗生素,以消除肺部炎症。

（二）保持呼吸道通畅

（1）及时清除口鼻腔分泌物,翻身、拍背每 2～4 小时 1 次。

（2）雾化吸入每天 2 次或每 8 小时 1 次。

（3）2 岁以下患儿吸痰,最好在雾化后及喂奶前半小时进行。

（4）鼓励大孩子有效咳嗽。

（5）保证液体的摄入量,多喂开水,利于痰液排出。

（三）维持正常体温

（1）衣被适宜,高热、四肢厥冷时适当保暖。

（2）每 2～4 小时监测体温。有高热惊厥先兆症状或有高热惊厥史者,尽快降温。

(3)体温超过 39 ℃,予物理降温,必要时按医嘱予药物降温。

(4)加强口腔护理,多饮水,保持皮肤清洁,衣被干燥。

(四)密切观察病情,及时发现病情变化并积极处理

(1)若患儿突然出现烦躁不安,面色苍白或发绀加重,呼吸频率超过 60 次/分,心率增快超过 160 次/分,心音低钝或呈奔马律,肝脏在短时间内增大 1.5 cm 以上,尿少,面部或下肢水肿等心力衰竭表现时,及时报告医师,给予氧气吸入并减慢输液速度,遵医嘱予镇静、强心、利尿及应用血管活性药物。

(2)若患儿出现烦躁或嗜睡、惊厥、前囟隆起、昏迷等神经系统症状,则可能并发中毒性脑病,立即报告医师,遵医嘱予止痉、脱水、利尿等治疗,并观察药效和不良反应。

(3)患儿腹胀明显,有低钾血症者,应及时补钾;如中毒性肠麻痹,予禁食、肛管排气、胃肠减压。

(4)若患儿病情突然加重,出现剧烈咳嗽、烦躁不安、呻吟、呼吸困难、面色发绀、患侧呼吸运动受限、呼吸音减低、叩诊呈浊音,提示并发脓胸或脓气胸,应及时配合进行胸腔穿刺或胸腔闭式引流。

(五)健康教育

(1)向家长讲解疾病的有关知识。

(2)做好生活护理使患儿舒适,以保证足够的休息,避免剧烈哭闹。

(3)小婴儿多怀抱,卧位时垫高颈肩部,经常翻身,用弓状手掌拍背,在脊柱两侧从下向上、从外向内拍击,使痰液松动,利于排出。

(4)药物雾化过程中勿让患儿入睡,深呼吸有助于雾滴深入,效果更好。

(5)吸痰前不要喂奶,以免吸痰时将呕吐物吸入。

(6)饮食宜少量多餐,避免过饱,人工喂养者奶嘴孔大小要适宜,以滴奶成串珠状为度,避免吮奶费力及呛咳。

(7)发热时减少衣服,多喂开水,经常用温水擦身。

五、出院指导

(1)保持居室空气新鲜,经常开窗通风,但不要让风直接对着患儿吹。

(2)不去拥挤的公共场所,避免接触呼吸道感染的患儿。

(3)适当户外活动,注意体格锻炼。

(4)穿衣要适宜,气候变化时要及时增减衣服,以手足温暖无汗为宜。出汗后要及时擦干皮肤,更换内衣以免受凉。

(5)合理喂养,按时添加辅食,多饮水。

(6)按时预防接种。

第三节 腹 泻

腹泻是一种多病原、多因素引起的消化道疾病,以大便次数增多,大便性状改变为特点,是小儿时期的常见病。多见于<2岁的婴幼儿。严重腹泻者除有较重的胃肠道症状外,还伴有水、电解质、酸碱平衡紊乱和全身中毒症状。

一、临床特点

(一)一般症状

1.轻型腹泻

大便次数 5～10 次/天,呈黄色或绿色稀水样,食欲减退,伴有轻度的恶心、呕吐、溢乳、腹痛等症状,临床上无明显脱水症状或仅有轻度脱水,体液丢失<50 mL/kg。

2.重型腹泻

大便次数>10 次/天,甚至达数十次。大便水样、量多、少量黏液、腥臭,伴有不规则的发热,并伴呕吐,严重的可吐咖啡样物,体液丢失>120 mL/kg,有明显的水和电解质紊乱症状。

(二)水和电解质紊乱症状

1.脱水

根据腹泻的轻重,失水量多少可分为轻、中、重度脱水。由于腹泻时水和电解质两者丧失的比例不同,从而引起体液渗透压的变化,临床上以等渗性脱水最常见。

2.代谢性酸中毒

中、重度脱水多有不同程度的酸中毒,主要表现精神萎靡、嗜睡、呼吸深快、口唇呈樱桃红色,严重者可意识不清,呼气有酮味。<6月龄婴儿呼吸代偿功能差,呼吸节律改变不明显,应加以注意,尤其当 pH 下降至<7.0时,患儿往往有生命危险。

3.低钾血症

当血钾<3.5 mmol/L 时,患儿表现为精神萎靡,四肢无力,腱反射减弱,腹胀,肠鸣音减弱,心音低钝,重者可出现肠麻痹、呼吸肌麻痹、腱反射消失、心脏扩大、心律不齐,而危及生命。

4.低钙、低镁血症

当脱水酸中毒被纠正时,原有佝偻病的患儿,大多有低钙血症,甚至出现手足搐搦等低钙症状。

(三)几种常见不同病原体所致腹泻的临床特点

1.轮状病毒肠炎

轮状病毒肠炎又称秋季腹泻,多发生于6～24个月婴幼儿。起病急,常伴发热和上呼吸道感染症状;病初即有呕吐,常先于腹泻;大便次数多、量多、水分多,为黄色水样或蛋花汤样,无腥臭味;常并发脱水和酸中毒。本病为自限性疾病,病程为3～8天。

2.致病性大肠埃希菌肠炎

大便每天5～15次,为稀水样带有黏液,无脓血,但有腥味。可伴发热、恶心、呕吐或腹痛。病程1周左右,体弱者病程迁延。

3.鼠伤寒沙门菌肠炎

近年有上升趋势,可占沙门菌感染中的40%～80%。全年均有发生,夏季发病率高,绝大多数患儿为小于2岁的婴幼儿,新生儿和婴儿尤易感染。临床表现多种多样,轻重不一,胃肠型表现为呕吐、腹泻、腹痛、腹胀、发热等,大便稀糊状,带有黏液甚至脓血,性状多变,有特殊臭味,易并发脱水、酸中毒。重症可呈菌血症或败血症,可出现局部感染灶,病程常迁延。

4.空肠弯曲菌肠炎

全年均可发病,以7～9月多见,可散发或暴发流行,常伴发热,继而腹泻、腹痛、呕吐,大便为水样、黏液或典型菌痢样脓血便。

(四)辅助检查

1.大便常规

病毒、非侵袭性细菌性及非感染性腹泻大便无或偶见少量白细胞;侵袭性细菌感染性腹泻大便有较多白细胞或脓细胞、红细胞。

2.大便 pH 和还原糖测定

乳糖酶缺乏大便 pH<5.5,还原糖$>++$。

3.血生化检查

可有电解质紊乱。

二、护理评估

(一)健康史

询问喂养史,有无饮食不当及肠道内、外感染表现,询问患儿腹泻开始时间,大便次数、颜色、性状、量,有无发热、呕吐、腹胀、腹痛、里急后重等不适。

(二)症状、体征

评估患儿生命体征、脱水程度,有无电解质紊乱,检查肛周皮肤有无发红、破损。

(三)社会-心理评估

评估家长对疾病的了解程度和紧张、恐惧心理。

(四)辅助检查

了解大便常规、大便致病菌培养、血气分析等化验结果。

三、护理诊断

(一)体液量不足

与排泄过多及摄入减少有关。

(二)腹泻

与肠道内、外感染,饮食不当导致肠道功能紊乱有关。

(三)有皮肤完整性受损的危险

与大便次数增多刺激臀部皮肤有关。

(四)营养失调:低于机体需要量

与摄入减少及腹泻呕吐丢失营养物质过多有关。

(五)知识缺乏

家长缺乏饮食卫生及腹泻患儿护理知识。

四、护理措施

(一)补充体液,纠正脱水

1.口服补液

适用于轻度脱水及无呕吐、能口服的患儿。世界卫生组织推荐用口服补液盐溶液(ORS)。

(1)补液量:累积损失量 50 mL/kg(轻度脱水);继续损失量一般可按估计大便量的 1/2 补给。

(2)补液方法:2 岁以下患儿每 1～2 分钟喂 5 mL,稍大患儿可少量多次喂,也可随意口服,若出现呕吐,停10 分钟后再喂,每 2～5 分钟喂 5 mL。累积损失量于8～12 小时补完。

2.静脉补液

适用于中度以上脱水和呕吐较重的患儿。迅速建立静脉通道,保证液体按计划输入,对重度脱水伴有周围循环衰竭的患儿必须尽快(30～60 分钟)补充血容量,补液时按先盐后糖、先浓后淡、先快后慢、见尿补钾的原则补液,严禁直接静脉推注含钾溶液。密切观察输液速度,准确记录输液量,根据病情调整输液速度,并了解补液后第一次排尿的时间。

(二)合理喂养,调整饮食

腹泻患儿存在消化功能紊乱,应根据病情合理安排饮食,以达到减轻消化道负担的目的。原则上腹泻患儿不主张禁食,母乳喂养者,可继续母乳喂养,暂停辅食;人工喂养者应将牛奶稀释或喂以豆制代乳品或发酵奶、去乳糖奶。已断奶者喂以稠粥、面条加一些熟植物油、蔬菜末、精肉末等,少量多餐。腹泻停止后,继续给予营养丰富的饮食,并每天加餐 1 次,共 2 周,以保证正常生长发育。

(三)严密观察病情

1.监测体温变化

体温过高者应采取适当的降温措施,做好口腔及皮肤护理。鼓励患儿增加口服液体的摄入,提供患儿喜爱的饮料,尤其是含钾、钠高的饮料。

2.判断脱水程度

通过观察患儿的神志、精神、皮肤弹性、前囟及眼眶有无凹陷、尿量等临床表现,估计患儿脱水程度。同时观察经过补液后脱水症状是否得到改善。

3.观察代谢性酸中毒

当患儿呼吸深快、精神萎靡、口唇樱红、血 pH 下降时积极准备碱性液体,配合医师抢救。

4.观察低钾血症表现

低血钾常发生在输液脱水纠正时,当患儿出现精神萎靡、吃奶乏力、腹胀、肌张力低、呼吸频率不规则等临床表现,及时报告医师,做血生化测定及心电图检查。

5.注意大便的变化

观察记录大便的次数、颜色、性状,若出现脓血便,伴有里急后重的症状,考虑是否有细菌性痢疾的可能,立即送检大便化验,为输液和治疗方案提供可靠的依据。

(四)注意口腔清洁、加强皮肤护理

(1)口腔黏膜干燥的患儿,每天至少2次口腔护理,以保持口腔黏膜的湿润和清洁。如口腔黏膜有白色分泌物附着考虑为鹅口疮,可涂制霉菌素甘油。

(2)保持床单位清洁、干燥、平整,及时更换衣裤。每次便后及时更换尿布,用温水冲洗臀部并擦干,保持肛周皮肤清洁、干燥,臀部涂呋锌油或宝婴药膏。

(3)严重的尿布疹给予红外线照射臀部,每天2次;或1:5 000高锰酸钾溶液坐浴,每天2次;也可用碘伏溶液外涂,每天1~2次。

(五)做好消毒隔离,防止交叉感染

做好床边隔离,护理患儿前后要彻底洗手,食具、衣物、尿布应专用。感染传染性较强病菌的患儿用后的尿布要焚烧。

(六)健康教育

(1)评估患儿家长文化程度,对知识的接受能力,选择适当的教育方案,教给家长腹泻的病因及预防方法,讲述调整饮食的目的、方法及步骤,示范配置和服用ORS的方法,示范食具的清洁消毒方法,讲述观察及处理呕吐物和大便的方法。

(2)合理喂养,宣传母乳喂养的优点,如何合理调整

饮食,双糖酶缺乏者不宜用蔗糖,并暂时停喂含双糖的乳类。

（3）急性腹泻患儿出院无须带药,迁延性或慢性腹泻患儿可遵医嘱继续服药,如微生态制剂、蒙脱石散、多种维生素、消化酶等,以改善消化功能。告知家长微生态制剂应温水冲服,水温<37 ℃,以免使有关的活菌失活。蒙脱石散最好在空腹时服用（尤其是小婴儿）以免服用该药呕吐误吸入气道,每次至少用30～50 mL 温开水冲服有利于药物更好地覆盖肠黏膜。具体剂量:1 岁以下,每天 1 袋;1～2 岁,每天 1～2 袋;2 岁以上,每天 2～3 袋,每天 3 次口服。

五、出院指导

（一）指导合理喂养

宣传母乳喂养的优点,避免在夏季断奶,按时逐步添加辅食,切忌几种辅食同时添加,防止过食、偏食及饮食结构突然变动。

（二）注意饮食卫生

培养良好的卫生习惯。注意食物新鲜、清洁及食具消毒,避免肠道内感染,教育儿童饭前便后洗手,勤剪指甲。

（三）增强体质

适当户外运动,及早治疗营养不良、佝偻病。

(四)注意气候变化

防止受凉或过热,冬天注意保暖,夏季多喂水。

(五)防止脱水

可选用以下效果较好的口服补液方法。

1.米汤加盐溶液

米汤 500 mL＋盐 1.75 g,或炒米粉 25 g＋盐 1.75 g＋水 500 mL,煮 2～3 分钟。此液体为 1/3 张,且不含糖,口感好。用法:20～40 mL/kg,4 小时内服完,以后随意口服。

2.糖盐水

饮用水 500 mL＋白糖 10 g＋盐 1.75 g,煮沸后备用,用法用量同上。

3.口服补液盐(ORS)

此液体为 2/3 张,用于预防脱水时张力过高,可用白开水稀释降低张力。用法:每次腹泻后,2 岁以下服 50～100 mL;2～10 岁服 100～200 mL;＞10 岁能喂多少就给多少,也可按 40～60 mL/kg 预防脱水,腹泻开始即服用。

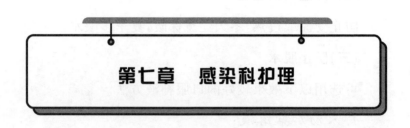

第七章　感染科护理

第一节　病毒性肝炎

一、甲型病毒性肝炎

甲型病毒性肝炎(简称甲型肝炎)旧称流行性黄疸或传染性肝炎,早在 8 世纪就有记载。近年对其病原学和诊断技术等方面的研究进展较大,并已成功研制出甲型肝炎病毒减毒活疫苗和灭活疫苗,可有效控制甲型肝炎的流行。

(一)病因

甲型肝炎传染源是患者和亚临床感染者。潜伏期后期及黄疸出现前数天传染性最强,黄疸出现后 2 周粪便仍可能排出病毒,但传染性已明显减弱。本病无慢性甲肝病毒(HAV)携带者。

(二)诊断要点

甲型病毒性肝炎主要依据流行病学资料、临床特点、常规实验室检查和特异性血清学诊断。流行病学资料应参考当地甲型肝炎流行疫情,病前有无肝炎患者密切接触史及个人、集体饮食卫生状况。急性黄疸型病例黄疸期诊断不难。在黄疸前期获得诊断称为早期诊断,此期表现似"感冒"或"急性胃肠炎",如尿色变为深黄色应疑及本病。急性无黄疸型及亚临床型病例不易早期发现,诊断主要依赖肝功能检查。根据特异性血清学检查可做出病因学诊断。凡慢性肝炎和重型肝炎,一般不考虑甲型肝炎的诊断。

1. 分型

甲型肝炎潜伏期为 2～6 周,平均 4 周,临床分为急性黄疸型(AIH)、急性无黄疸型、亚临床型和急性淤胆型。

(1)急性黄疸型。①黄疸前期:急性起病,多有畏寒发热,体温 38 ℃左右,全身乏力,食欲缺乏,厌油、恶心、呕吐,上腹部饱胀不适或腹泻。少数病例以上呼吸道感染症状为主要表现,偶见荨麻疹,继之尿色加深。本期一般持续 5～7 天。②黄疸期:热退后出现黄疸,可见皮肤巩膜不同程度黄染。肝区隐痛,肝大,触之有充实感,伴有叩痛和压痛,尿色进一步加深。黄疸出现后全身及消化道症状减轻,否则可能发生重症化,但重症化者罕见。本期持续 2～6 周。③恢复期:黄疸逐渐消退,症状逐渐消失,肝脏逐渐回缩至正常,肝功能逐渐恢复。本期持续 2～4 周。

(2)急性无黄疸型:起病较缓慢,除无黄疸外,其他临床表现与黄疸型相似,症状一般较轻。多在 3 个月内恢复。

(3)亚临床型:部分患者无明显临床症状,但肝功能有轻度异常。

(4)急性淤胆型:本型实为黄疸型肝炎的一种特殊形式,特点是肝内胆汁淤积性黄疸持续较久,消化道症状轻,肝实质损害不明显。而黄疸很深,多有皮肤瘙痒及粪色变浅,预后良好。

2. 实验室检查

(1)常规检查:外周血白细胞总数正常或偏低,淋巴细胞相对增多,偶见异型淋巴细胞,一般不超过 10%,这可能是淋巴细胞受病毒抗原刺激后发生的母细胞转化现象。黄疸前期末尿胆原及尿胆红素开始呈阳性反应,是早期诊断的重要依据。血清丙氨酸氨基转移酶(ALT)于黄疸前期早期开始升高,血清胆红素在黄疸前期末开始升高。血清 ALT 高峰在血清胆红素高峰之前,一般在黄疸消退后数周恢复正常。急性黄疸型血浆球蛋白常见轻度升高,但随病情恢复而逐渐恢复。急性无黄疸型和亚临床型病例肝功能改变以单项 ALT 轻中度升高为特点。急性淤胆型病例血清胆红素显著升高而 ALT 仅轻度升高,两者形成明显反差,同时伴有血清 ALP 及 GGT 明显升高。

(2)特异性血清学检查:特异性血清学检查是确诊甲型肝炎的主要指标。血清 IgM 型甲型肝炎病毒抗体(抗-HAV-IgM)于发病数天即可检出,黄疸期达到高峰,一般持续 2～4 个月,以后逐渐下降乃至消失。目前临床上主要用酶联免疫吸附法(ELISA)检查血清抗-HAV-IgM,以作为早期诊断甲型肝炎的特异性指标。血清抗-HAV-IgM 出现于病程恢复期,较持久,甚至终身阳性,是获得免疫力的标志,一般用于流行病学调查。新近报道应用线性多抗原肽包被进行 ELISA 检测 HAV 感染,其敏感性和特异性分别高于 90% 和 95%。

(三)鉴别要点

本病需与药物性肝炎、传染性单核细胞增多症、钩端螺旋体病、急性结石性胆管炎、原发性胆汁性肝硬化、妊娠期肝内胆汁淤积症、胆总管梗阻、妊娠急性脂肪肝等鉴别。其他如血吸虫病、肝吸虫病、肝结核、脂肪肝、肝淤血及原发性肝癌等均可有肝大或 ALT 升高,鉴别诊断时应加以考虑。与乙型、丙型、丁型及戊型病毒型肝炎急性期鉴别除参考流行病学特点及输血史等资料外,主要依据血清抗-HAV-IgM 的检测。

(四)治疗

急性期应强调卧床休息,给予清淡而营养丰富的饮食,外加充足的 B 族维生素及维生素 C。进食过少及呕吐者,应每天静脉滴注 10% 葡萄糖液 1 000 ～ 1 500 mL,酌情加入能量合剂及 10% 氯化钾。热重者可服用茵陈蒿汤、栀子柏皮汤加减;湿重者可服用茵陈胃苓汤加减;湿热并重者宜用茵陈蒿汤和胃苓汤合方加减;肝气郁结者可用逍遥散;脾虚湿困者可用平胃散。

二、乙型病毒性肝炎

慢性乙型病毒性肝炎是由乙型肝炎病毒感染致肝脏发生炎症及肝细胞坏死,持续 6 个月以上而病毒仍未被清除的疾病。我国是慢性乙型病毒性肝炎的高发区,人群中约有 9.09% 为乙型肝炎病毒携带者。该疾病呈慢性进行性发展,可有反复急性发作,可演变为肝硬化、肝癌或肝衰竭等,严重危害人民健康,故对该疾病的早发现、早诊断、早治疗很重要。

(一)病因

1. 传染源

传染源主要是有 HBV DNA 复制的急、慢性患者和无症状慢性 HBV 携带者。

2. 传播途径

主要通过血清及日常密切接触而传播。血液传播途径除输血及血制品外,可通过注射,刺伤,共用牙刷、剃刀及外科器械等方式传播,经微量血液也可传播。由于患者唾液、精液、初乳、汗液、血性分泌物均可检出HBsAg,故密切的生活接触可能是重要传播途径。所谓"密切生活接触"可能是由于微小创伤所致的一种特殊经血传播形式,而非消化道或呼吸道传播。另一种重要的传播方式是母-婴传播(垂直传播)。HBsAg/HBeAg阳性母亲生产的婴儿,HBV感染率高达95%,大部分在分娩过程中感染,低于10%～20%可能为宫内感染。因此,医源性或非医源性经血液传播,是本病的传播途径。

3.易感人群

感染后患者对同一HBsAg亚型HBV可获得持久免疫力。但对其他亚型免疫力不完全,偶可再感染其他亚型,故极少数患者血清抗-HBs(某一亚型感染后)和HBsAg(另一亚型再感染)可同时阳性。

(二)诊断要点

急性肝炎病程超过半年,或原有乙型病毒性肝炎或HBsAg携带史,本次又因同一病原再次出现肝炎症状、体征及肝功能异常者可以诊断为慢性乙型病毒性肝炎。发病日期不明或虽无肝炎病史,但肝组织病理学检查符合慢性乙型病毒性肝炎,或根据症状、体征、化验及B超检查综合分析,亦可做出相应诊断。

1.分型

据 HBeAg 可分为 2 型。

(1)HBeAg 阳性慢性乙型病毒性肝炎:血清 HB-sAg、HBV DNA 和 HBeAg 阳性,抗-HBe 阴性,血清 ALT 持续或反复升高,或肝组织学检查有肝炎病变。

(2)HBeAg 阴性慢性乙型病毒性肝炎:血清 HB-sAg 和 HBV DNA 阳性,HBeAg 持续阴性,抗-HBe 阳性或阴性,血清 ALT 持续或反复异常,或肝组织学检查有肝炎病变。

2.分度

根据生化学试验及其他临床和辅助检查结果,可进一步分 3 度。

(1)轻度:临床症状、体征轻微或缺如,肝功能指标仅 1 项或 2 项轻度异常。

(2)中度:症状、体征、实验室检查居于轻度和重度之间。

(3)重度:有明显或持续的肝炎症状,如乏力、食欲缺乏、尿黄、便溏等,伴有肝病面容、肝掌、蜘蛛痣、脾大,并排除其他原因,且无门静脉高压症者。实验室检查血清 ALT 和(或)AST 反复或持续升高,清蛋白降低或 A/G 比值异常,球蛋白明显升高。除前述条件外,凡清蛋白不超过 32 g/L,胆红素>5 倍正常值上限,凝血酶原活动度为 40%～60%,胆碱酯酶低于

2 500 U/L,4 项检测中有 1 项达上述程度者即可诊断为重度慢性肝炎。

3.B超检查结果可供慢性乙型病毒性肝炎诊断参考

(1)轻度:B超检查肝脾无明显异常改变。

(2)中度:B超检查可见肝内回声增粗,肝脏和(或)脾脏轻度肿大,肝内管道(主要指肝静脉)走行多清晰,门静脉和脾静脉内径无增宽。

(3)重度:B超检查可见肝内回声明显增粗,分布不均匀;肝表面欠光滑,边缘变钝;肝内管道走行欠清晰或轻度狭窄、扭曲;门静脉和脾静脉内径增宽;脾大;胆囊有时可见"双层征"。

4.组织病理学诊断

包括病因(根据血清或肝组织的肝炎病毒学检测结果确定病因)、病变程度及分级分期结果。

(三)鉴别要点

本病应与慢性丙型病毒性肝炎、嗜肝病毒感染所致肝损害、酒精性及非酒精性肝炎、药物性肝炎、自身免疫性肝炎、肝硬化、肝癌等鉴别。

(四)治疗

1.治疗的总体目标

最大限度地长期抑制或消除乙肝病毒,减轻肝细胞炎症坏死及肝纤维化，延缓和阻止疾病进展，减少和防止肝脏失代偿、肝硬化、肝癌及并发症的发生，从而改善生活质量和延长存活时间。主要包括抗病毒、免疫调节、抗炎保肝、抗纤维化和对症治疗，其中抗病毒治疗是关键，只要有适应证，且条件允许，就应进行规范的抗病毒治疗。

2. 抗病毒治疗的一般适应证

适应证包括以下 3 种。①HBV DNA$\geqslant 2 \times 10^4$U/mL（HBeAg 阴性者为不低于 2×10^3U/mL）。②ALT$\geqslant$2ULN；如用干扰素治疗，ALT 应不高于 10ULN[❶]，血总胆红素水平应低于 2ULN。③如 ALT<2ULN，但肝组织学显示 Knodell 组织学活动指数（HAI）$\geqslant 4$，或$\geqslant G_2$ 炎症坏死者。

具有①并有②或③的患者应进行抗病毒治疗；对达不到上述治疗标准者，应监测病情变化，如持续 HBV DNA 阳性，且 ALT 异常，也应考虑抗病毒治疗。

3. HBeAg 阳性慢性乙型肝炎患者

对于 HBV DNA 定量不低于 2×10^4U/mL，ALT 水平不低于 2ULN 者，或 ALT<2ULN，但肝组织学显示 Knodell HAI$\geqslant 4$，或$\geqslant G_2$ 炎症坏死者，应进行抗病毒治疗。可根据具体情况和患者的意愿，选用 IFN-α，ALT 水

---

❶ ULN 为正常参考值上限。

平应低于 10ULN,或核苷(酸)类似物治疗。对 HBV DNA 阳性但低于 $2×10^4$ U/mL 者,经监测病情 3 个月,HBV DNA 仍未转阴,且 ALT 异常,则应抗病毒治疗。

(1)普通 IFN-α:5 MU(可根据患者的耐受情况适当调整剂量),每周 3 次或隔天 1 次,皮下或肌内注射,一般疗程为 6 个月。如有应答,为提高疗效亦可延长疗程至 1 年或更长。应注意剂量及疗程的个体化。如治疗 6 个月无应答者,可改用其他抗病毒药物。

(2)聚乙二醇干扰素 α-2a:180 μg,每周 1 次,皮下注射,疗程 1 年。剂量应根据患者耐受性等因素决定。

(3)拉米夫定:100 mg,每天 1 次,口服。治疗 1 年时,如 HBV DNA 检测不到(PCR 法)或低于检测下限、ALT 复常、HBeAg 转阴但未出现抗-HBe 者,建议继续用药直至 HBeAg 血清学转归,经监测 2 次(每次至少间隔 6 个月)仍保持不变者可以停药,但停药后需密切监测肝脏生化学和病毒学指标。

(4)阿德福韦酯:10 mg,每天 1 次,口服。疗程可参照拉米夫定。

(5)恩替卡韦:0.5 mg(对拉米夫定耐药患者 1 mg),每天 1 次,口服。疗程可参照拉米夫定。

4. HBeAg 阴性慢性乙型肝炎患者

HBV DNA 定量不低于 $2×10^3$ U/mL,ALT 水平不低于 2ULN 者,或 ALT<2ULN,但肝组织学检查显

示 Knodell HAI≥4,或 G_2 炎症坏死者,应进行抗病毒治疗。由于难以确定治疗终点,因此,应治疗至检测不出 HBV DNA(PCR 法),ALT 复常。此类患者复发率高,疗程宜长,至少为 1 年。

因需要较长期治疗,最好选用 IFN-α(ALT 水平应低于 10ULN)或阿德福韦酯或恩替卡韦等耐药发生率低的核苷(酸)类似物治疗。对达不到上述推荐治疗标准者,则应监测病情变化,如持续 HBV DNA 阳性,且 ALT 异常,也应考虑抗病毒治疗。

(1)普通 IFN-α:5 MU,每周 3 次或隔天 1 次,皮下或肌内注射,疗程至少 1 年。

(2)聚乙二醇干扰素 α-2a:180 μg,每周 1 次,皮下注射,疗程至少 1 年。

(3)阿德福韦酯:10 mg,每天 1 次,口服,疗程至少 1 年。当监测 3 次(每次至少间隔 6 个月)HBV DNA 检测不到(PCR 法)或低于检测下限和 ALT 正常时可以停药。

(4)拉米夫定:100 mg,每天 1 次,口服,疗程至少 1 年。治疗终点同阿德福韦酯。

(5)恩替卡韦:0.5 mg(对拉米夫定耐药患者 1 mg),每天 1 次,口服。疗程可参照阿德福韦酯。

5.应用化疗和免疫抑制剂治疗的患者

对于因其他疾病而接受化疗、免疫抑制剂(特别是肾上腺糖皮质激素)治疗的 HBsAg 阳性者,即使 HBV

DNA 阴性和 ALT 正常,也应在治疗前 1 周开始服用拉米夫定,每天 100 mg,化疗和免疫抑制剂治疗停止后,应根据患者病情决定拉米夫定停药时间。对拉米夫定耐药者,可改用其他已批准的能治疗耐药变异的核苷(酸)类似物。核苷(酸)类似物停用后可出现复发,甚至病情恶化,应十分注意。

6. 其他特殊情况的处理

(1)经过规范的普通 IFN-α 治疗无应答患者,再次应用普通 IFN-α 治疗的疗效很低。可试用聚乙二醇干扰素 α-2a 或核苷(酸)类似物治疗。

(2)强化治疗指在治疗初始阶段每天应用普通 IFN-α,连续 2～3 周后改为隔天 1 次或每周 3 次的治疗。目前对此疗法意见不一,因此不予推荐。

(3)应用核苷(酸)类似物发生耐药突变后的治疗,拉米夫定治疗期间可发生耐药突变,出现"反弹",建议加用其他已批准的能治疗耐药变异的核苷(酸)类似物,并重叠 1～3 个月或根据 HBV DNA 检测阴性后撤换拉米夫定,也可使用 IFN-α(建议重叠用药 1～3 个月)。

(4)停用核苷(酸)类似物后复发者的治疗,如停药前无拉米夫定耐药,可再用拉米夫定治疗,或其他核苷(酸)类似物治疗。如无禁忌证,亦可用 IFN-α 治疗。

7. 儿童患者间隔

12 岁以上慢性乙型病毒性肝炎患儿,其普通 IFN-α

治疗的适应证、疗效及安全性与成人相似,剂量为 $3\sim$ $6~\mu U/m^2$,最大剂量不超过 $10~\mu U/m^2$。在知情同意的基础上,也可按成人的剂量和疗程用拉米夫定治疗。

三、丙型病毒性肝炎

慢性丙型病毒性肝炎是一种主要经血液传播的疾病,是由丙型肝炎病毒(HCV)感染导致的慢性传染病。慢性 HCV 感染可导致肝脏慢性炎症坏死,部分患者可发展为肝硬化甚至肝细胞癌(HCC),严重危害人民健康,已成为严重的社会和公共卫生问题。

(一)病因

1. 传染源

主要为急、慢性患者和慢性 HCV 携带者。

2. 传播途径

与乙型肝炎相同,主要有以下 3 种。

(1)通过输血或血制品传播:由于 HCV 感染者病毒血症水平低,所以输血和血制品(输 HCV 数量较多)是最主要的传播途径。经初步调查,输血后非甲非乙型肝炎患者血清丙型肝炎抗体(抗-HCV)阳性率高达 80%以上,已成为大多数(80%~90%)输血后肝炎的原因。但供血员血清抗-HCV 阳性率较低,欧美各国为 $0.35\%\sim1.4\%$,故目前公认,反复输入多个供血员血液或血制品者更易发生丙型肝炎,输血 3 次以上者感染

HCV 的危险性增高 2～6 倍。国内曾因单采血浆回输血细胞时污染,造成丙型肝炎暴发流行,经 2 年以上随访,血清抗-HCV 阳性率达到 100％。1989 年国外综合资料表明,抗-HCV 阳性率在输血后非甲非乙型肝炎患者为 85％,血源性凝血因子治疗的血友病患者为 60％～70％,静脉药瘾患者为 50％～70％。

(2)通过非输血途径传播:丙型肝炎亦多见于非输血人群,主要通过反复注射、针刺、含 HCV 血液反复污染皮肤黏膜隐性伤口及性接触等其他密切接触方式而传播。这是世界各国广泛存在的散发性丙型肝炎的传播途径。

(3)母婴传播:要准确评估 HCV 垂直传播很困难,因为在新生儿中所检测到的抗-HCV 实际可能来源于母体(被动传递)。检测 HCV RNA 提示,HCV 有可能由母体传播给新生儿。

3.易感人群

对 HCV 无免疫力者普遍易感。在西方国家,除反复输血者外,静脉药瘾者、同性恋者及血液透析患者等丙型肝炎发病率较高。本病可发生于任何年龄,一般儿童和青少年 HCV 感染率较低,中青年次之。男性 HCV 感染率大于女性。HCV 多见于 16 岁以上人群。HCV 感染恢复后血清抗体水平低,免疫保护能力弱,有再次感染 HCV 的可能性。

(二)诊断要点

1.诊断依据

HCV 感染超过 6 个月,或发病日期不明、无肝炎史,但肝脏组织病理学检查符合慢性肝炎,或根据症状、体征、实验室及影像学检查结果综合分析,做出诊断。

2.病变程度判定

慢性肝炎按炎症活动度(G)可分为轻、中、重 3 度,并应标明分期(S)。

(1)轻度慢性肝炎(包括原慢性迁延性肝炎及轻型慢性活动性肝炎):$G_{1\sim2}$,$S_{0\sim2}$。①肝细胞变性,点、灶状坏死或凋亡小体。②汇管区有(无)炎症细胞浸润、扩大,有或无局限性碎屑坏死(界面肝炎)。③小叶结构完整。

(2)中度慢性肝炎(相当于原中型慢性活动性肝炎):G_3,$S_{1\sim3}$。①汇管区炎症明显,伴中度碎屑坏死。②小叶内炎症严重,融合坏死或伴少数桥接坏死。③纤维间隔形成,小叶结构大部分保存。

(3)重度慢性肝炎(相当于原重型慢性活动性肝炎):G_4,$S_{2\sim4}$。①汇管区炎症严重或伴重度碎屑坏死。②桥接坏死累及多数小叶。③大量纤维间隔,小叶结构紊乱,或形成早期肝硬化。

3.组织病理学诊断

包括病因(根据血清或肝组织的肝炎病毒学检测结

果确定病因)、病变程度及分级分期结果,如病毒性肝炎,丙型,慢性,中度,G_3/S_4。

(三)鉴别要点

本病应与慢性乙型病毒性肝炎、药物性肝炎、酒精性肝炎、非酒精性肝炎、自身免疫性肝炎、病毒感染所致肝损害、肝硬化、肝癌等鉴别。

(四)治疗

1.抗病毒治疗的目的

清除或持续抑制体内的 HCV,以改善或减轻肝损害,阻止进展为肝硬化、肝衰竭或 HCC,并提高患者的生活质量。治疗前应进行 HCV RNA 基因分型(1 型和非 1 型)和血中 HCV RNA 定量,以决定抗病毒治疗的疗程和利巴韦林的剂量。

2. HCV RNA 基因为 1 型或(和)HCV RNA 定量不低于 $4×10^5$ U/mL 者

可选用下列方案之一。

(1)聚乙二醇干扰素 α 联合利巴韦林治疗方案:聚乙二醇干扰素 α-2a 180 μg,每周 1 次,皮下注射,联合口服利巴韦林 1 000 mg/d,至 12 周时检测 HCV RNA。①如 HCV RNA 下降幅度少于 2 个对数级,则考虑停药。②如 HCV RNA 定性检测转阴,或低于定量法的最低检测限,继续治疗至 48 周。③如 HCV RNA 未转阴,但下降超过 2 个对数级,则继续治疗到 24 周。如 24 周时 HCV RNA 转阴,可继续治疗到 48 周;如果 24 周时仍未转阴,则停药观察。

(2)普通 IFN-α 联合利巴韦林治疗方案:IFN-α 3～5 mU,隔天 1 次,肌内或皮下注射,联合口服利巴韦林 1 000 mg/d,建议治疗 48 周。

(3)不能耐受利巴韦林不良反应者的治疗方案:可单用普通 IFN-α 复合 IFN 或 PEG-IFN,方法同上。

3. HCV RNA 基因为非 1 型或(和)HCV RNA 定量小于 4×10^5 U/mL 者

可采用以下治疗方案之一。

(1)聚乙二醇干扰素 α 联合利巴韦林治疗方案:聚乙二醇干扰素 α-2a 180 μg,每周 1 次,皮下注射,联合应用利巴韦林 800 mg/d,治疗 24 周。

(2)普通 IFN-α 联合利巴韦林治疗方案:IFN-α 3 mU,每周 3 次,肌内或皮下注射,联合应用利巴韦林 800～1 000 mg/d,治疗 24～48 周。

(3)不能耐受利巴韦林不良反应者的治疗方案:可单用普通 IFN-α 或聚乙二醇干扰素 α。

四、丁型病毒性肝炎

丁型病毒型肝炎是由于丁型肝炎病毒(HDV)与 HBV 共同感染引起的以肝细胞损害为主的传染病,呈世界性分布,易使肝炎慢性化和重型化。

(一)病因

HDV 感染呈全球性分布。意大利是 HDV 感染的发现地。地中海沿岸、中东地区、非洲和南美洲亚马孙河流域是 HDV 感染的高流行区。HDV 感染在地方性高发区的持久流行,是由 HDV 在 HBsAg 携带者之间不断传播所致。除南欧为地方性高流行区之外,其他发达国家 HDV 感染率一般只占 HBsAg 携带者的 5% 以下。发展中国家 HBsAg 携带者较多,有引起 HDV 感染传播的基础。我国各地 HBsAg 阳性者中 HDV 感染率为 0～32%,北方偏低,南方较高。活动性乙型慢性肝炎和重型肝炎患者 HDV 感染率明显高于无症状慢性HBsAg 携带者。

1.传染源

主要是急、慢性丁型肝炎患者和 HDV 携带者。

2.传播途径

输血或血制品是传播 HDV 的最重要途径之一。其他包括经注射和针刺传播,日常生活密切接触传播,以及围生期传播等。我国 HDV 传播方式以生活密切接触为主。

3.易感人群

HDV 感染分两种类型:①HDV/HBV 同时感染,感染对象是正常人群或未接受 HBV 感染的人群。

②HDV/HBV 重叠感染,感染对象是已受 HBV 感染的人群,包括无症状慢性 HBsAg 携带者和乙型肝炎患者,他们体内含有 HBV 及 HBsAg,一旦感染 HDV,极有利于 HDV 的复制,所以这一类人群对 HDV 的易感性更强。

(二)诊断要点

我国是 HBV 感染高发区,应随时警惕 HDV 感染。HDV 与 HBV 同时感染所致急性丁型肝炎,仅凭临床资料不能确定病因。凡无症状慢性 HBsAg 携带者突然出现急性肝炎样症状、重型肝炎样表现或迅速向慢性肝炎发展者,以及慢性乙型肝炎病情突然恶化而陷入肝衰竭者,均应想到 HDV 重叠感染的可能,及时进行特异性检查,以明确病因。

1. 临床表现

HDV 感染一般只与 HBV 感染同时发生或继发于 HBV 感染者中,故其临床表现部分取决于 HBV 感染状态。

(1)HDV 与 HBV 同时感染(急性丁型肝炎):潜伏期为 6～12 周,其临床表现与急性自限性乙型肝炎类似,多数为急性黄疸型肝炎。在病程中可先后发生 2 次肝功能损害,即血清胆红素和转氨酶出现两个高峰。整个病程较短,HDV 感染常随 HBV 感染终止而终止,预后良好,很少向重型肝炎、慢性肝炎或无症状慢性 HDV

携带者发展。

（2）HDV与HBV重叠感染：潜伏期为3～4周。其临床表现轻重悬殊，复杂多样。①急性肝炎样丁型肝炎：在无症状慢性HBsAg携带者基础上重叠感染HDV后，最常见的临床表现形式是急性肝炎样发作，有时病情较重，血清转氨酶持续升高达数月之久，或血清胆红素及转氨酶升高呈双峰曲线。在HDV感染期间，血清HBsAg水平常下降，甚至转阴，有时可使HBsAg携带状态结束。②慢性丁型肝炎：无症状慢性HBsAg携带者重叠感染HDV后，更容易发展成慢性肝炎。慢性化后发展为肝硬化的进程较快。早期认为丁型肝炎不易转化为肝癌，近年来在病理诊断为原发性肝癌的患者中，HDV标志阳性者可达11％～22％，故丁型肝炎与原发性肝癌的关系不容忽视。

（3）重型丁型肝炎：在无症状慢性HBsAg携带者基础上重叠感染HDV时，颇易发展成急性或亚急性重型肝炎。在"暴发性肝炎"中，HDV感染标志阳性率高达21％～60％，认为HDV感染是促成大块肝坏死的一个重要因素。按国内诊断标准，这些"暴发性肝炎"应包括急性和亚急性重型肝炎。HDV重叠感染易使原有慢性乙型肝炎病情加重。如有些慢性乙型肝炎患者，病情本来相对稳定或进展缓慢，血清HDV标志转阳，临床状况可突然恶化，继而发生肝衰竭，甚至死亡，颇似慢性重型肝炎，这种情况国内相当多见。

2.实验室检查

近年丁型肝炎的特异诊断方法日臻完善,从受检者血清中检测到 HDAg 或 HDV RNA,或从血清中检测抗-HDV,均为确诊依据。

(三)鉴别要点

应注意与慢性重型乙型病毒型肝炎相鉴别。

(四)治疗

丁型病毒性肝炎以护肝对症治疗为主。近年研究表明,IFN-α 可能抑制 HDV RNA 复制,经治疗后,可使部分病例血清 DHV RNA 转阴,所用剂量宜大,疗程宜长。目前 IFN-α 是唯一可供选择的治疗慢性丁型肝炎的药物,但其疗效有限。IFN-α 9×10^6 U,每周 3 次,或者每天 5×10^6 U,疗程 1 年,能使 40%～70%的患者血清中 HDV RNA 消失,但是抑制 HDV 复制的作用很短暂,停止治疗后 60%～97%的患者复发。

五、戊型病毒性肝炎

戊型病毒型肝炎原称肠道传播的非甲非乙型肝炎或流行性非甲非乙型肝炎,其流行病学特点及临床表现颇像甲型肝炎,但两者的病因完全不同。

(一)病因

戊型肝炎流行最早发现于印度,开始疑为甲型肝炎,但回顾性血清学分析,证明既非甲型肝炎,也非乙型肝炎。本病流行地域广泛,在发展中国家以流行为主,发达国家以散发为主。其流行特点与甲型肝炎相似,传染源是戊型肝炎患者和阴性感染者,经粪-口传播。潜伏期末和急性期初传染性最强。流行规律大体分两种:一种为长期流行,常持续数月,可长达 20 个月,多由水源不断污染所致;另一种为短期流行,约 1 周即止,多为水源一次性污染引起。与甲型肝炎相比,本病发病年龄偏大,16～35 岁者占 75%,平均 27 岁。孕妇易感性较高。

(二)诊断要点

流行病学资料、临床特点和常规实验室检查仅作临床诊断参考,特异血清病原学检查是确诊依据,同时排除 HAV、HBV、HCV 感染。

1.临床表现

本病潜伏期 15～75 天,平均 6 周。绝大多数为急性病例,包括急性黄疸型和急性无黄疸型肝炎,两者比例约为 1:13。临床表现与甲型肝炎相似,但其黄疸前期较长,症状较重。除淤胆型病例外,黄疸常于 1 周内消退。戊型肝炎胆汁淤积症状(如灰浅色大便、全身瘙痒等)较甲型肝炎为重,大约 20% 的急性戊型肝炎患者会发展成淤胆型肝炎。部分患者有关节疼痛。

2.实验室检查

用戊型肝炎患者急性期血清 IgM 型抗体建立

ELISA 法,可用于检测拟诊患者粪便内的 HEAg,此抗原在黄疸出现第 14～18 天的粪便中较易检出,但阳性率不高。用荧光素标记戊型肝炎恢复期血清 IgG,以实验动物 HEAg 阳性肝组织作抗原片,进行荧光抗体阻断实验,可用于检测血清戊型肝炎抗体(抗-HEV),阳性率 50%～100%。但本法不适用于临床常规检查。

用重组抗原或合成肽原建立 ELISA 法检测血清抗-HEV,已在国内普遍开展,敏感性和特异性均较满意。用本法检测血清抗-HEV-IgM,对诊断现症戊型肝炎更有价值。

(三)鉴别要点

应注意与 HAV、HBV、HCV 相鉴别。

(四)治疗

急性期应强调卧床休息,给予清淡而营养丰富的饮食,外加充足的 B 族维生素及维生素 C。

HEV ORF2 结构蛋白可用于研制有效疫苗,并能对 HEV 株提供交叉保护。HEV ORF2 蛋白具有较好的免疫原性,用其免疫猕猴能避免动物发生戊型肝炎和 HEV 感染。该疫苗正在研制,安全性和有效性正在评估。

六、护理措施

(1)甲、戊型肝炎进行消化道隔离;急性乙型肝炎进行血液(体液)隔离至 HBsAg 转阴;慢性乙型和丙型肝炎患者应分别按病毒携带者管理。

(2)向患者及家属说明休息是肝炎治疗的重要措施。重型肝炎、急性肝炎、慢性活动期应卧床休息;慢性肝炎病情好转后,体力活动以不感到疲劳为度。

(3)急性期患者宜进食清淡、易消化的饮食,蛋白质以营养价值高的动物蛋白为主 1.0~1.5g/(kg·d);慢性肝炎患者宜高蛋白、高热量、高维生素易消化饮食,蛋白质 1.5~2.0 g/(kg·d);重症肝炎患者宜低脂、低盐、易消化饮食,有肝性脑病先兆者应限制蛋白质摄入,蛋白质摄入小于 0.5 g/(kg·d);合并腹水、少尿者,钠摄入限制在 0.5 g/d。

(4)各型肝炎患者均应戒烟和禁饮酒。

(5)皮肤瘙痒者及时修剪指甲,避免搔抓,防止皮肤破损。

(6)应向患者解释注射干扰素后可出现发热、头痛、全身酸痛等"流感样综合征",体温常随药物剂量增大而增高,不良反应随治疗次数增加而逐渐减轻。发热时多饮水、休息,必要时按医嘱对症处理。

(7)密切观察有无皮肤瘀点和瘀斑、牙龈出血、便血等出血倾向;观察有无性格改变、计算力减退、嗜睡、烦躁等肝性脑病的早期表现。如有异常及时报告医师。

(8)让家属了解肝病患者易生气、易急躁的特点,对患者要多加宽容理解;护理人员多与患者热情、友好交谈沟通,缓解患者焦虑、悲观、抑郁等心理问题;向患者说明保持豁达、乐观的心情对于肝脏疾病的重要性。

七、应急措施

(一)消化道出血

(1)立即取平卧位,头偏向一侧,保持呼吸道通畅,防止窒息。

(2)通知医师,建立静脉通路。

(3)合血、吸氧、备好急救药品及器械,准确记录出血量。

(4)监测生命体征的变化,观察有无四肢湿冷、面色苍白等休克体征的出现,如有异常,及时报告医师并配合抢救。

(二)肝性脑病

(1)如有烦躁,做好保护性措施,必要时给予约束,防止患者自伤或伤及他人。

(2)昏迷者取平卧位,头偏向一侧,保持呼吸道通畅。

(3)吸氧,密切观察神志和生命体征的变化,定时翻身。

(4)遵医嘱给予准确及时的治疗。

八、健康教育

(1)宣传各类型病毒性肝炎的发病及传播知识,介绍预防接种的重要性。

（2）对于急性肝炎患者要强调彻底治疗的重要性及早期隔离的必要性。

（3）慢性患者、病毒携带者及家属采取适当的家庭隔离措施，对家中密切接触者鼓励尽早进行预防接种。

（4）应用抗病毒药物者必须在医师的指导、监督下进行，不得擅自增减药量或停药，并定期检查肝功能和血常规。

（5）慢性肝炎患者出院后避免过度劳累、酗酒、不合理用药等，避免反复发作，并定期监测肝功能。

（6）对于乙肝病毒携带者禁止献血和从事饮食、水管、托幼等工作。

第二节 手足口病

一、疾病概述

(一)概念和特点

手足口病是肠道病毒引起的常见传染病之一，以婴幼儿发病为主。多数患儿表现为手、足、口腔等部位的皮疹、疱疹，大多预后良好。但少数患儿可表现为严重的中枢神经系统损害，引起神经源性肺水肿、无菌性脑膜炎、急性迟缓性麻痹等,病情进展迅速,病死率高。

(二)发病机制与相关病理生理

手足口病是肠道病毒包括柯萨奇病毒 A16(CoxA16)和肠道病毒 EV71 引起的小儿急性传染病,发病人群主要为婴幼儿、学龄前儿童,多发生于夏秋季。口腔溃疡性损伤和皮肤斑丘疹为手足口病的特征性病变。光镜下斑丘疹可见表皮内水疱,水疱内有中性粒细胞、嗜酸性粒细胞碎片,水疱周围上皮有细胞间和细胞内水肿,水疱下真皮有多种白细胞的混合型浸润。电镜下可见上皮细胞内有嗜酸性包涵体。脑膜脑炎表现为淋巴细胞性软脑膜炎,脑灰质和白质血管周围淋巴细胞、浆细胞浸润,局灶性出血和局灶性神经细胞坏死以及胶质反应性增生。心肌炎表现为局灶性心肌细胞坏死,偶见间质淋巴细胞和浆细胞浸润。肺炎表现为弥漫性间质淋巴细胞浸润、肺泡损伤、肺泡内出血和透明膜形成,可见肺细胞脱落和增生,有片状肺不张。

(三)临床特点

手足口病的潜伏期多为 2～10 天,平均 3～5 天。

1.一般症状

急性起病,发热,口腔黏膜、手、足和臀部出现斑丘疹、疱疹,疱疹周围可有炎性红晕,疱内液体较少。可伴有咳嗽、流涕、食欲缺乏等症状。部分病例仅表现为皮疹或疱疹性咽峡炎。多在1周内痊愈,预后良好。

2.重症病例表现

少数病例(尤其是低于3岁者)皮疹出现不典型,病情进展迅速,在发病1～5天出现脑膜炎、脑炎(以脑干脑炎最为凶险)、脑脊髓炎、肺水肿、循环障碍等,可留有后遗症。极少数病例病情危重,可致死亡。

(1)神经系统表现:精神差、嗜睡、易惊、头痛、呕吐、谵妄甚至昏迷;肢体抖动、肌阵挛、眼球震颤、共济失调、眼球运动障碍;无力或急性弛缓性麻痹;惊厥。查体可见脑膜刺激征,腱反射减弱或消失,巴宾斯基征等病理征阳性。

(2)呼吸系统表现:呼吸浅促、呼吸困难或节律改变,口唇发绀,咳嗽,咳白色、粉红色或血性泡沫样痰液;肺部可闻及湿啰音或痰鸣音。

(3)循环系统表现:面色苍灰、皮肤花纹、四肢发凉、指(趾)发绀;出冷汗;毛细血管再充盈时间延长。心率增快或减慢,脉搏浅速或减弱甚至消失。

(四)辅助检查

1.血常规

白细胞计数正常或降低,病情危重者白细胞计数可明显升高。重症病例白细胞计数可明显升高($>15\times10^{9}$/L)或显著降低($<2\times10^{9}$/L),恢复期逐渐恢复正常。

2.血生化检查

部分病例可有轻度谷丙转氨酶(ALT)、门冬氨酸氨基转移酶(AST)、肌酸激酶同工酶(CK-MB)升高,病情危重者可有肌钙蛋白(cTnI)、血糖升高。C反应蛋白(CRP)一般不升高。乳酸水平升高。

3.血气分析

轻症患者血气分析在正常范围。重症患者呼吸系统受累时可有动脉血氧分压降低,血氧饱和度下降,二氧化碳分压升高,代谢性酸中毒。

4.脑脊液检查

脑脊液外观清亮,压力增高,白细胞计数增多,多以单核细胞为主,蛋白正常或轻度增多,糖和氯化物正常。脑脊液病毒中和抗体滴度增高有助于明确诊断。

5.病原学检查

用组织培养分离肠道病毒是目前诊断的标准,但CoxA16、EV71等肠道病毒特异性核酸是手足口病病原确认的主要方法。咽拭子、气道分泌物、疱疹液、粪便阳性率较高。

6.血清学检查

恢复期与急性期血清手足口病肠道病毒中和抗体IgG滴度4倍或4倍以上升高,证明手足口病病毒感染。

7.胸部放射学检查

胸部放射学检查可表现为双肺纹理增多,呈网格状、斑片状阴影,部分病例以单侧为著。

8.磁共振检查

神经系统受累者可有异常改变,以脑干、脊髓灰质损害为主。

9.脑电图检查

脑电图可表现为弥漫性慢波,少数可出现棘(尖)慢波。

10.心电图检查

心电图无特异性改变。少数病例可见窦性心动过速或过缓,Q-T 间期延长,ST-T 改变。

(五)治疗原则

1.普通病例

一般治疗:注意隔离,避免交叉感染。适当休息,清淡饮食,做好口腔和皮肤护理。

2.重症病例

(1)控制颅内高压,限制入量,积极给予甘露醇降颅压治疗,每次 0.5～1.0 g/kg,每 4～8 小时 1次,20～30 分钟快速静脉注射。根据病情调整给药间隔时间及剂量。必要时加用呋塞米。

（2）保持呼吸道通畅，吸氧；呼吸衰竭者，尽早给予气管插管机械通气。

（3）早期抗休克处理：扩充血容量，10～20 mL/kg快速静脉滴入，之后根据脑水肿、肺水肿的具体情况边补边脱，决定再次快速静脉滴入和24小时的需要量，及时纠正休克和改善循环。

（4）及时使用肾上腺糖皮质激素：可选用甲泼尼龙、氢化可的松、地塞米松。病情稳定后，尽早停用。

（5）掌握静脉注射免疫球蛋白的指征：建议应用指征为精神萎靡、抽搐、安静状态下呼吸频率超过40次/分；出冷汗、四肢发凉、皮肤花纹，心率增快＞140次/分（按年龄）。

（6）合理应用血管活性药物：常用米力农注射液，维持量0.25～0.75 μg/(kg·min)，一般使用不超过72小时。血压高者，控制血压，可用酚妥拉明2～5 μg/(kg·min)，或硝普钠0.5～8 μg/(kg·min)，一般由小剂量开始逐渐增加剂量，逐渐调整至合适量。如血压下降，低于同年龄正常下限，停用血管扩张药，可使用正性肌力及升压药物，如多巴胺、多巴酚丁胺、肾上腺素、去甲肾上腺素等。

（7）注重对症支持治疗：①降温。②镇静、止惊。③保护各器官功能，特别注意神经源性肺水肿、休克和脑疝的处理。④纠正水电解质失衡。

（8）确保两条以上静脉通道通畅，监测呼吸、心率、血压和血氧饱和度，有条件监测有创动脉血压。

二、护理评估

(一)流行病学史评估

注意当地流行情况,评估患者病前1周内有无接触史。

(二)一般评估

注意患者有无发热、拒食、流涎、口腔疼痛、呕吐、腹泻等症状,注意皮疹出现部位和演变,有无脑膜炎、脑炎及心肌炎症状。

(三)身体评估

注意手、足、臀及其他体表部位有无斑丘疹及疱疹,形状及大小,周围有无红晕及化脓感染。注意唇、口腔黏膜有无红斑、疱疹及溃疡。有无局部淋巴结肿大。

(四)心理-社会评估

此病的患者多为小儿,评估小儿的状况,家长的关心和支持程度,家庭经济状况。

(五)辅助检查结果评估

白细胞计数及分类,咽拭子培养。疱疹如有继发感染,必要时取其内容物送涂片检查及细菌培养。咽拭子病毒分离;疱疹液以标记抗体染色检测病毒特异抗原,或 PCR 技术检测病毒 RNA。如有神经系统症状应做脑脊液常规、生化及病毒 RNA 等检查。必要时取血清检测病毒抗体。疑有心肌炎者检查心电图。

三、护理诊断

(一)潜在并发症

潜在并发症如神经源性肺水肿、心力衰竭。

(二)体温升高

体温升高与病毒感染有关。

(三)皮肤完整性受损

皮肤完整性受损与手、足、口腔黏膜、臀部存在疱疹有关。

(四)营养失调

低于机体需要量与口腔存在疱疹不易进食有关。

(五)有传播感染的可能

传播感染与病原体排出有关。

四、护理措施

(一)隔离要求

及时安置在负压隔离病房内进行单间隔离。严格执行消毒隔离措施应,操作前后应严格洗手,做好手卫生。病房内每天以 600 mg/L 的含氯消毒剂对床及地面进行彻底消毒,医疗垃圾放入双层黄色垃圾袋中,外贴特殊标签,直接送至垃圾处理中心,不在其他地方中转。

出院或转科后严格执行终末消毒。一旦诊断,医师应立即上报医院感染管理科,并留取大便标本备检。

(二)饮食护理

发热1周内应卧床休息,多饮开水。饮食宜给予营养丰富易消化的清淡、温凉的流质或半流质食物,如牛奶、米粥、面条等,禁食冰冷、辛辣等刺激性食物。意识障碍者暂禁食,逐渐改鼻饲流质,最后过渡到半流质饮食。

(三)病情观察

密切观察患儿的病情变化,24小时监测心率、血氧饱和度、呼吸及面色,常规监测体温并观察热型和变化趋势。同时注意观察发热与皮疹出现的顺序。评估患儿意识状态,大多数患儿神经系统受损发生在病程早期。对持续热不退,早期仅出现皮疹,但1～2天后继发高热者需引起重视。

(四)对症护理

1. 高热的护理

(1)体温超过39℃且持续不退的患儿除给布洛芬混悬液等退热药物外,还需以温水擦浴、冰袋或降温毯降温。使用降温毯时严密监测生命体征,观察末梢循环,出现异常及时汇报医师。

(2)注意肢体保暖,防止冻伤,勤翻身,检查皮肤有无发红、发紫,衣被有无潮湿,防止压疮。

(3)遵医嘱给予抗病毒的药物。

2.口腔的护理

(1)每天4次口腔护理,常规的口腔护理用0.05%醋酸氯己定清洗口腔,然后喷活性银离子抗菌液(银尔通),经口气管插管的患儿,采用口腔冲洗。

(2)患儿原有口腔疱疹,极易出现口腔溃疡,若出现溃疡,可给予复方维生素 B_{12} 溶液(贯新克)喷溃疡处,促进伤口的愈合。

3.皮肤黏膜的护理

(1)保持皮肤及床单位干燥清洁,剪短患儿指(趾)甲,必要时包裹患儿双手,避免抓破皮疹,防止感染。

(2)臀部有皮疹时要保持臀部干燥清洁,避免皮疹感染。皮疹或疱疹已破裂者,局部皮肤可涂抹抗生素药膏或炉甘石洗剂。

(五)并发症的护理

1.神经系统症状护理

EV71具有嗜神经性,病毒在早期即可侵犯中枢神经系统,密切观察患儿入院后第1~3天的病情变化,重点观察患儿有无惊跳及意识、瞳孔、生命体征、前囟张力、肢体活动情况等,注意有无精神差、嗜睡、烦躁、易呕吐等神经系统病变的早期症状和体征。患儿呕吐时应将其头偏向一侧,保持呼吸道通畅,及时清除口腔内的分泌物,防止误吸;观察呕吐物的性质,记录呕吐的次数、呕吐物的颜色及量。

2. 循环系统症状护理

持续心电监护,注意有无心率增快或缓慢、血压升高或下降、中心静脉压过高或过低、尿量减少;观察有无面色苍白、四肢发凉、指(趾)甲发绀、毛细血管再充盈时间延长(>2秒)、冷汗、皮肤花纹;听诊有无心音低钝、奔马律及心包摩擦音等。立即报告医师,遵医嘱给予适当镇静药,并遵医嘱给予强心、升压等处理,维持循环系统的稳定。

3. 呼吸系统症状护理

严密观察呼吸形态、频率、节律,注意有无呼吸浅快、节律不规则、血氧饱和度下降、三凹征、鼻翼翕动等呼吸困难表现。神经源性肺水肿是手足口病常见的死亡原因,临床上以急性呼吸困难和进行性低氧血症为特征,早期仅表现为心率增快、血压升高、呼吸急促等非特异性表现,一旦出现面色苍白、发绀、出冷汗、双肺湿啰音、咳粉红色泡沫痰、严重低氧血症时应及时通知医师,备好各类急救用品,紧急气管内插管辅助呼吸。使用呼吸机可减轻心肺功能,缓解呼吸困难症状,早期的心肺功能支持可改善 EV71 病毒感染患儿的预后。

(六)心理护理

由于患病突然,尤其确诊后家长担心患儿的生命危险和后遗症的发生。患儿住隔离病室,限制探视,病情变化时及时跟家长沟通,评估家长的心理承受能力,帮助家长树立信心,同时帮助家长接受现实,以取得家长的支持与配合。

五、护理效果评价

(1)患者的疱疹、斑丘疹消退,自感舒适。

(2)患者未发生并发症或发生但被及时发现和处理。

(3)患者的家属学会了如何进行皮肤的护理,并对疾病的预防知识有了一定的了解。

第三节 流行性出血热

一、疾病概述

(一)概念和特点

流行性出血热亦称肾综合征出血热,是由流行性出血热病毒(EHFV)引起的急性、地方性、经鼠传播的自然疫源性传染病。临床上以发热、休克、充血、出血和急性肾功能损害为主要表现。

EHFV 不耐热和不耐酸,37 ℃和 pH 5.0 以下易灭活,56 ℃高温 30 分钟和 100 ℃高温 1 分钟可灭活。对紫外线、乙醇和碘酒等消毒剂敏感。传染源在我国是鼠类,主要通过不同途径接触鼠类带有病毒的排泄物而感染。人群普遍易感。有明显高峰季节,主要与传染源的密度和带毒率改变有关。

(二)发病机制与相关病理生理

本病发病机制尚未完全清楚,多数研究认为是病毒直接作用与病毒感染诱发免疫损伤及细胞因子和介质共同作用的结果。以小血管和肾脏病变最明显。基本病变是全身小血管广泛受损,可见其内皮肿胀、变性和坏死,引起各脏器病变。

(三)临床特点

特征性临床表现为发热、出血和肾损害。典型病例病程中有发热期、低血压休克期、少尿期、多尿期和恢复期的五期经过。

1. 发热期

除发热外,主要表现有全身中毒症状,毛细血管损伤和肾损害征。毛细血管损伤,主要表现为充血、出血和渗出水肿征。患者面部、颈部及上胸部明显充血潮红(三红)。腋下、胸背部皮肤呈条索点状或搔抓样瘀点。

肾损害主要表现为蛋白尿和尿镜检发现管型等。

2. 低血压休克期

多数患者发热末期或热退同时出现血压下降,甚至休克,可出现烦躁、谵妄。休克持续过久,可出现 DIC、休克肺、脑水肿、急性肾衰竭等。

3. 少尿期

少尿期主要临床表现为尿毒症、酸中毒和水电解质紊乱。严重患者发生高血容量综合征和肺水肿。

4. 多尿期

尿量逐渐增加,若水和电解质补充不足或继发感染,可发生继发性休克,也可出现低钠、低钾血症。

5. 恢复期

尿量逐渐恢复至正常,精神及食欲恢复。

(四)辅助检查

1. 血常规

白细胞计数逐渐升高,出现异常淋巴细胞,血小板下降。

2. 尿常规

患者可出现尿蛋白,尿中还可有红细胞、管型或膜状物。

3.血液生化检查

血尿素氮及肌酐在低血压休克期开始升高,多尿期开始下降。血钾在发热期和低血压休克期处于低水平,少尿期升高,多尿期又降低。

4.凝血功能检查

高凝期凝血时间缩短,消耗性低凝血期则纤维蛋白原降低,凝血酶原时间延长和凝血酶时间延长,进入纤溶亢进期则出现纤维蛋白降解物(FDP)升高。

5.免疫学检查

早期患者的血清及尿沉渣细胞均可检出 EHFV 抗原,有助于病原诊断。特异性抗体检查:包括血清 IgM 和 IgG 抗体。IgM(1∶20)为阳性。IgG(1∶40)为阳性,双份血清滴度 4 倍以上有确诊价值。

(五)治疗原则

(1)抓好"三早一就近"(早诊断,早休息,早治疗,就近到有医疗条件的医疗机构救治)是本病治疗的关键。

(2)治疗中要注意防治休克、肾衰竭和出血。

(3)发热期应控制感染,减轻外渗,中毒症状重者可给予地塞米松 5~10 mg 静脉滴注。预防 DIC。

(4)低血压休克期应补充血容量,纠正酸中毒,应用血管活性药物与肾上腺皮质激素。

（5）少尿期应稳定内环境,促进利尿,可用甘露醇或呋塞米,也可使用导泻疗法或透析疗法。

（6）多尿期主要是维持水与电解质平衡,防治继发感染。

（7）恢复期应补充营养,逐步恢复工作。

二、护理评估

(一)流行病学史评估

评估患者居住地是否多老鼠,有无接触死鼠或鼠类排泄物,有无被鼠类咬伤史等。

(二)一般评估

1.生命体征

患者体温以稽留热和弛张热多见,心率加快或有心律不齐;呼吸急促。高血容量综合征血压升高、脉搏洪大、脉压增大和心率增快等。肺水肿时患者呼吸急促、呼吸困难、发绀等。

2.患者主诉

评估患者有无全身中毒症状,例如疲乏、全身酸痛和消化道症状等。

3.相关记录

记录患者神志、皮肤、出入量等结果。

(三)身体评估

1. 头颈部

观察充血、渗出及出血的表现:有无"三红"的表现,皮肤瘀斑的分布、范围及有无破溃出血,颜面部有无水肿等。

2. 肺部

听诊有无呼吸音粗,有无干湿啰音。

3. 腹部

触诊患者腹部有无压痛、反跳痛。肾脏有无叩击痛。

(四)心理-社会评估

评估患者对疾病知识的了解情况,患者在疾病治疗过程中的心理反应与需求,家庭及社会支持情况。

(五)辅助检查结果评估

实验室检查有无血液浓缩、异型淋巴细胞、血小板减少和蛋白尿。血液和尿沉渣细胞中是否检出特异性抗原和血清中检出特异性抗体。有无水电解质酸碱平衡失调。

(六)常用药物治疗效果的评估

(1)低分子右旋糖酐偶可见变态反应,例如发热、胸闷、呼吸困难、荨麻疹等。

（2）碳酸氢钠溶液剂量偏大或存在肾功能不全时，可出现水肿、精神症状、肌肉疼痛或抽搐、呼吸减慢、口内异味、异常疲倦虚弱等。

三、护理诊断

(一)体温过高

体温过高与病原体感染有关。

(二)组织灌注量改变

组织灌注量改变与出血、感染、少尿和多尿等有关。

(三)疼痛

疼痛与全身中毒血症有关。

(四)潜在并发症

1. 出血

出血与毛细血管损伤、凝血功能异常有关。

2. 电解质紊乱

电解质紊乱与利尿、脱水、补液等有关。

3. 肺水肿

肺水肿与少尿血容量增多有关。

4. 感染

感染与抵抗力下降有关。

5.急性肾衰竭

急性肾衰竭与肾血流不足有关。

四、护理措施

(一)病情观察

观察生命体征,神志变化。注意有无出血、尿量及尿的颜色变化,记录 24 小时出入量。

(二)休息和饮食

急性期需绝对卧床休息,避免随意搬动患者,至恢复期逐渐增加活动量。发热期给予高热量、高维生素、富有营养的流质或半流质饮食,少量多餐。少尿期严格控制入量,限制钠盐及钾盐的食物。

(三)疼痛的护理

患者有头痛、腰痛、眼眶痛等症状时,给予相应的解除疼痛的护理,创造舒适、安静的环境,减少噪声对患者的刺激,给予按摩止痛或按医嘱给予止痛药。

(四)发热的护理

观察发热的程度及热型、伴随症状并记录。每 4 小时测体温 1 次,体温＞38.5 ℃时,可在体表大血管处进行冷敷,不宜用乙醇擦浴、禁忌使用发汗退热药,以防大汗引起休克。遵医嘱补充液体。

(五)并发症的观察及护理

1.出血

观察出血的表现,有无咯血、呕血、便血、血尿、鼻衄以及注射部位有无渗血等。嘱患者勿用手挖鼻孔,以免损伤黏膜,引起出血。注意口腔清洁,刷牙尽量使用软毛牙刷,勿用牙签剔牙。勿用力搔抓皮肤。注射后针眼按压时间需延长,以防止出血及皮下血肿。遵医嘱应用药物。

2.心力衰竭、肺水肿

注意观察有无呼吸困难、烦躁、心率增快、咳粉红色泡沫痰、肺底啰音等。发现左心功能不全表现后应立即停止输液或控制输液速度,并报告医师按医嘱用药,给予20%~30%乙醇湿化给氧。

(六)健康教育

(1)预防出血热的根本措施是灭鼠。搞好环境卫生和室内卫生,清除垃圾,消灭老鼠的栖息场所。严防鼠类污染食物;做好个人防护。

(2)患者出院后仍应休息1~3个月。生活要有规律,保证足够睡眠,安排力所能及的体力活动,以不感疲劳为度。

(3)预防接种:重点人群可行沙鼠肾细胞疫苗(Ⅰ型汉坦病毒)和地鼠肾细胞疫苗(Ⅱ型汉坦病毒)注射。

五、护理效果评价

（1）患者体温恢复正常。

（2）患者血压平稳。

（3）患者自觉疼痛减轻、疲乏好转、食欲好转。

（4）患者尿量恢复正常，渗出征减轻，皮肤黏膜出血好转。

（5）患者维持水电解质平衡。

第四节　肺　结　核

肺结核是结核分枝杆菌（简称结核菌）入侵机体后在一定条件下引发的肺部慢性感染性疾病，其中痰排菌者为传染性肺结核病。

一、病因和发病机制

（一）病原

结核菌为抗酸杆菌，经革兰氏染色后，结核菌多呈弱阳性反应。

（二）流行病学

开放性肺结核患者的排菌为主要传染源，呼吸道传播为主要途径。

(三)发病机制

当微小飞沫核(每颗粒含结核菌1～3条)进入肺泡后,结核菌为肺泡巨噬细胞吞噬。因菌量、毒力和巨噬细胞的酶及杀菌素含量不同,被吞噬的结核菌的命运有所不同。经过2～4周,机体产生两种形式的免疫反应,即细胞介导免疫(CMI)和迟发性变态(DTH)反应,构成对结核病发病和预后具有决定性影响的两大因素。

二、临床表现

(一)症状

1.全身症状

发热,多为长期午后低热,可伴倦怠、乏力、夜间盗汗。当病灶急剧进展扩散时则出现高热,呈稽留热型或弛张热型,可有畏寒。另外,可有食欲缺乏、体重减轻、妇女月经不调、易激惹、心悸、面颊潮红等轻度毒性和自主神经功能紊乱现象。

2.呼吸系统症状

可干咳或伴咳少量黏液痰,继发感染时咳脓痰,咯血,胸痛,气急。

(二)体征

取决于病变性质、部位、范围或程度。病灶以渗出为主或干酪性肺炎且病变范围较广时,出现实变体征,叩诊浊音,听诊闻及支气管呼吸音和细湿啰音。继发性肺结核在肩胛间区闻及细湿性啰音,提示有极大诊断价值。空洞性肺结核位置表浅而引流支气管通畅时有支气管呼吸音或伴湿啰音;巨大空洞可出现带金属调空瓮音。慢性纤维空洞性肺结核的体征有胸廓塌陷、气管和纵隔移位,叩诊浊音,听诊呼吸音降低或有湿啰音及肺气肿体征。粟粒性肺结核肺部体征很少,偶可并发 ARDS。

三、辅助检查

(一)胸部 X 线

可早期发现病灶,并可对病灶部位、范围、性质、发展情况和治疗效果做出判断。常见的 X 线表现有纤维钙化的硬结病灶(斑点、条索、结节状,密度较高,边缘清晰)、浸润性病灶(云雾状、密度较淡、边缘模糊)、干酪性病灶(密度较高、浓密不一)和空洞(有环形边界的透光区)。胸部 CT 检查对于发现微小或隐蔽性病变,了解病变范围及组成,有重要意义。

(二)痰结核菌检查

为确诊肺结核最特异性方法。

1.厚涂片抗酸染色镜检

快速简便,阳性率高,假阳性少,目前普遍推荐。

2.结核菌培养

结核菌生长缓慢,使用改良罗氏培养液,一般需 4～8 周方能报告。

3.聚合酶链反应(PCR)方法

使标本中所含微量结核菌 DNA 得到扩增,用电泳法检出。特异性强,快速、简便,还可做菌型鉴定,但时有假阳性或假阴性。

四、诊断要点

痰结核菌检查是诊断肺结核的主要依据,也是考核疗效、随访病情的重要指标。肺结核患者咳痰有时呈间歇排菌,故常需连续多次查痰方能确诊。

五、鉴别诊断

(一)伤寒

可表现为高热,表情淡漠,皮疹,相对缓脉,肝脾大,白细胞计数降低。在疾病早期与急性血行播散型肺结核很难鉴别。加以近来血肥达反应(WR)阳性率下降,不典型临床表现增多,更给诊断带来困难。

(二)肺泡细胞癌和转移性肺癌

也可表现为两肺粟粒状结节,但分布不均,肺尖部一般不受累。此外,肺泡细胞癌常有某一部位特别浓集,而转移性肺癌的结节以下肺阴影明显,均有助于鉴别。

(三)肺含铁血黄素沉积症

以咯血为主要症状,两肺结节以下肺野为多,除非合并感染,一般无高热,继发性者可有心脏病和肺部淤血的临床和 X 线表现。

(四)肺尘埃沉着病

高热等临床表现和胸部 X 线也不支持该病诊断。

六、治疗

抗结核化学药物治疗对结核病的控制起着决定性的作用,合理的化疗可使病灶全部灭菌、痊愈。传统的休息和营养疗法都只起辅助作用。

(一)抗结核药物

一般可分为基本抗结核药物(即一线药物)及次要抗结核药物(即二线抗结核药物,复治用药)两大类,随着耐多药结核病的增多,还有新药类。

(1)基本抗结核药物:WHO 所用的基本药物有异烟肼(INH,H)、利福平(RFP,R)、吡嗪酰胺(PZA,Z)、链霉素(SM,S)、乙胺丁醇(E)及氨硫脲(TBI,T)。

(2)次要抗结核药物:包括卡那霉素(KM)、阿米卡星(AK)、卷曲霉素(CPM,C)、对氨柳酸(PAS)、乙硫异烟胺(ETH)、丙硫异烟胺(PTH)、环丝胺酸(CS)。

（二）化疗原则

结核病化疗需要从结核菌、抗结核药物和宿主三者关系的诸多因素加以考虑。现代化疗的目标包括：①杀菌以控制疾病，临床细菌学转阴。②防止耐药以保持药效。③灭菌以杜绝或防止复发。鉴于结核菌的生物学特性、抗结核药的作用特点以及两者相互作用的特有规律，抗结核化疗必须掌握和贯彻正确的原则，即早期、联合、规则、足量、全程，尤以联合、规则用药和完成计划疗程最为重要。

七、护理评估

（一）健康史

评估时，要仔细询问患者的年龄、机体免疫情况、既往健康状况等，特别要注意询问接触史和预防接种史。原发性肺结核多见于儿童或边远山区、农村初次进城的成人，而浸润性肺结核多见于成人。年老体弱、营养不良、糖尿病、硅肺及有免疫缺陷或使用免疫抑制剂等使机体全身或局部抵抗力下降时易感染发病或引起原已稳定的病灶重新活动。应了解既往有无淋巴结炎、胸膜炎、咯血或肺结核病史；是否进行过正规的抗结核化学治疗，疗效如何；有无与确诊的肺结核患者特别是痰菌阳性的患者接触，是否按常规接种过卡介苗等。

(二)身体状况

1.主要症状

(1)全身中毒症状:多数患者起病缓慢,常有午后低热、盗汗、乏力、食欲缺乏、体重下降等。当肺部病变急剧进展播散时,可有不规则高热,女性患者可有月经失调或闭经等自主神经功能紊乱的症状。

(2)呼吸道症状:主要包括以下症状。①咳嗽、咳痰。一般为干咳或带少量黏液痰,继发感染时痰液呈黏液脓性且量增多。②咯血。约 1/3 患者有不同程度的咯血。根据咯血量的多少可分为:少量咯血,24 小时咯血量在 100 mL 以内或仅痰中带血,主要因炎症病变的毛细血管扩张引起;中等量咯血,24 小时咯血量在 100~500 mL,可因小血管损伤或来自空洞的血管瘤破裂;大咯血,24 小时咯血量在 500 mL 以上,或一次咯血量大于 300 mL,大咯血时可发生失血性休克,有时血块阻塞大气道可引起窒息。③胸痛。因炎症波及壁层胸膜,可有相应部位胸痛,且随呼吸和咳嗽而加重。④呼吸困难。慢性重症肺结核时,呼吸功能减退,常出现渐进性呼吸困难,甚至发绀,如并发气胸或大量胸腔积液可急剧出现呼吸困难。

2.护理体检

早期病灶小或位于肺组织深部一般无明显体征。病变范围较大时,患侧呼吸运动减弱,叩诊浊音,可闻及支气管呼吸音或湿啰音。锁骨上下、肩胛区于咳嗽后可闻及湿啰音,对肺结核的诊断具有重要参考意义。病变广泛纤维化或胸膜增厚粘连时,可发现患侧胸廓塌陷、肋间隙变窄、气管向病侧移位,健侧有代偿性肺气肿。

3.临床类型

临床上将肺结核分为5个类型。

(1)Ⅰ型:原发性肺结核,即初次感染所致的肺结核,多见于儿童或边远山区、农村初次进城的成人。症状轻、病程短,主要表现为微热、咳嗽、食欲缺乏、体重减轻等,数周好转。绝大多数患者病灶逐渐自行吸收或钙化,少数肺门淋巴结炎可经久不愈,甚至蔓延至附近纵隔淋巴结。肺部原发病灶的少量结核菌常可进入血循环播散到身体各脏器,因人体抵抗力强,仅产生肺尖等部位的孤立性病灶而逐渐愈合。但由于病灶内的结核菌可存活数年,当机体抵抗力下降时,可潜伏再发而发展为继发性肺结核。X线表现为原发病灶-淋巴管炎-淋巴结炎三者组成的哑铃状双极征象。

(2)Ⅱ型:血行播散性肺结核,包括急性、慢性或亚急性血行播散性肺结核。儿童多由原发性肺结核发展而来,成人多继发于肺或肺外结核病灶破溃至血管而引起。急性血行播散性肺结核儿童多见,当机体免疫力下降时,结核菌一次性或短期大量进入血液循环引起肺内广泛播散,常伴结核性脑膜炎和其他脏器结核。发病急剧,全身中毒症状严重,X线胸片见粟粒样大小的病灶,其分布和密度十分均匀。慢性或亚急性血行播散性肺结核系少量结核菌在较长时间内反复多次进入血流形成肺部播散。由于机体免疫力较强,病灶多以增殖为主,因此病情发展较缓慢,病程长,全身毒血症状轻,有些患者常无自觉症状,偶于X线检查时才被发现,X线可见两中上肺野粟粒状阴影,病灶可融合,密度不一,大小不等。

（3）Ⅲ型:浸润型肺结核。本型为临床上最常见的继发性肺结核,多见于成人。当人体免疫力下降时,潜伏在肺部病灶内的结核菌重新繁殖,引起以渗出和细胞浸润为主的肺部病变,可伴有不同程度的干酪样坏死。症状随病灶性质、范围及机体反应性而不同,轻者可无明显症状,或仅有低热、盗汗等;重者可有明显全身毒血症状和呼吸道症状,如发热、咳嗽、咳痰、咯血及呼吸困难等。X线胸片表现多种多样,多在肺尖、锁骨下区或下叶背段出现片状、絮状阴影,边缘较模糊。

（4）Ⅳ型:慢性纤维空洞性肺结核。由于浸润型肺结核未及时发现或治疗不及时、不彻底,或由于病情随机体免疫力的高低波动,病灶吸收、修复与恶化交替出现而导致空洞长期不愈、病灶出现广泛纤维化。本型病程长,患者可出现慢性咳嗽、咳痰、反复咯血和呼吸困难,严重者可发生呼吸困难。X线可见一侧或两侧有单个或多个厚壁空洞,伴有支气管播散病灶及明显的胸膜增厚,肺门向上牵拉,纵隔向患侧移位,肺纹理呈垂柳状,健侧呈代偿性肺气肿。

（5）Ⅴ型:结核性胸膜炎。当机体处于高敏状态时,结核菌侵入胸膜腔可引起渗出性胸膜炎。除全身中毒症状外,有胸痛和呼吸困难。早期出现局限性胸膜摩擦音,随着积液增多出现胸腔积液体征。X线检查可见中下肺野呈现一片均匀致密影,上缘呈外高内低凹面向上的弧形曲线。

4. 并发症

有自发性气胸、脓气胸、支气管扩张、肺心病等。结核菌随血行播散可并发脑膜、心包、泌尿生殖系统及骨结核。

（三）实验室及其他检查

1. 结核菌检查

痰中找到结核菌是确诊肺结核的主要依据。可直接涂片、厚涂片、荧光显微镜检查等,能快速找到结核菌。必要时留取24小时痰作浓缩细菌检查,应连续多次送检。痰菌阳性,说明病灶是开放性的,具有较强的传染性。如临床上高度怀疑肺结核,而细菌涂片检查又连续多次阴性者,宜取痰液标本进行细菌培养,不但可以提高阳性率,还可以鉴定菌型,作药物敏感试验。聚合酶链反应（PCR）法检查阳性率高,标本中有少量细菌即可获得阳性结果。

2.影像学检查

胸部 X 线检查不但可早期发现肺结核,而且对确定病灶部位、范围、性质、了解其演变过程及考核治疗效果都具有重要价值。胸部 CT 检查能发现微小或隐蔽性病变,有助于了解病变范围及组成,为早期诊断提供依据。

3.结核菌素(简称结素)试验

结核菌素(OT)是结核菌的代谢产物,主要成分为结核蛋白,因抗原不纯可引起非特异性反应。目前多采用结素的纯蛋白衍生物(纯结素,PPD),通常取1∶2 000 结素稀释液 0.1 mL(5 U)在前臂掌侧做皮内注射,注射后 48～72 小时测皮肤硬结直径,如小于 5 mm 为阴性(－),5 ～ 9 mm 为弱阳性（＋）,10～19 mm 为阳性(＋＋),20 mm 以上或局部有水泡、坏死为强阳性(＋＋＋)。OT 试验主要用于流行病学调查。我国城市中成年居民结核菌感染率高,用 5 U 结素进行试验,阳性仅表示有结核菌感染;但如果用 1 U 结素试验呈强阳性,则常提示体内有活动性结核病灶。OT 试验对婴幼儿的诊断价值比成人高,因年龄越小,自然感染率越低。OT 试验阴性除表明机体尚未感染结核菌外,还可见于:①结核菌感染尚未达到 4～8 周。②应用糖皮质激素、免疫抑制剂、营养不良及年老体弱者。③严重结核病和危重患者。

4.其他检查

慢性重症肺结核的外周血象可有继发性贫血,活动性肺结核血沉增快,胸腔积液检查呈渗出性改变,必要时还可采用纤维支气管镜和浅表淋巴结活检作鉴别诊断。

(四)心理-社会评估

肺结核临床上多呈慢性经过,病程较长,同时因具有传染性,活动期需隔离治疗,导致患者较长时间不能与家人、朋友密切接触,情感交流受到影响,加上疾病带来的痛苦,因此患者常感到孤独、抑郁。因担心疾病传染给家人、同事或害怕家人和同事因自己感染肺结核遭受嫌弃,多数患者在患病期间十分关注亲友、同事对其的态度,对人际交往有自卑、紧张、恐惧心理。当出现咯血或大咯血时,患者会因此感到心情焦虑、紧张、恐惧,无所适从,从而导致出血的加重。恢复期,由于症状改善,一般情况好转,患者有时会对自己的疾病掉以轻心,不注意休息、不遵守医嘱,从而引起疾病反复,变成慢性或加重病情。本病住院及抗结核化疗时间均较长、医疗费用较高加上病后需休养较长的时间,需要一定的营养支持,给家庭带来一定的经济负担。

八、护理措施

(一)合理安排患者的休息和活动

(1)制订合理的休息与活动计划。护理人员应向患者及家属解释导致乏力的原因、休息的重要性,以取得患者的合作,并根据患者的具体情况与患者及家属共同制订休息和活动计划。

(2)督促患者严格执行休息与活动计划,并根据患者体能恢复情况及时加以调整。活动性肺结核患者或患者有咯血时,以卧床休息为主,可适当离床活动;大咯血患者应取患侧卧位,绝对卧床;恢复期可适当增加户外活动,如散步、打太极拳、做保健操等,加强体质锻炼,提高机体耐力和抗病能力。轻症患者在坚持化疗的同时,可进行正常工作和学习,但应避免劳累和重体力劳动。

(3)提供安静、整洁、舒适的病室环境,以利于患者的休息。了解患者的生活习惯,提供良好的生活护理,协助患者进餐、沐浴、如厕等。长期卧床患者应鼓励其在床上缓慢活动肢体,以保持肌张力。

(二)制订合理的饮食计划,保证足够的营养

(1)评估患者全身营养状况和进食情况,制订较全面的饮食营养摄入计划。向患者及家属解释宣传饮食营养与人体健康及疾病康复的关系,以取得患者和家属的合作。

(2)肺结核是一种慢性消耗性疾病,体内分解代谢加速及抗结核药的毒副作用,常使患者食欲缺乏、胃肠吸收功能紊乱,最终导致机体营养代谢的失衡和抵抗力的下降。饮食计划首先要保证蛋白质的摄入,适当增加鱼、肉、蛋、牛奶、豆制品等优质动植物食品,成人每天蛋白质总量为 90～120 g,以增加机体的抗病能力及修复能力。同时每天要摄入一定量的新鲜蔬菜和水果,满足机体对维生素和矿物质的需要。注意食物的合理搭配,保证色、香、味俱全,以增加进食的兴趣和促进消化液的分泌。

(3)由于发热、盗汗导致机体代谢增加、体内水分消耗过多,应鼓励患者多饮水,成人每天不少于 1 500～2 000 mL。提供足够量的水分,既能保证机体代谢的需要,又有利于体内毒素的排泄。

(4)提供安静、整洁、舒适的就餐环境。每周测体重1 次,评估患者营养改善状况和进食情况,及时调整饮食营养摄入计划。

(三)保持呼吸道通畅

1.密切观察病情,及时发现咯血先兆

定时监测患者的生命体征,密切观察患者的病情变化,如发现患者出现面色苍白、心悸、气急、大汗淋漓、烦躁不安等咯血先兆症状,应立即通知医师,并做好抢救准备。

2.心理护理

患者一旦出现咯血先兆,要做好心理护理,消除患者紧张情绪。少量咯血经静卧休息、有效处理后大多能

自行停止。必要时遵医嘱使用小剂量镇静药、止咳药。但年老体弱、肺功能不全者要慎用强止咳药,以免抑制咳嗽反射和呼吸中枢,使血块不能咳出而发生窒息。向患者解释咯血时绝对不能屏气,以免诱发喉头痉挛、血液引流不畅形成血块,导致窒息。

3. 大咯血的护理

(1)评估患者咯血的量、颜色、性质及出血的速度。

(2)嘱患者绝对卧床休息,协助患者取平卧位,头偏向一侧,尽量将血轻轻咯出,或取患侧卧位,以减少患侧活动度,防止病灶向健侧扩散,同时有利于健侧肺的通气功能。

(3)大咯血时暂禁食,咯血停止后宜进少量凉或温的流汁饮食,多饮水,多食含纤维素的食物,以保持大便通畅,避免排便时腹压增大而引起再度咳血。

(4)遵医嘱使用止血药物,密切观察止血效果和药物不良反应。可用垂体后叶素 5 U 加入 50% 葡萄糖 40 mL 中,在 15~20 分钟缓慢静脉注射,或将垂体后叶素 10 U 加入 5% 葡萄糖 500 mL 中,静脉点滴。垂体后叶素的作用机制为收缩小动脉和毛细血管,降低肺循环血压,使肺血流减少而促进止血,但由于该药能同时收缩冠状动脉及子宫、肠道平滑肌,故高血压病、冠心病及哺乳期妇女禁用此药。如滴速过快会出现头痛、恶心、心悸、面色苍白等不良反应,应加以注意。

（5）根据医嘱酌情给予输血，补充血容量，但速度不宜过快，以免肺循环压力增高，再次引起血管破裂而咳血。

4.窒息的抢救配合

如患者有窒息征象，应立即置患者于头低脚高位，轻拍背部，以便血块排出，并尽快用吸引器吸出或用手指裹上纱布清除口、咽、鼻部血块。气管血块清除后，若患者自主呼吸仍未恢复，应立即进行人工呼吸，给高流量吸氧或按医嘱应用呼吸中枢兴奋剂。

（四）用药护理

1.患者必须每天按时、按量有规律服药

不管患者有无症状或体征，护士都要督促患者严格按化疗方案用药，不遗漏、不中断，直至全程结束。加强访视宣传，取得患者合作。不规律服药是肺结核治疗失败的主要原因。只有全程治疗才能尽可能杀灭顽固的结核菌群，防止复发。

2.用药剂量要适当

患者不能盲目加大药量，否则不但造成浪费，且使毒副作用增加，因为抗结核药物对肝、肾、胃肠道都有一定的毒副作用，有的还会引起皮肤过敏性反应。

3.注意不良反应

服药期间应向患者说明用药过程中可能出现的不

良反应,如发现巩膜黄染、肝区疼痛及胃肠道反应等异常情况要及时报告医师。

4.服药期间

(1)每月做 1 次痰液涂片(有条件的医院可在第 2、4 个月加痰液培养)至 6 个月治疗结束。

(2)服药后每月做 1 次肝功能、血象及尿常规化验,以掌握药物的不良反应。

(3)治疗后每 2 个月拍 1 次胸片,以观察病灶变化情况,停药后半年、1 年均需拍片复查。

(五)健康指导

根据患者及家属对结核病知识认识程度及接受知识的能力,进行卫生宣传教育,帮助患者及其家属获得他们必须具备和了解的与肺结核有关的知识。

要做好肺结核以下几点预防工作。

(1)早期发现患者并进行登记管理,及时给予合理化疗和良好护理,以控制传染源。

(2)指导患者及家属采取有效的消毒、隔离措施。①患者咳嗽、打喷嚏时要用手绢捂住口鼻,不大声喧哗,以免细菌扩散;有条件的患者在家中可单居一室,或用布帘隔开分床睡眠;饮食用具、衣服、卧具、手绢等要分开独用。②患者的痰要吐在专用有盖的能煮沸的容器内,可使用比痰量多 1 倍的消毒液浸泡至少 2 小时后再倒掉;痰量不多时,也可吐在纸内,将有痰的纸放在塑料袋内焚烧;食具要单独使用、单独洗刷消毒;日用品能煮沸的煮沸消毒,不能煮沸的可用日光暴晒,每次 2 小时以上,连晒 2~5 天,并要经常翻动;室内保持良好通风,每天用紫外线照射消毒,或用 1‰过氧乙酸 1~2 mL 加入空气清洁剂内作空气喷雾消毒。

(3)接触者的检测预防。①家庭成员的检测及预防:肺结核病的家庭成员都应检查,儿童、青少年是重点。15 岁以下儿童少年都要做结核菌素试验,强阳性者需服抗结核药物预防;15 岁以上青年及成人做 X 线透视或拍片检查,以期早期发现患者。如果肺结核患者长期不愈、持续痰菌阳性,其家庭成员应每半年至 1 年做 1 次胸部透视,以便及时发现,早期治疗。②学校、幼儿园等集体机构如发现结核患者,应在患者班内或年级内对全体学生做结核菌素试验,对强阳性者也要用药物预防。

(4)对未受结核菌感染的新生儿、儿童及青少年及时接种卡介苗(BCG),使人体对结核菌产生获得性免疫力。我国规定新生儿出生 3 个月内接种 BCG,每隔 5 年左右对结核菌素反应转阴者补种,直至 15 岁。对边远结核低发地区进入高发地区的学生和新兵等结核菌素反应阴性者必须接种 BCG。已感染肺结核或急性传染病痊愈未满 1 个月者,禁忌接种。

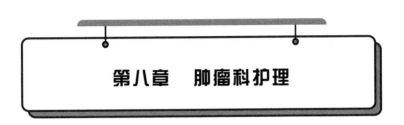

第八章　肿瘤科护理

第一节　颅内肿瘤

一、疾病概述

颅内肿瘤即各种脑肿瘤,是常见的神经系统疾病之一。一般分为原发和继发两大类。原发性颅内肿瘤可发生于脑组织、脑膜、脑神经、垂体、血管残余胚胎组织等;继发性颅内肿瘤由身体其他部位,如肺、子宫、乳腺、消化道、肝脏等的恶性肿瘤转移至脑部,或由邻近器官的恶性肿瘤由颅底侵入颅内。

颅内肿瘤可发生于任何年龄,以成人多见,其发病年龄、好发部位与肿瘤类型存在相互关联。小儿多发生在幕下及脑的中线部位,主要为髓母细胞瘤、颅咽管瘤及室管膜瘤;成人以大脑半球胶质瘤为最多见,如星形细胞瘤、胶质母细胞瘤、室管膜瘤等,其次为脑膜瘤、垂体瘤及颅咽管瘤、神经纤维瘤、海绵状血管瘤等;老年人以多形性胶质母细胞瘤、脑膜瘤、转移瘤等居多。

(一)病因

颅内肿瘤和其他肿瘤一样,病因尚不完全清楚,可能与以下几种因素有关。

1.遗传因素

据报道,神经纤维瘤、血管网状细胞瘤和视网膜母细胞瘤等有明显家庭发病倾向,这些肿瘤常在一个家庭中的几代人出现。胚胎原始细胞在颅内残留和异位生长也是颅内肿瘤形成的一个重要原因,如颅咽管瘤、脊索瘤、皮样囊肿、表皮样囊肿及畸胎瘤。

2.电离辐射

目前已经肯定,X线及非离子射线的电离辐射能增加颅内肿瘤发病率。颅脑放射(即使是小剂量)可使脑膜瘤发病率增加 10%,胶质瘤发病率增加 3%～7%;潜伏期长,可达放射后 10～20 年。

3.外伤

创伤一直被认为是脑膜瘤或胶质细胞瘤发生的可能因素。文献有在头颅外伤的局部骨折或瘢痕处出现脑膜瘤的生长的报道。

4.化学因素

亚硝胺类化合物、致瘤病毒、甲基胆蒽、二苯蒽等都能诱发脑瘤。

(二)临床表现

1.一般的症状和体征

脑瘤患者颅内压增高症状占90%以上。

(1)头痛、恶心、呕吐:头痛多位于前额及颞部,开始为阵发性头痛渐进性加重,后期为持续性头痛阵发性加剧,早晨头痛更重,间歇期正常。颅后窝肿瘤可致枕颈部疼痛并向眼眶放射。幼儿因颅缝未闭或颅缝分离可没有头痛只有头昏。呕吐呈喷射性,多伴有恶心,在头痛剧烈时出现。由于延髓呕吐中枢、前庭、迷走神经受到刺激,故幕下肿瘤出现呕吐要比幕上肿瘤较早而且严重。

(2)视神经盘水肿及视力减退:是颅内高压的重要客观体征。颅内压增高到一定时期后可出现视神经盘水肿。它的出现和发展与脑肿瘤的部位、性质、病程缓急有关,如颅后窝肿瘤出现较早且严重,大脑半球肿瘤较颅后窝者出现较晚而相对要轻,而恶性肿瘤一般出现较早,发展迅速并较严重。早期无视力障碍,随着时间的延长,病情的发展,出现视野向心性缩小,晚期视神经继发性萎缩则视力迅速下降,这也是与视神经炎所致的假性视神经盘水肿相区分的要点。

(3)精神及意识障碍及其他症状:可出现头晕、复视、一过性黑矇、猝倒、意识模糊、精神不安或淡漠等症状,甚至可发生癫痫、昏迷。

(4)生命体征变化:颅内压呈缓慢增高者,生命体征多无变化。中度与重度急性颅内压增高时,常引起呼吸、脉搏减慢,血压升高。

2.局灶性症状和体征

局灶性症状是指脑肿瘤引起的局部神经功能紊乱。主要取决于肿瘤生长的部位,因此可以根据患者特有的症状和体征作出肿瘤的定位诊断。

(1)大脑半球肿瘤的临床症状:肿瘤位于大脑半球的不同部位可产生不同定位症状和体征。①精神症状:常见于额叶肿瘤,多表现为反应迟钝,生活懒散,近期记忆力减退,甚至丧失,严重时丧失自知力及判断力,亦可表现为脾气暴躁,易激动或欣快。②癫痫发作:额叶肿瘤较易出现,其次为颞叶、顶叶肿瘤。包括全身大发作和局限性发作,有的病例抽搐前有先兆,如颞叶肿瘤,癫痫发作前常有幻想、眩晕等先兆,顶叶肿瘤发作前可有肢体麻木等异常感觉。

(2)锥体束损害症状:表现为肿瘤对侧半身或单一肢体力弱或瘫痪病理征阳性。

(3)感觉障碍:为顶叶的常见症状,表现为肿瘤对侧肢体的位置觉、两点分辨觉、图形觉、质料觉、失算、失明、左右不分、手指失认、实体觉障碍等。

(4)失语症:见于优势大脑半球肿瘤,分为运动性和感觉性失语。

（5）视野改变：枕叶及颞叶深部肿瘤因累及视辐射，表现为视野缺损，同向性偏盲及闪光、颜色等幻视。

3.蝶鞍区肿瘤的临床症状

早期就出现视力、视野改变及内分泌功能紊乱等症状，颅内压增高症状较少见。

（1）视觉障碍：肿瘤向蝶鞍区上发展压迫视交叉引起视力减退及视野缺损，蝶鞍肿瘤患者常因此原因前来就诊，眼底检查可发现原发性视神经萎缩和不同类型的视野缺损。

（2）内分泌功能紊乱：如性腺功能低下，女性表现为月经期延长或闭经，男性表现为阳痿、性欲减退及发育迟缓。生长激素分泌过盛在发育成熟前可导致巨人症，如相应激素分泌过多，则发育成熟后表现为肢端肥大症。

4.颅后窝肿瘤的临床症状

（1）小脑半球肿瘤：主要表现为患侧肢体协调动作障碍，可出现患侧肌张力减弱或无张力，膝腱反射迟钝，眼球水平震颤，有时也可出现垂直或旋转性震颤。

（2）小脑蚓部肿瘤：主要表现为躯干性和下肢远端的共济失调，行走时步态不稳，步态蹒跚，或左右摇晃如醉汉，站立时向后倾倒。

（3）脑干肿瘤：临床表现为出现交叉性麻痹，如中脑病变,表现为病变侧动眼神经麻痹;脑桥病变,可表现为病变侧眼球外展及面肌麻痹,同侧面部感觉障碍以及听觉障碍;延髓病变,可出现同侧舌肌麻痹、咽喉麻痹、舌后 1/3 味觉消失等。

(4)小脑脑桥角肿瘤:表现为耳鸣、眩晕、进行性听力减退、颜面麻木、面肌抽搐、面肌麻痹以及声音嘶哑、饮水呛咳、患侧共济失调及眼球震颤。

5.松果体区肿瘤临床症状

(1)四叠体受压征:即瞳孔反应障碍、垂直凝视麻痹和耳鸣、耳聋是其特征性体征。

(2)两侧锥体束征:即尿崩症、嗜睡、肥胖、全身发育停顿,男性可见性早熟。

(三)诊断

1.病史与临床检查

这是正确诊断的基础。

(1)需要详细了解发病时间,首发症状和以后症状出现的次序,这些对定位诊断具有重要意义。

(2)临床检查:包括全身与神经系统等方面。神经系统检查注意意识、精神状态、脑神经、运动、感觉和反射的改变。需常规检查眼底,怀疑颅后窝肿瘤,需做前庭功能与听力检查。全身检查按常规进行。

2.辅助检查

原则上应选用对患者痛苦较轻、损伤较少、反应较小、意义较大与操作简便的方法。

(1)X线检查:神经系统的X线检查包括头颅平片、脑脊髓血管造影、脑室、脑池及椎管造影等。脑血管造影可了解颅内肿瘤的供血情况,对血管性肿瘤价值较大。

(2)腰椎穿刺与脑脊液检查:仅作参考,颅内肿瘤常导致一定程度颅内压增高,但压力正常时,不能排除脑瘤。需要注意,已有显著颅内压增高,或疑为脑室内或幕下肿瘤时,腰穿应特别谨慎或禁忌,以免因腰穿特别是不适当的放出脑脊液,打破颅内与椎管内上下压力平衡状态,促使发生脑疝危象。

(3)CT脑扫描与磁共振扫描:当前对颅内瘤诊断最有价值的诊断方法。一般可发现直径3 mm以上的肿瘤。肿瘤CT异常密度和MRI信号变化、脑室受压和脑组织移位、瘤周脑水肿范围,可反映瘤组织及其继发改变如坏死、出血、囊变和钙化等情况,并确定肿瘤部位、大小、数目、血供和与周围重要结构的解剖关系,结合增强扫描对绝大部分肿瘤作出定性诊断。

(4)放射性核素扫描:目前主要有单光子发射计算机断层显像(SPECT)与正电子发射计算机断层显像(PET)两项技术。PET可显示肿瘤影像和局部脑细胞功能活力情况。

(5)内分泌检查:对诊断垂体腺瘤很有价值,此外酶的改变、免疫学诊断亦有一定参考价值,但多属非特异性的。

(6)活检:肿瘤定性诊断困难,影响选择治疗方法时,可利用立体定向和神经导航技术取活检行组织学检查确诊,指导治疗。

(四)治疗

颅内肿瘤治疗可通过手术治疗、化疗、放疗、分子靶向治疗及免疫治疗等方法。目前,综合治疗对大部分中枢神经系统肿瘤来讲,是较为合适的治疗方案。

1.手术治疗

原则是凡良性肿瘤应力争全切除以达到治愈的效果;凡恶性肿瘤或位于重要功能区的良性肿瘤,应根据患者情况和技术条件予以大部切除或部分切除,以达到减压的目的。

2.放射治疗

凡恶性肿瘤或未能全切除而对放射线敏感的良性肿瘤,术后均应进行放射治疗。目前包括常规放射治疗、立体定位放射外科治疗及放射性核素内放射治疗。如肿瘤位于要害部位,无法施行手术切除,而药物治疗效果不好时,可行脑脊液分流术、颞肌下减压术、枕肌下减压术或去骨瓣减压术等姑息性手术。

3.化学治疗

恶性肿瘤,特别是胶质瘤和转移瘤,术后除放射治疗外,尚可通过不同途径和方式给予化学药物治疗。但是由于血-脑屏障的存在,颅内肿瘤不同于其他部位的肿瘤,某些化疗药物难以到达颅内肿瘤细胞而起到杀伤作用。故化疗药物应与减弱血-脑屏障的药物联合应用。

4. 免疫治疗

颅内肿瘤抗原的免疫原性弱,不易引起强烈的免疫反应,由于血-脑屏障的存在,抗癌免疫反应不易落实至脑内。这方面有一些实验研究与药物临床试验,如应用免疫核糖核酸治疗胶质瘤取得一定效果,但尚需进一步观察、总结与发展。

5. 对症治疗

(1)抗癫痫治疗:幕上脑膜瘤、转移瘤等开颅手术后发生癫痫的概率较高。术前有癫痫史或术后出现癫痫者,应连续服用抗癫痫药,癫痫停止发作 6 个月后可以缓慢停药。

(2)降低颅内压:对于发生颅内高压的患者,应使用脱水药、糖皮质激素、冬眠疗法等手段减轻脑组织损伤。

颅内肿瘤患者的预后与肿瘤的性质及生长部位有关。良性肿瘤如能彻底摘除可得到根治;恶性肿瘤预后较差,绝大多数肿瘤在经过综合治疗后仍有可能复发。

二、护理措施

(一)护理要点

1. 心理护理

面对肿瘤的威胁,患者通常要经过一个对疾病理解并接受治疗的复杂心理适应过程。护士通过为患者提供肿瘤相关信息,运用交流技巧,给予患者心理支持,可以促进患者对这一紧张状态的调整适应。同时,护士一定要在精神上经常地给予安慰和鼓励,耐心解释治疗的安全性和有效性,以解除患者的焦虑和不安,这种心理上的支持,会使患者情绪稳定、乐观,有助于减轻治疗反应,使治疗顺利完成。

2. 头痛的护理

(1)密切观察患者病情,包括神志、瞳孔、生命体征的变化。对于躁动的患者需加床栏保护。

(2)给予脱水等对症治疗。

(3)环境要安静,室内光线要柔和。

(4)心理护理:多与患者交流,了解思想状况,进行细致的解释和安慰,同时与家属共同体贴关心患者,减轻患者的精神压力,以利患者积极配合治疗。

(5)指导患者卧床休息,可通过看报纸、听轻柔的音乐等方式分散注意力以减轻疼痛。

(6)饮食护理:指导患者进食清淡、宜消化的软食,可食新鲜的蔬菜、水果,保持大便的通畅,若便秘应指导患者勿用力解大便,以免腹压增高引起颅内压增高。

3.癫痫的护理

(1)应尽量为其创造安静环境,以避免任何不良刺激,如疼痛、紧张、高热、外伤、过度疲劳、强烈的情绪波动(急躁、发怒)等。饮酒、食用刺激和油腻食物等也可诱发癫痫发作,应尽量避免其接触。

(2)仔细观察癫痫发作的诱因,及时发现发作前的预兆。当患者出现前驱症状时,预示其可能在数小时或数天内出现癫痫发作,这时要做好患者的心理护理,帮助其稳定情绪,同时与医师联系,在医师指导下调整癫痫药物的剂量和(或)种类,预防癫痫发作。

(3)癫痫发作时的护理,及时移开身边硬物迅速让患者平卧,如来不及上述安排,发现患者有摔倒危险时应迅速扶住患者让其顺势倒下,严防患者忽然倒地摔伤头部或肢体造成骨折。如果癫痫发作时患者的口是张开的,应迅速用缠裹无菌纱布的压舌板或筷子等物品垫在患者嘴巴一侧的上、下牙之间,以防其咬伤舌头。如患者已经咬紧牙关,则使用开口器从臼齿处插入,避免使用坚硬物品,以免其牙齿脱落,阻塞呼吸道。发作时呼吸道的分泌物较多,可造成呼吸道阻塞或误吸窒息而危及生命,应让其头侧向一方使分泌物流出,同时解开衣领及腰带保持呼吸通畅。通知医师,给予对症处理。

4.预防跌倒的护理

评估患者易致跌倒的因素,创造良好的病室安全环境,地面保持干净无水迹,走廊整洁、畅通、无障碍物、光线明亮。定时巡视患者,严密观察患者的生命体征及病情变化,使用床栏并合理安排陪护。加强与患者及其家属的交流沟通,关注患者的心理需求。给予必要的生活帮助和护理。对使用床栏的患者须告之下床前放下床栏,勿翻越。呼叫器、便器等常用物品放在患者易取处;对患者及其家属进行安全宣教。

5.放射治疗的护理

(1)做好放疗前的健康宣教:告知患者放疗的相关知识及不良反应,耐心细致地向患者解释,消除患者对放疗的恐惧感。

(2)颅内压增高的观察和护理:当照射剂量达到1 000～1 500 cGy 时,脑组织由于受到放射线的损伤,细胞膜的通透性发生改变,导致脑水肿而引起颅内压增高。因此,需密切观察患者的意识、瞳孔及血压的变化,如出现剧烈头痛或频繁呕吐,则有脑疝发生的可能,应立即通知医师,做好降压抢救处理。

(3)饮食护理:由于放疗后患者表现食欲差,饮食要保持色、香、味美以刺激食欲。鼓励患者进高蛋白、高维生素、高纤维的饮食,忌食过热、过冷、油煎及过硬食物。

（4）口腔护理：放射治疗期间保持口腔卫生，积极防治放射性口腔炎。加强口腔护理，每天用软毛牙刷刷牙，每次进食后用清水漱口。放疗期间以及放疗后3年禁止拔牙，如确须拔牙应加强抗感染治疗，以防放疗后牙床血管萎缩诱发牙槽炎、下颌骨坏死、骨髓炎。

（5）照射野皮肤的护理：放疗中保持照射野部位清洁、干燥，指导患者局部避免搔抓，避免刺激，禁用碘酒、乙醇、胶布，忌用皂类擦洗，夏天外出可戴透气性好的太阳帽或打遮阳伞，防止日光对皮肤的直接照射引起损伤。

（6）观察体温及血象的变化：体温38 ℃以上者，报告医师暂停放疗，观察血象的变化，结合全身情况配合医师做好抗感染治疗。

（二）健康教育

（1）注意营养均衡，多吃蔬菜、水果、粗纤维食物及易消化的食物，多饮水，保持大便通畅。

（2）注意休息，避免重体力劳动。

（3）放疗患者出院后1个月内应注意保护照射野皮肤。

（4）定期复查。

第二节　原发性纵隔肿瘤

一、疾病概述

纵隔是位于左右纵隔胸膜之间较大的间隙,为含有许多重要生命器官及结构的总称,是分隔左右胸膜腔和左右肺的间隔。纵隔内重要器官包括心包、心脏、气管、大血管、食管、淋巴组织、胸腺、神经以及纵隔内脏间的神经组织。

纵隔内包含多个器官,而且其胚胎结构来源较为复杂,因此可能导致多种肿瘤的发生,如胸腺瘤、胸内甲状腺肿、淋巴瘤、支气管囊肿、皮样囊肿、畸胎瘤、恶性淋巴肉瘤、心包囊肿、脂肪瘤、神经源性肿瘤、食管囊肿等,以良性者居多。畸胎瘤多见于 30 岁以下,少数发生在40 岁以上。本病除淋巴肉瘤和恶性淋巴瘤,多数预后良好。

(一)病因

目前尚未十分明确。中医认为本病可能与以下因素相关:外邪侵袭、情志失调、饮食不节、气机郁滞、脏腑气血失和、痰浊瘀血内生、痰瘀与气血互结,日久成积所致。纵隔内组织和器官较多,胚胎结构来源复杂,所以纵隔区内肿瘤种类繁多。有原发的,有转移的,原发肿瘤中以良性多见,但也有相当一部分为恶性。

(二)临床表现

约40%的原发纵隔肿瘤患者无症状,这些患者多为常规胸片发现,另外60%有症状患者的症状多与病变压迫或侵犯周围组织结构有关,或为原发肿瘤伴有的全身综合征。临床常见的症状为胸闷、胸痛、咳嗽、呼吸困难、声音嘶哑、心慌、心律不齐、面颈部水肿、乏力、吞咽困难、体重下降及夜间盗汗。体检有发热、淋巴结肿大、喘鸣、上腔静脉综合征、声带麻痹、霍纳(Horner)综合征以及神经学方面异常。

(三)辅助检查

1.影像学检查

(1)X线检查:常规进行胸部正侧位X线检查,可做出初步诊断。

(2)CT及磁共振(MRI)检查:可显示肿瘤与周围解剖、血管的关系以及肿瘤的密度。

(3)单光子发射计算机断层显像(SPECT)。

(4)正电子发射计算机断层显像(PET)。

2.血清学及生化学检查

(1)血清放射免疫检测。

(2)激素测定:有助于不同纵隔肿瘤的鉴别诊断,如甲胎蛋白(AFP)及人绒毛膜促性腺激素(HCG)。

3.有创伤诊断方法

(1)外科活检术:对于靠近胸壁的纵隔肿瘤可行 CT 引导下穿刺活检检查。

(2)全麻下纵隔镜检查:有助于淋巴瘤及肿大淋巴结的诊断。

(3)支气管镜及食管镜检查:有助于明确支气管受压情况、受压程度以及肿瘤是否已侵入支气管或食管,以便确立手术的可能性。

(4)前纵隔切开切取组织活检。

(5)剖胸探查切除组织活检,早确诊,早切除。

(四)治疗原则

(1)手术治疗为主:绝大多数原发性纵隔肿瘤只要无禁忌证均应实施外科手术切除,再根据病理性质及完全切除与否来决定下一步是否进行放疗或化疗。

(2)恶变可能者、转移者,根据病理性质辅以放疗或化疗。

(3)恶性淋巴瘤可行放疗、化疗相结合的治疗方法。

二、护理措施

(一)护理要点

1.心理护理

纵隔肿瘤患者对疾病常有恐惧、焦虑心理,思想负担重。尤其对采取有创方法诊断(如针吸、胸腔镜、纵隔切开、胸廓切开术)以及手术、化疗、放疗等,使患者心理压力更大,因此护士应向患者解释各种治疗对挽救生命、缓解症状的重要意义,讲解有关诊断、治疗的知识,使患者对自己的病情、治疗方法及治疗效果有初步的了解,从而取得患者的密切配合。

2.特殊症状的护理

(1)呼吸困难:当肿瘤压迫或侵入支气管时,常会引起咳嗽、气短、呼吸困难、发绀等。应给予舒适体位,吸氧(2～4 L/min),雾化吸入(加入糜蛋白酶及抗生素),应用祛痰药物,必要时吸痰,保持呼吸道的通畅。

(2)胸背部疼痛:纵隔肿瘤侵犯或压迫胸壁可引起胸背部疼痛,用一般止痛药物可缓解。但若是胸壁、胸骨受累,则止痛药无效,必须控制病因才能止痛。

(3)咳出异物(如毛发等)症状:此种情况多发生于生殖细胞瘤中,患者咳出的多为畸胎瘤的内容物。除了抗炎及止咳措施外,需手术切除肿瘤才能控制。应做好患者的心理护理,减轻患者的恐惧、害怕情绪。

3.放疗的护理

(1)监测血象变化:当白细胞计数<3×10^9/L 时,应暂停放疗,并遵医嘱行升白细胞治疗;当白细胞计数<1×10^9/L 时,应做好保护性隔离,病房限制探视,并每天酌情行房间空气消毒 2～3 次。

(2)放疗时应注意心脏区的保护,监测心功能;胸部照射时可诱发肺水肿、肺炎、胸骨骨髓炎,表现为咳嗽、咳白色泡沫痰、呼吸急促、胸痛、咯血等,应注意观察,一经发现,并遵医嘱应用抗生素、肾上腺皮质激素、雾化吸入等。

(3)急性放射性食管炎是纵隔肿瘤放射治疗的常见并发症。向患者解释这只是暂时的症状,停止放疗后可逐渐消失。指导患者进清淡、易消化、无刺激的流质或半流质饮食,忌食粗、硬、烫、辛辣刺激性食物,进食速度宜缓慢,进食后漱口,并饮温凉开水以冲洗食管。症状严重者可用2%利多卡因 15 mL、维生素 B_{12} 4 000 μg、庆大霉素 2.4×10^5 U 加入生理盐水 500 mL 中,每次取 10 mL 于三餐前及临睡前慢慢吞服;疼痛者可酌情给予止痛药。

4.化疗的护理

(1)纵隔肿瘤常用的化疗药物有多柔比星类、丝裂霉素、长春新碱、顺铂、氟尿嘧啶等,由于这些药对血管的刺激性大,发生渗漏时有引起组织糜烂坏死的可能,而且化疗通常需要多个疗程,多次的化疗可引起化学性静脉炎,所以最好建议患者在化疗前进行 PICC 置管术。

(2)多柔比星等化疗药物可引起脱发,向患者解释脱发只是暂时性的,停止化疗后头发便可恢复生长。指导患者在化疗前剪短头发或全部剃光,以免脱落的头发粘在衣服及被服上引起患者不舒适及心理上的刺激。

指导患者购买适合自己的假发或帽子,以满足患者对美观的需求。

(二)健康教育

(1)保持病房环境整洁,指导患者保持心情愉快。

(2)戒烟:吸烟会增加支气管的分泌,会加重原发支气管炎,尤其影响术后咳痰,吸烟还影响肺功能,降低血氧饱和度,对手术及术后影响极大。对有长期吸烟者应做好耐心细致的说服工作,严格戒烟。

(3)加强口腔卫生:指导患者每天早晚及餐后刷牙、漱口,预防术后肺部并发症的发生。

(4)注意休息,适当进行体育锻炼:根据身体情况制订活动量,如散步、慢跑、打太极拳等。

(5)定期复查:如出现胸闷、气促等情况,应立即就诊。

第三节　胆管肿瘤

一、疾病概述

(一)概念

胆管肿瘤包括胆囊和胆管的肿瘤。胆管良性肿瘤不常见。胆管癌发病率存在地区、性别和人群差异。在世界上大部分地区,胆管癌的发病率是比较低的。

1.胆囊息肉样病变

胆囊息肉样病变是指来源于胆囊壁,并向胆囊腔内突出或隆起的局限性息肉样病变的总称。良性多见。形态多样,有球形或半球形,带蒂或基底较宽。

2.胆囊癌

胆囊癌是指发生在胆囊的癌性病变,以胆囊体和底部多见。发病率不高。但在胆管系统恶性肿瘤中是较常见的一种,约占肝外胆管癌的25%。发病年龄在50岁以上者占82%,其中女性发病率为男性的3～4倍。胆囊癌是为数很少的女性发病率高于男性的一种恶性肿瘤。我国胆囊癌的发生率在消化系统肿瘤中占第6位。

3.胆管癌

胆管癌包括肝内胆管细胞癌、肝门胆管癌和胆总管癌3种。肝门胆管癌和胆总管癌属肝外胆管癌,男女发病率无差异,50岁以上多见。肝外胆管癌发病率低于胆囊癌。我国是胆管癌发病率低的国家。由于胆管癌的预后甚差,故是一个值得重视的问题。女性胆管癌发病率增长速度在所有恶性肿瘤中名列前茅,而男性的增长速度仅次于前列腺癌和肾癌,位居第三位。

(二)相关病理生理

1.胆囊息肉样病变

在病理上分为肿瘤性息肉和非肿瘤性息肉。肿瘤性息肉包括腺瘤、腺癌、血管瘤、脂肪瘤、平滑肌瘤、神经纤维瘤等;非肿瘤性息肉包括胆固醇息肉、炎性息肉、腺肌性增生等。由于术前难以确诊病变性质,故统称为胆囊息肉样病变。

2.胆囊癌

有40%以上的胆囊癌患者合并有胆囊结石,同时胆囊结石患者中有1.5%～6.3%发生胆囊癌。多发生在胆囊体部和底部。癌细胞浸润可使胆囊壁呈弥漫性增厚,乳头状癌突出于囊腔可阻塞胆囊颈和胆囊管而引起胆囊积液。以腺癌多见,约占胆囊癌的85%,其次是未分化癌、鳞状细胞癌、腺鳞癌等。病理上分为肿块型和浸润型,前者表现为胆囊腔内大小不等的息肉样病变,后者表现为胆囊壁增厚与肝牢固粘连。转移方式主要为直接浸润肝实质及邻近组织器官,如十二指肠、胰腺、肝总管和肝门胆管。也可通过淋巴结转移,通常先累及胆囊周围和门静脉及胆总管淋巴结,然后转移至胰头部、肠系膜上动脉、肝动脉周围淋巴结以及腹主动脉旁淋巴结。血行转移少见。

3.胆管癌

胆管癌较少见。国外资料报道尸检发现率为

0.012％～0.85％,在胆管手术中的发现率为 0.03％～1.8％。男性略多于女性(男∶女＝1.3∶1),发病年龄在 17～90 岁,平均发病年龄 60 岁。大多数胆管癌为腺癌,约占 95％,分化好;少数为低分化癌、未分化癌、乳头状癌或鳞癌。胆管癌生长缓慢,主要沿胆管壁向上、下浸润生长。肿瘤多为小病灶,呈扁平纤维样硬化、同心圆生长,引起胆管梗阻,并直接浸润相邻组织。沿肝内、外胆管及其淋巴分布和流向转移,并沿肝十二指肠韧带内神经鞘浸润是其转移的特点。亦可经腹腔种植或血行转移。

(三)危险因素

胆管肿瘤的病因尚不十分明确,但与下列因素密切相关。

1.胆囊结石

胆囊结石是迄今所知与胆管癌尤其是胆囊癌关系最密切的危险因素。在胆囊未切除的胆石症患者随访的队列研究中发现,随访 20 年后胆囊癌的累计发病率约为 1％;与非胆石症者比较,胆石症者胆囊癌的相对危险度为 3 倍,有 20 年以上胆囊症状者的相对危险度更高达 6 倍。约 85％的胆囊癌患者合并有胆囊结石,可能与胆囊黏膜受结石长期物理性刺激、慢性炎症及细菌代谢产物中的致癌物质等因素的作用而导致细胞异常增生有关。

2. 炎症与感染

胆管癌患者常有慢性胆囊炎病史,尤其是萎缩性胆囊炎患者患癌的危险性很高。手术史、先天畸形,如胰管和胆管的异常联合与胆囊癌和肝外胆管癌有关,患癌的危险性增高 20 倍。

3. 遗传因素

研究中发现,一级亲属中有胆石症史者不仅胆石症危险性增高,胆囊癌和肝外胆管癌的危险性也升高。

4. 其他危险因素

测定肥胖程度的身体质量指数(BMI)与胆囊癌危险性之间有紧密的联系性,尤其是女性胆囊癌。肥胖也与男、女性肝外胆管癌危险性升高有关。有些研究发现妊娠次数与胆石症及胆囊癌间呈正相关,也曾报道月经生育史与胆管癌有联系。吸烟、饮酒与胆管癌的关系尚不明确,有待进一步研究。

近年的流行病学调查显示胆囊癌发病与萎缩性胆囊炎、胆囊息肉样病变有一定的关系,胆囊空肠吻合术后、完全钙化的瓷化胆囊和溃疡性结肠炎等亦可能成为致癌因素。胆管癌与胆管结石、原发性硬化性胆管炎、先天性胆管扩张症、慢性炎性肠病、胆管空肠吻合术后及肝吸虫等有关。近年的研究提示,胆管癌的发生还与乙型肝炎、丙型肝炎病毒感染有关。

(四)临床表现

1.胆囊息肉样病变

常无特殊临床表现,部分患者有右上腹部疼痛或不适,偶尔有恶心呕吐、食欲减退、消化不良等轻微的症状。体格检查可有右上腹部深压痛。若胆囊管梗阻,可扪及肿大的胆囊。

2.胆囊癌

发病隐匿,早期无特异性症状,但并非无规律可循。按出现频率由高至低临床表现依次为腹痛、恶心呕吐、黄疸和体重减轻等。部分患者可因胆囊结石切除时意外发现。合并胆囊结石或慢性胆囊炎者,早期表现类似胆囊结石或胆囊炎的症状,如上腹部持续性隐痛、食欲减退、恶心、呕吐等。当肿瘤侵犯浆膜层或胆囊床时,出现右上腹痛,可放射至肩背部,胆囊管梗阻时可触及肿大的胆囊。胆囊癌晚期,可在右上腹触及肿块,并出现腹胀、体重减轻或消瘦、贫血、黄疸、腹水及全身衰竭等。少数肿瘤可穿透浆膜,导致胆囊急性穿孔、急性腹膜炎、胆管出血等。

3.胆管癌

(1)症状:①腹痛,少数无黄疸者有上腹部隐痛、胀痛或绞痛,可向腰背部放射。②寒战、高热,合并胆管炎时,体温呈持续升高达 39～40 ℃或更高,呈弛张热型。

③消化道症状,许多患者在黄疸出现之前,感上腹部不适、饱胀、食欲减退、厌油、易乏等症状。但这些并非特异性症状,常常被患者忽视。

(2)体征:①黄疸,临床上,90%的患者出现无痛性黄疸,包括巩膜黄染、尿色深黄、无胆汁大便(呈灰白色或陶土样)、皮肤黄染及全身皮肤瘙痒等;肝外胆管癌常常在相对早期时出现梗阻性黄疸,其程度可迅速进展或起伏。黄疸常在肿瘤相对小、未广泛转移时出现。②胆囊肿大,肿瘤发生在胆囊以下胆管时,常可触及肿大的胆囊,Murphy 征可呈阴性;当肿瘤发生在胆囊以上胆管和肝门部胆管时,如发生在近端胆管癌(左右肝管、肝总管),患者的肝内胆管常扩张,胆囊不能触及,胆总管常萎陷。③肝大,部分患者出现肝大、质硬,有触痛或叩痛;晚期可在上腹部触及肿块,可伴有腹水和下肢水肿。

(五)辅助检查

1.实验室检查

(1)胆囊癌:患者的血清癌胚抗原(CEA)或肿瘤标记物、CA125 等均可升高,但无特异性。

(2)胆管癌:患者的血清总胆红素、直接胆红素、AKP、ALP 显著升高,肿瘤标记物 CA19-9 也可能升高。

2.影像学检查

(1)胆囊息肉样病变:B 超是诊断本病的首选方法,但很难分辨其良、恶性;CT 增强扫描、常规 B 超加彩色多普勒超声、内镜超声及超声引导下经皮细针穿刺活检等可帮助明确诊断。

（2）胆囊癌：B 超、CT 检查可见胆囊壁呈不同程度增厚或显示胆囊内新生物，亦可发现肝转移或淋巴结肿大；增强 CT 或 MRI 可显示肿瘤的血供情况；B 超引导下细针穿刺抽吸活检，可帮助明确诊断。经皮肝穿刺胆管造影（percutaneous transhepatic cholangiography, PTC)在肝外胆管梗阻时操作容易，诊断价值高，对早期胆囊癌诊断帮助不大。

（3）胆管癌：B 超可见肝内、外胆管扩张或查见胆管肿瘤，作为首选检查，其诊断胆管癌的定位和定性准确性分别为 96％和 60％～80％。CT 扫描对胆管癌的诊断负荷率优于 B 超，其定位和定性准确性分别约为 72％和 60％。磁共振胰胆管成像（MRCP）目前已成为了解胆系解剖和病理情况的一种理想的检查方法，其总体诊断精度已达 97％以上，能清楚显示肝内、外胆管的影像，显示病变的部位效果优于 B 超、PTC、CT 和 MRI。

（六）主要治疗原则

1. 胆囊息肉样病变

有明显症状者，排除精神因素、胃十二指肠和其他胆管疾病后，宜行手术治疗。无症状者，有以下情况需考虑手术治疗：胆囊多发息肉样变；单发息肉，直径超过 1 cm；胆囊颈部息肉；胆囊息肉伴胆囊结石；年龄超过

50 岁者,短期内病变迅速增大者,若发生恶变,则按胆囊癌处理。暂不手术的患者,应每 6 个月 B 超复查 1 次。

2.胆囊癌

首选手术治疗,化疗及放疗效果均不理想。手术方法有单纯胆囊切除术、胆囊癌根治性切除术或扩大胆囊切除术、姑息性手术。

3.胆管癌

手术切除是本病的主要治疗手段。化疗和放疗效果均不肯定。手术方法:肝门胆管癌可行肝门胆管癌根治切除术;中、上段胆管癌在切除肿瘤后行胆总管-空肠吻合术;下段胆管癌多需行十二指肠切除术。肿瘤晚期无法手术切除者,为解除梗阻,可选择胆总管-空肠吻合术、U 形管引流术、PTBD 或放置支架引流等。

二、护理评估

(一)术前评估

1.健康史及相关因素

(1)病因与发病:发病与饮食、活动的关系,有无明显诱因,有无肝内、外胆管结石或胆囊炎反复发作史,有无类似疼痛史等,以及发病的特点、病情及其程度。

(2)既往史:有无胆管手术史、有无用药史、过敏史及腹部手术史。

2.身体状况

(1)全身:生命体征(T、P、R、BP),特别是患者在发病过程中体温的变化情况。有无伴呼吸急促、出冷汗、脉搏细速及血压升高或下降等,有无神志改变,有无巩膜及皮肤黄染及黄染的程度等。

(2)局部:腹痛的部位、性质、程度及有无放射痛等;肝区有无压痛、叩击痛;腹膜刺激征是否为阳性;腹部有无不对称性肿大等。

(3)辅助检查:①实验室检查,检测患者的血清癌胚抗原(CEA)或肿瘤标记物、CA125,血清总胆红素、直接胆红素、AKP、ALP,肿瘤标记物 CA19-9 水平。②影像学检查,B超检查是胆囊息肉样病变首选的检查方法,胆囊癌患者 B 超、CT 检查可见胆囊壁呈不同程度增厚或显示胆囊内新生物,亦可发现肝转移或淋巴结肿大;增强 CT 或 MRI 可显示肿瘤的血供情况;B超引导下细针穿刺抽吸活检,可帮助明确诊断。胆管癌患者 B 超可见肝内、外胆管扩张或查见胆管肿瘤,作为首选检查。MRCP 能清楚显示肝内、外胆管的影像,显示病变的部位效果优于 B 超、PTC、CT 和 MRI。

3.心理-社会支持状况

了解患者和家属对疾病的认知、家庭经济状况、心理承受程度及对治疗的期望。

(二)术后评估

1.手术中情况

了解手术方案、术中探查、减压及引流情况;术中生命体征是否平稳;肿瘤清除及引流情况;各种引流管放置位置和目的等。

2.术后病情

术后生命体征及手术切口愈合情况;T 形管及其他引流管引流情况等。

3.心理-社会评估

患者及家属对术后康复的认知和期望程度。

三、护理诊断

(一)焦虑

与担心肿瘤预后及病后家庭、社会地位改变有关。

(二)疼痛

与肿瘤浸润、局部压迫及手术创伤有关。

(三)营养失调

低于机体需要量与肿瘤所致的高代谢状态、摄入减少及吸收障碍有关。

四、护理措施

(一)减轻焦虑

根据患者的心理特点及心理承受能力提供相应的护理措施和心理支持。

(1)积极主动关心患者,鼓励患者表达内心的感受,让患者产生信赖感。

(2)说明手术的意义、重要性及手术方案,使患者积极配合检查、手术和护理。

(3)及时为患者提供有利于治疗和康复的信息,增强战胜疾病的信心。

(二)缓解疼痛

根据疼痛的程度,采取非药物和药物法止痛。

(三)营养支持

营造良好的进食环境,提供清淡饮食;对于因疼痛、恶心、呕吐而影响食欲者,餐前可适当用药控制症状,鼓励患者尽可能经口进食;不能经口进食或摄入不足者,根据其营养状况,给予肠内、外营养支持,以改善患者的营养状况,提高对手术及其他治疗的耐受性,促进康复。

五、护理效果评价

(1)患者对疾病的心理压力得到及时调适与干预,依从性较好,并对疾病的诊治有一定的了解。

(2)患者自觉症状好转,腹痛得到有效缓解,能叙述自我缓解疼痛的方法。

（3）患者的营养状况保持良好。

（4）有效预防、处理并发症的发生。

第四节　脊　髓　肿　瘤

一、疾病概述

(一)概念

脊髓肿瘤又称椎管内肿瘤（intraspinal tumor），是指发生于脊髓本身和椎管内与脊髓邻近组织的原发性或转移性肿瘤，发生率仅为颅内肿瘤的 1/10。肿瘤可发生于自颈髓至马尾的任何节段，发生于胸段者最多，其次在颈段、腰段。根据肿瘤与脊髓、脊膜的关系，分为髓外硬脊膜下、硬脊膜外和髓内肿瘤三大类。发病高峰年龄以 20～40 岁多见，男性多于女性。

(二)相关病理生理

在组织发生学上，椎管内肿瘤起源于脊髓外胚层的室管膜瘤和胶质细胞，如神经胶质瘤、神经鞘瘤；起源于脊髓的中胚叶间质，如脊膜瘤；亦可由椎管周围组织直接侵入椎管内。

(三)病因与诱因

中枢神经系统肿瘤发病原因并不明确。有关病因学调查归纳为环境因素和宿主因素两类。某些中枢神经系统肿瘤的发生具有家族背景或遗传因素。

(四)临床表现

随肿瘤增大,肿瘤进行性压迫脊髓和神经根,其临床表现分为 3 期。

1.刺激期

属早期,肿瘤较小。主要表现为神经根痛,疼痛部位固定且沿神经根分布区域扩散,咳嗽、打喷嚏和用力大便时加重,部分患者可出现夜间痛和平卧痛。神经根痛是椎管内脊髓外占位病变的首发定位症状。

2.脊髓部分受压期

肿瘤增大直接压迫脊髓,出现脊髓传导束受压症状,上行及下行脊髓传导束功能受损引起肿瘤平面以下肢体的运动和感觉障碍。

3.脊髓完全受压期

由于肿瘤继续生长压迫加重,最终造成脊髓横贯性损害。肿瘤平面以下肢体的运动、感觉、括约肌功能完全丧失,而且为不可逆性。

(五)辅助检查

1.实验室检查

腰椎穿刺脑脊液蛋白质含量增加,但白细胞数正常。

2.影像学检查

CT扫描价值不大。脊髓 MRI 扫描是目前最有价值的辅助检查。

(六)治疗原则

手术切除是唯一有效的椎管内肿瘤治疗手段。恶性椎管内肿瘤经手术大部切除并作充分减压后辅以放疗,可使病情得到一定程度的缓解。

二、护理评估

(一)一般评估

1.生命体征

高颈段(颈髓 1～4 节段)脊髓肿瘤压迫导致患者呼吸困难。

2.患者主诉

评估患者呼吸困难的程度及影响因素。评估患者呼吸节律。

3.相关记录

既往病史,治疗经过及效果,化验结果以及影像资料。

(二)身体评估

脊髓肿瘤压迫脊神经,出现脊神经分布区的运动、感觉功能障碍,必须有家属陪伴患者,预防压力性损伤、跌倒、烫伤的宣教面向家属和患者。

(三)心理-社会评估

(1)自我概念:对自己充满信心或者是觉得自己无能为力、毫无希望。

(2)对治疗的预期:手术治疗缓解脊神经受压,恢复功能过程长,收效甚微。

(3)受教育的情况、职业及工作环境、经济负担给患者带来心理压力。

(4)生活与居住环境:包括卫生状况、家庭人口构成、家庭关系是否融洽、患者在家庭中的地位、病后肢体残疾对家庭的影响。

(四)辅助检查阳性结果评估

MRI 结果分辨脊髓肿瘤类型,其他的检查检验报告是否影响麻醉,由麻醉师和手术医师共同评估。

(五)治疗效果评估

评估患者四肢肌力、二便情况、四肢感觉情况。按时监测患者四肢肌力、感觉平面,并做好记录与前相比较,观察病情变化。评估患者躯体移动障碍的程度以及四肢肌力及关节活动能力。

三、护理诊断

(一)低效型呼吸型态

低效型呼吸型态与上颈髓受压有关。

(二)疼痛

疼痛与脊髓肿瘤压迫脊髓神经有关。

(三)有废用综合征的危险

有废用综合征的危险与肢体瘫痪有关。

(四)有皮肤完整性受损的危险

有皮肤完整性受损的危险与长期卧床有关。

(五)焦虑

焦虑与担心疾病预后有关。

(六)潜在并发症

腹胀、泌尿系感染。

四、护理措施

(一)饮食

脊神经受压出现括约肌障碍的,注意选择半流质饮食,保证蛋白质摄入同时补充富含维生素的水果。

(二)心理护理

鼓励患者树立信心,配合治疗。

(三)健康教育

经常变换体位预防压力性损伤,不得压迫瘫痪肢体,协助患者轴线翻身,切记不要扭曲,以免加重损伤。肢体运动功能障碍特别注意预防跌倒。由于肢体感觉障碍,天气寒冷时不能使用热水袋,防止烫伤。颈髓手术后必须佩戴颈托。胸腰髓手术后患者戴腰围,以保护脊柱的稳定性。

(四)并发症的处理及护理

(1)高位颈髓肿瘤可能发生呼吸功能障碍,应将患者送入监护病房观察。

(2)缓解疼痛:了解且避免加重患者疼痛的因素。如指导患者采取适当体位,减少神经根刺激,以减轻疼痛。遵医嘱适当应用镇痛剂缓解疼痛。

(3)病情观察:注意患者的肢体感觉、运动及括约肌功能状况。密切观察四肢活动情况,术后有可能发生血肿,如患者麻醉清醒后背部及肢体剧痛难忍、烦躁,感觉障碍平面上升,肢体力弱加重,则应及时行 MRI 检查或手术探查。

(4)预防压力性损伤和烫伤:以"轴线式"翻身法定时翻身,两人动作协调,以防脊柱不稳定造成脊髓损伤。因躯体神经麻痹,瘫痪对冷热、疼痛感觉消失,用热水袋或热敷时要防止烫伤。

(5)防止泌尿系统感染:长时间留置尿管可增加感

染机会。尽可能选择清洁导尿术。协助患者床上被动运动 3 次/天,防止肌肉萎缩。

(6)脊髓肿瘤患者自主神经功能紊乱,肠蠕动减弱腹胀,严重者用肛管排气。

(7)保持患者肢体功能位,防止畸形。

五、护理效果评价

(1)保持呼吸道通畅,及时吸氧,患者未发生组织缺氧。

(2)患者疼痛得到及时处理。

(3)患者未发生关节挛缩、肌肉萎缩。

(4)患者无压力性损伤发生。

(5)和患者建立有效的沟通方式,焦虑减轻。

(6)并发症得到及时发现,及时处理。按训练计划认真进行被动锻炼,在住院期间没有发生肢体肌肉萎缩。

第五节　甲状腺癌

一、疾病概述

甲状腺癌是头颈部肿瘤中常见的恶性肿瘤,是最常见的内分泌恶性肿瘤,占全身肿瘤的 1%。发病率因国家或地区而异。甲状腺癌可发生于任何年龄阶段,女性多于男性,男女比例为 1∶3,20～40 岁为发病高峰期,50 岁后明显下降。

(一)病因

发生的原因不明,相关因素如下。

1.电离辐射

电离辐射是唯一一个已经确定的致癌因素。放射线对人体有明显的致癌作用,尤其是儿童及青少年,被照射的小儿年龄越小、发生癌的危险度越高。

2.碘摄入异常

摄碘过量或缺碘均可使甲状腺的结构和功能发生改变,高碘或缺碘地区甲状腺癌发病率升高。

3.性别和激素

甲状腺的生长主要受促甲状腺素(TSH)支配,神经垂体释放的 TSH 是甲状腺癌发生的促进因子。有实验表明,甲状腺乳头状癌组织中女性激素受体含量较高。

4.遗传因素

5%～10%甲状腺髓样癌患者及 3.5%～6.25%乳头状癌患者有明显的家族史,推测这类癌的发生可能与染色体遗传因素有关。

5.甲状腺良性病变

如腺瘤样甲状腺肿和功能亢进性甲状腺肿等一些

甲状腺增生性疾病偶尔发生癌变。

(二)病理分型

目前原发性甲状腺癌分为分化型甲状腺癌(乳头状癌、滤泡状癌)、髓样癌、未分化癌等。

1.分化型甲状腺癌

(1)乳头状癌:甲状腺癌中最常见的类型,占甲状腺癌的80%以上。分化良好,恶性程度低,病情发展缓慢、病程长、预后好。一般以颈淋巴结转移最为多,血行转移较少见,血行转移中以肺转移为多见。

(2)滤泡状癌:较乳头状癌少见,世界卫生组织将嗜酸性细胞癌纳入滤泡状癌中。滤泡状癌占甲状腺癌的10.6%～15%,居第二位,发展缓慢、病程长、预后较好,以滤泡状结构为主要组织学特征。患病年龄比乳头状癌患者大。播散途径主要是通过血液转移到肺、骨和肝,淋巴转移相对较少。在分化型甲状腺癌中,其预后不及乳头状癌好,以嗜酸性细胞癌的预后最差。

2.髓样癌

较少见,发生在甲状腺滤泡旁细胞,亦称为C细胞的恶性肿瘤。C细胞的特征主要为分泌甲状腺降钙素以及多种物质,并产生淀粉样物等。发病主要为散发性,少数为家族性。女性较多,以颈淋巴结转移较为多见。

3.未分化癌

此类甲状腺癌,较少见,约占甲状腺癌的 1％,恶性程度较高,发展快,预后极差。以中年以上男性多见。未分化癌生长迅速,往往早期侵犯周围组织,常发生颈淋巴结转移,血行转移亦较多见。

(三)临床表现

1.症状

(1)颈前肿物:早期缺乏特征性临床表现,但 95％以上的患者有颈前肿块,质地硬而固定,表面不平。乳头状癌、滤泡状癌、髓样癌等类型颈前肿物生长缓慢,而未分化癌颈前肿物发展迅速。

(2)周围结构受侵的表现:晚期常压迫喉返神经、气管、食管而产生声音嘶哑、呼吸困难或吞咽困难等症状。

(3)其他脏器转移的表现,以及耳、枕、肩、等处疼痛。

(4)内分泌表现:可伴有腹泻或阵发性高血压,甲状腺髓样癌可出现与内分泌有关的症状,如顽固性腹泻(多为水样便)和阵发性高血压。

2.体征

(1)甲状腺结节:多呈单发,活动受限或固定,质地偏硬且不光滑。

(2)颈淋巴结肿大:乳头状癌、未分化癌、髓样癌等类型颈淋巴结转移率高,多为单侧颈淋巴结肿大。滤泡状癌以血行转移为多见。

(四)辅助检查

1.影像学检查

(1)B超检查:甲状腺 B 超检查有助于诊断。恶性肿瘤的超声检查可见边界不清,内部回声不均匀,瘤体内常见钙化强回声。

(2)单光子发射计算机断层显像(SPECT)检查:可以明确甲状腺的形态及功能,一般将甲状腺结节分为三种,即热结节、温结节、凉(冷)结节,甲状腺癌大多表现为凉(冷)结节。

(3)颈部 CT、MRI 检查:可提出良、恶性诊断依据。明确显示甲状腺肿瘤的癌肿侵犯范围。

(4)X 线检查:颈部正侧位片可观察有无胸骨后扩展、气管受压或钙化等,常规胸片可观察有无转移等。

(5)PET 检查:对甲状腺良恶性病变的诊断准确率高。

2.血清学检查

血清学检查包括甲状腺功能检查、血清甲状腺球蛋白(Tg)、血清降钙素等。

3.病理学检查

(1)细胞学检查:细针穿刺细胞学检查是最简便的

诊断方法,诊断效果取决于穿刺取材方法及阅片识别细胞的经验。

(2)组织学检查:确诊应由病理组织切片,活检检查来确定。

(五)治疗

以外科手术治疗为主,配合内、外放射治疗,内分泌治疗,化学治疗等。

1.手术治疗

如确诊为甲状腺癌,应及时行原发肿瘤和颈部转移灶的根治手术。

2.放射治疗

(1)外放射治疗:甲状腺癌对放射线的敏感性与甲状腺癌的分化程度成正比,分化越好,敏感性越差;分化越差,敏感性越高。分化型甲状腺癌如甲状腺乳头状癌对放射线的敏感性较差,其邻近组织如甲状软骨、气管软骨、食管及脊髓等,均对放射线耐受性差,照射剂量过大时常造成严重并发症,一般不宜采用外放射治疗。未分化癌恶性程度高,肿瘤发展迅速,手术切除难以达到根治目的,临床以外放射治疗为主,放疗通常宜早进行。对于手术后有残余者或手术无法切除者,术后也可辅助放疗。常规放疗照射剂量为大野照射 50 Gy,然后缩野针对残留区加量至 60~70 Gy。如采用 IMRT 可以提高靶区治疗剂量,在保护重要器官的情况下,高危区的单次剂量可提高至 2.2～2.25 Gy。

(2)内放射治疗：分化好的乳头状癌与滤泡状癌具有吸碘功能，特别是两者的转移灶都可能吸收放射性核素[131]碘(^{131}I)。临床上常采用^{131}I来治疗分化型甲状腺癌的转移灶，一般需行甲状腺全切或次全切除术后，以增强转移癌对碘的摄取能力后再行^{131}I治疗。不同组织类型肿瘤吸碘不同，未分化型甲状腺癌几乎不吸碘，其次是髓样癌。

3.化学治疗

甲状腺癌对化疗敏感性差。分化型甲状腺癌对化疗反应差，化疗主要用于不可手术、摄碘能力差或远处转移的晚期癌，相比而言，未分化癌对化疗则较敏感，多采用联合化疗，常用药物为多柔比星及顺铂、多柔比星（ADM）、环磷酰胺（CTX）、紫杉类等。

4.内分泌治疗

术后长期服用甲状腺素片可以抑制 TSH 分泌及预防甲状腺功能减退，对预防甲状腺癌复发有一定疗效。对生长缓慢的分化型甲状腺癌疗效较好，对生长迅速的未分化甲状腺癌无明显疗效。

甲状腺癌的预后与病理类型、临床分期、根治程度、性别及年龄有关。年龄＜15 岁或＞45 岁者预后较差，女性好于男性。殷蔚伯等报道甲状腺癌的 10 年生存率乳头状癌可达 74%～95%，滤泡状癌为 43%～95%。

未分化癌预后极差,一般多在数月内死亡,中位生存率仅为 2.5～7.5 个月,2 年生存率仅为 10%。

二、护理措施

(一)护理要点

1. 饮食护理

饮食营养应均衡,宜进食高蛋白、低脂肪、低糖、高维生素无刺激性软食,除各种肉、鱼、蛋、奶外,多吃新鲜蔬菜、水果等。戒烟禁酒,少食多餐。如出现进食时咳嗽、声音嘶哑者,应减少流质饮食,细嚼慢咽,量宜少,并注意防止食物进入气管。忌食肥腻黏滞食物,如油炸、烧烤等热性食物和坚硬不易消化食物。

2. 保持呼吸道通畅

指导患者做深呼吸及咳嗽运动,有痰液及时咳出。对声嘶患者多给予生活上的照顾及精神安慰。

3. 放疗期间的护理

(1)[131]I 内放射治疗护理:放射性核素[131]I 是治疗分化型甲状腺癌转移的有效方法,其疗效依赖于肿瘤能否吸收碘。已有报道,[131]I 对分化型甲状腺癌肺转移及淋巴结转移治疗效果较好。给药前至少 2 周给予低碘饮食(日摄碘量在 20～30 µg),避免食用含碘高的食物如海带、紫菜、海鱼、海参、山药等,碘盐可先在热油中炸烧使碘挥发后食用,同时鼓励患者多吃新鲜蔬菜、水果、蛋、奶、豆制品及瘦肉。并防止从其他途径进入人体的碘剂,如含碘药物摄入、皮肤碘酒消毒、碘油造影等。患者空腹口服^{131}I 2 小时后方可进食,以免影响药物吸收。口服^{131}I 后应注意以下几点。①2 小时后嘱患者口含维生素 C 含片,或经常咀嚼口香糖,促进唾液分泌,以预防放射性唾液腺炎,并多饮水,及时排空小便,加速放射性药物的排泄,以减少膀胱和全身照射。②注意休息,加强口腔卫生。避免剧烈运动和精神刺激,并预防感染、加强营养。③建立专用粪便处理室,勿随地吐痰和呕吐物,大小便应该使用专用厕所,便后多冲水,严禁与其他非核素治疗的患者共用卫生间,以免引起放射性污染。建立核素治疗患者专用病房。④服药后勿揉压甲状腺,以免加重病情。⑤2 个月内禁止用碘剂、溴剂,以免影响^{131}I 的重吸收而降低治疗效果。⑥服药后应住^{131}I 治疗专科专用隔离病房或住单间 7～14 天,以减少对周围人群不必要的辐射;指导患者正确处理排泄物和污染物,衣裤、被褥进行放置衰变处理且单独清洗。⑦女性患者 1 年内避免妊娠。^{131}I 治疗后 3～6 个月定期随访,不适随诊,以便及时预测疗效。

　　(2)放疗时加强口腔护理,嘱患者多饮水,常含话梅或维生素 C,促进唾液分泌,预防或减轻唾液腺的损伤。饭前、饭后及临睡时用复方硼砂溶液漱口。口腔黏膜溃疡者进食感疼痛,可用 2% 利多卡因漱口或局部喷洒重组人表皮生长因子外阴溶液(I)(金因肽)。

（3）观察放疗期间的咽喉部情况，对放疗引起的咽部充血、喉头水肿应行雾化吸入，根据病情需要在雾化器内可加入糜蛋白酶、地塞米松、庆大霉素等药物，雾化液现配现用，防止污染。每天 1 次，严重时可行 2～3 次。出现呼吸不畅甚至窒息时，应立即通知医师，并做好气管切开的准备。

（二）健康教育

1.服药指导

甲状腺癌行次全或全切除者，指导患者应遵医嘱终身服用甲状腺素片，勿擅自停药或增减剂量，目的在于抑制 TSH 的分泌，使血中的 TSH 水平下降，使残存的微小癌减缓生长，甚至消失，防止甲状腺功能减退和抑制 TSH 增高。所有的甲状腺癌术后患者服用适量的甲状腺素片可在一定程度上预防肿瘤的复发。

2.功能锻炼

卧床期间鼓励患者床上活动，促进血液循环和切口愈合。头颈部在制动一段时间后，可开始逐步练习活动，促进颈部的功能恢复。颈淋巴结清扫术者，斜方肌可能受到不同程度损伤，因此，切口愈合后应开始肩关节和颈部的功能锻炼，随时注意保持患肢高于健侧，以纠正肩下垂的趋势。特别注意加强双上肢的活动，应至少持续至出院后 3 个月。

3.定期复查

复查时间,第 1 年应为每 1～3 个月复查 1 次。第 2 年可适当延长,每 6～12 个月复查 1 次。5 年以后可每 2～3 年随诊 1 次。指导患者在日常生活中可间断性用双手轻柔触摸双侧颈部及锁骨窝内有无小硬结出现,有无咳嗽、骨痛等异常症状,一旦出现,随时复查及时就医。

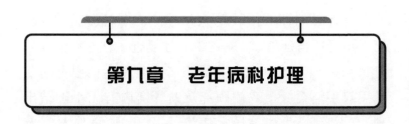

第九章　老年病科护理

第一节　老年白内障

各种原因,如老化、遗传、局部营养障碍、免疫与代谢异常、外伤、中毒、辐射等均可引起房水成分和晶状体囊通透性改变及代谢紊乱,晶状体蛋白变性,纤维间出现水隙、空泡、细胞上皮增殖等改变,透明晶状体变为混浊即形成白内障。晶状体混浊随年龄增长发病率增高。由于本病主要发生于老年人中,所以又称老年白内障。

一、病因

老年白内障形成主要是由于蛋白质的变性,不溶性蛋白、钠和钙等含量的增加,钾和维生素C减少和谷胱甘肽的缺乏。对于老年人来说,晶状体氧化损伤是白内障形成的最初因素,白内障形成的危险因素有饮酒过量、吸烟过多、妇女生育过多及某些全身性疾病等,但至今老年白内障形成的原因尚不完全清楚。另外,有青光眼、高度近视的并发性白内障,代谢障碍的糖尿病性白内障或全身长期大量使用皮质类固醇引起的皮质类固醇性白内障。流行病学研究表明,年龄、职业、紫外线照射、糖尿病、高血压、心血管疾病、机体外伤、过量饮酒、吸烟、遗传因素及晶状体营养代谢等均是老年白内障的危险因素。

二、临床特点

老年白内障常为双眼患病,但发病可有先后,严重程度也不一致。该病主要表现为渐进性、无痛性视力减退,视物模糊不清。早期患者感觉眼前有固定不动黑影,可有单眼复视、多视和屈光改变。根据晶状体开始出现混浊的部位,老年白内障常分为皮质性、核性和后囊下性 3 种类型。

(一)皮质性白内障

皮质性白内障是最常见的一种类型,其特点是混浊自周边部浅皮质开始,逐渐向中心部扩展,占据大部分皮质区。按其发展过程分为 4 期:初发期、膨胀期、成熟期和过熟期。

1.初发期

最早期的改变在晶状体周边部皮质,呈楔形混浊,其底边位于晶状体赤道部,尖端向瞳孔中心,混浊条纹之间皮质仍然透明,散瞳后,用检眼镜彻照法检查可见晶状体的赤道部红色背景上出现黑色的楔形条状阴影,裂隙灯显微镜检查可见混浊位于周边部呈羽毛状,初期混浊发展甚慢,可达数月甚至数年,有的长期停留在此阶段而不发展。

2. 膨胀期

膨胀期又称未熟期。晶状体混浊逐渐加重,皮质吸水肿胀,晶状体体积增加,虹膜向前推移,使前房变浅,可诱发急性闭角型青光眼发作。由于虹膜瞳孔缘部与混浊的晶状体皮质之间尚有一部分皮质是透明的,用斜照法检查时,光线投照侧的虹膜阴影投照在深层的混浊皮质上,在该侧瞳孔内出现新月形投影,称为虹膜投影。此期晶状体呈不均匀的灰白色混浊,患者视力明显减退,有时伴有眩光感,偶有单眼复视者,眼底难以窥见。

3. 成熟期

晶状体内水分溢出,肿胀消退,晶状体逐渐完全混浊至乳白色,前房深度恢复正常。裂隙灯检查仅能看到前面有限深度的皮质,呈无结构的白色混浊状态。此期晶状体完全混浊,虹膜投影消失,患者视力降至眼前手动或光感,不能窥入眼底。

4. 过熟期

晶状体内水分继续丢失,体积缩小,囊膜皱缩,前房加深,虹膜震颤。晶状体皮质液化呈乳汁状物,核随体位变化而移动,核下沉后可使视力突然提高。液化的皮质漏到晶状体囊外,可引起晶状体过敏性葡萄膜炎和晶状体溶解性青光眼,若晶状体核脱出可引起继发性青光眼。

(二)核性白内障

核性白内障发病较早,一般 40 岁左右开始,进展缓慢,常数年至数十年。混浊开始于胚胎核或成人核,呈灰黄色,随着病情发展,逐渐加重而呈棕色、棕黑色。早期由于晶状体周边部仍保持透明,因此,对视力影响不大,但后期视力极度减退,眼底不能窥见。

(三)后囊下性白内障

后囊下性白内障是皮质性白内障的一种表现,多在晶状体后极部囊下的皮质浅层发生盘状混浊,其进展虽很慢,但因病变一般从后囊膜下视轴区开始,故而早期即影响视力。

三、治疗

老年白内障的治疗以手术为主。常用的手术治疗方法有以下几种。

(一)白内障囊内摘除术

白内障囊内摘除术是将包括囊膜在内的晶状体完整摘除的方法。该方式可不用手术显微镜完成手术,操作较简单。术后瞳孔区透明,不会发生后发性白内障,但发生玻璃体脱出和视网膜脱离等并发症的机会较其他手术多,目前基本不采用。

(二)白内障囊外摘除术

白内障囊外摘除术是仅将晶状体皮质和核一起摘除而保留后囊膜的方法。该手术方式可减少眼内结构的颤动,减少玻璃体脱出、视网膜脱离和黄斑囊样水肿等并发症的发生,并为后房型人工晶体的植入准备了条件。术后发生后发性白内障的可能性较大。

(三)超声乳化白内障吸除术

超声乳化白内障吸除术是采用小的角巩膜切口进行手术,利用超声乳化仪将白内障的核和皮质乳化后囊外摘除的一种方法。由于手术切口小,伤口愈合快,视力恢复迅速。

(四)人工晶状体植入术

这是目前为止矫正无晶状体眼的最佳方法。人工晶状体植入后可迅速恢复视力,具有物象放大倍率小、周边视野正常等优点。

(五)白内障针拨术

白内障针拨术是根据古代中医眼科金针开内障手法改进创新的中西医结合治疗白内障手术方法,拨障针将混浊的晶状体移位至玻璃体前下方,附贴于锯齿缘处。此法操作简便,手术时间短,伤口小,恢复较快,适用于老年白内障成熟期或近成熟期,尤其是年老体弱或伴有某些慢性病不能接受其他白内障手术者。

四、护理措施

(一)术前护理

1.心理护理

老年白内障患者年龄大,对手术常会产生紧张、焦虑。要注意观察,耐心细致与患者沟通,及时给予心理上的支持,解释白内障手术的必要性、手术方式与注意事项。

2.生活护理

评估患者的自理能力,主动巡视病房,对不能自理的患者及时提供帮助。

3.安全护理

患者年龄大及视力差,行动不便,有安全隐患,因此,需评估患者的安全状况,告知患者呼叫系统的使用方法,做好预防跌倒和坠床的安全护理。

4.协助完成术前检查

如心电图、肝功能、生化、血常规等,出现术前发热、凝血功能异常、血压和血糖增高等表现应暂缓手术。

5.眼部准备

(1)遵医嘱滴用抗生素眼液预防感染。

(2)协助完成眼部检查:包括视力(光感、光定位,并查红绿色觉)、裂隙灯检查、眼压测量、眼部 A 超和 B 超、角膜曲率及眼轴长度、角膜内皮镜检查、人工晶体度数测量等。

(3)术前一天常规准备：冲洗泪道、冲洗结膜囊、确认手术眼标识等，如遇到泪道阻塞或结膜囊有分泌物，需及时报告医师处理，必要时暂缓手术。

(4)术前半小时滴用散瞳眼药水。

(二)术后护理

1.活动与休息

术后 2～4 小时宜卧床休息，不需要绝对卧床，可进行一般的起居活动，活动时注意避免低头、摇头、剧烈运动。

2.饮食护理

术后当天避免食用硬质食物、刺激性食物，避免吸烟、饮酒。多食新鲜蔬果，保持大便通畅。

3.术眼的保护

术后用眼垫外加眼罩包眼 1 天，保持术眼敷料清洁，不松脱。术后第 1 天由医师取除眼垫，即可正常视物，但看电视、电脑及阅读时间不宜过久，宜多休息。日常可戴墨镜保护，遮挡强光和灰尘，避免碰撞术眼，不用力挤眼，不揉按术眼。

4. 术眼滴眼药水治疗

按医嘱规范滴用抗生素眼液,使用两种眼药水之间间隔至少 5 分钟,以保障结膜囊充分吸收。

5. 术后病情观察

术后注意视力、眼压情况,有无眼痛、头痛等症状。注意患者精神状态,糖尿病、高血压患者注意监测血糖、血压,以便及早发现术后出现的并发症。

6. 安全护理

注意安全,上下床时注意动作缓慢,散步时最好有人陪伴,防止摔倒。

第二节　老年高血压

高血压是老年人最常见病之一,是导致老年人脑卒中、冠心病、心力衰竭、肾衰竭的发病率和病死率升高的主要危险因素之一,严重影响老年人的健康和生活质量。在我国随着人口老龄化的形势日趋明显,老年人高血压患病率随年龄而逐年升高。

一、病因及发病机制

绝大多数老年人高血压病因不明,发病机制尚未完全阐明。流行病学资料显示,近半个世纪以来,我国人群高血压患病率上升很快。心血管病的其他危险因素(血脂异常、肥胖、糖尿病、吸烟等)也呈明显上升趋势,加快了高血压的致病过程。导致高血压和其他危险因素上升的主要原因是我国经济发展、人民生活改善和生活节奏的加快带来的一系列不健康生活方式,其中最重要的是膳食不平衡,吸烟和过量饮酒,缺乏体力活动和心理压力增加。此外,遗传因素与高血压发病相关,父母均有高血压,其子女高血压患病率明显增加。老年女性常在绝经期前后由于内分泌失调而出现高血压。老年人高血压发病机制同样与肾素血管紧张素系统兴奋性增高、中枢和交感神经系统功能失调、胰岛素抵抗等因素密切相关。老年人高血压发病机制还包括大动脉硬化及粥样硬化,总外周血管阻力增高,肾脏排钠功能减退,压力感受器敏感性降低与功能失衡等。

二、临床表现

老年高血压的表现与中青年有所不同,具体见于以下几方面。

(一)以单纯收缩期高血压多见

65 岁以上高血压患者中,单纯收缩期高血压为混合型的 2 倍。收缩压随着年龄增长而增高,舒张压降低或者不变,由此导致脉压增大,是老年单纯收缩期高血压的另一个重要特征,也是反映动脉损害程度的重要标志,它比收缩压或舒张压更能预测心血管事件的发生率。

(二)血压波动性大

老年人的收缩压、舒张压和脉压的波动均明显增大。尤其是收缩压,1 天内波动达 5.3 kPa(40 mmHg),且 80 岁以上高龄老人血压的昼夜节律常消失;1 年内收缩压可波动(8.1±4.8)kPa[(61±36)mmHg],约 1/3 的患者表现为冬季高、夏季低。血压大的波动性使老年人易发生直立性低血压,且恢复的时间长。

(三)症状少而并发症多

在靶器官明显损害前,半数以上老年高血压患者无症状,因而缺乏足够重视,导致并发症的发生和病情进展。脏器老化、长期高血压加重了对靶器官的损害,所以老年高血压患者的并发症发生率高达 40%,其中冠心病、脑卒中为常见且严重的并发症,其发生与血压密切相关;收缩压升高 1.3~1.6 kPa(10~12 mmHg)或舒张压升高 0.7~0.8 kPa(5~6 mmHg),脑卒中的危险就增加 35%~40%,冠心病意外增加 20%~25%。

(四)多种疾病并存

老年高血压常与糖尿病、高脂血症、动脉粥样硬化、前列腺增生、肾功能不全等疾病共存并相互影响,使其治疗变得更为复杂,致残、致死率增高。

三、辅助检查

老年高血压患者在心电图、胸部 X 线、眼底检查等方面表现与一般成人高血压没有区别。不同点如下所述。

(一)24 小时动态血压检测

老年患者血压波动性较大,有些高龄老人血压昼夜节律消失。

(二)血脂、血糖检测

老年高血压患者常合并高血脂,高血糖。

(三)内分泌检测

老年高血压多为低肾素型,表现为血浆肾素活性、醛固酮水平、β 受体数目及反应性均低。

四、护理评估

(一)健康史

1. 内在因素

内在因素包括与血压有关的各种老化因素,如血管粥样与纤维样硬化的程度、激素反应性降低的情况以及压力感受器敏感性的变化等。

2. 外在因素

外在因素指各种不良的生活方式,如缺乏体育锻炼、超重、中度以上饮酒、高盐饮食等。

(二)心理-社会状况

评估老人有无对疾病发展、治疗方面的焦虑和猜疑;有无对终身用药的担心和忧虑;靶器官受损的程度是否影响老人的社交活动;老人的家庭和社区支持度如何。

五、护理诊断

(一)头痛

头痛与血压增高所致的脑供血不足有关。

(二)活动无耐力

活动无耐力与血压升高所致的心、脑、肾循环障碍有关。

(三)焦虑

焦虑与担心疾病预后有关。

(四)知识缺乏

缺乏高血压疾病的预防、保健、用药等方面的知识。

(五)有受伤的危险

受伤的危险与头晕、视物模糊、直立性低血压有关。

(六)潜在并发症

心力衰竭、脑血管意外、肾衰竭。

六、护理目标

(1)患者能说出所用抗高血压药的用法、用量及不良反应。

(2)患者能在医护指导下将血压维持在正常水平。

(3)患者能配合饮食、运动治疗及护理。

七、护理措施

(一)观察病情

老年人血压波动较大,所以应多次测量血压,同时注意观察有无靶器官损伤的征象。

(二)改善生活方式,消除可控的危险因素

1.合理膳食

严格限制钠盐摄入,每天摄入钠盐不应超过 6 g;减少热量、胆固醇、脂肪的摄入,补充适量蛋白质,多食用蔬菜、水果,摄入足量的钾、镁、钙,避免过饱;戒烟酒及刺激性饮料,少食多餐,预防便秘,减轻心脏负荷。

2.适量运动,控制体重

尤其肥胖者可通过限制每天热量及钠盐摄入量、加强运动等减重,防止高血脂和动脉硬化。选择有氧运动,可降压减肥、改善脏器功能、提高活动耐力。如慢跑、健身操、骑自行车、游泳等,避免竞技性、力量型的运动,一般每周 3~5 次,每次 30~40 分钟。

(三)遵医嘱合理应用降压药

老年人用抗高血压药剂量不宜过大,一般为常用量的 1/2 或 1/3,必要时逐渐增加。忌不按时按量服药、乱用药及服用作用过强的抗高血压药,睡前不宜用抗高血压药。观察用药后血压变化,防止直立性低血压。临床常用的一线抗高血压药物有 6 类,包括利尿药、血管紧张素转换酶抑制药、β 受体阻滞药、钙通道阻滞药、血管紧张素Ⅱ受体阻滞药和 α 受体阻滞药。降压目标规定不论年龄均要降至正常以下。

(四)心理护理

老年高血压患者的情绪波动会进一步加重病情,故应鼓励患者使用正向的调适方法,如通过与家人、朋友间建立良好的关系得到情绪支持,从而获得愉悦的感受。

(五)健康指导

高血压是危害人类健康的常见病,其发生原因与性别、年龄、遗传、饮食、职业、肥胖等因素有关。

(1)向患者和家属宣传高血压的知识,强调本病长期坚持治疗可使血压控制在正常范围,并可预防或减轻靶器官损害。

(2)建议患者调整饮食,坚持适当运动、减肥,戒烟酒,防止便秘。冬季外出时保暖,以防寒冷诱发血压升高。

（3）合理安排工作和休息，避免过度劳累和剧烈运动；避免精神紧张或激动，生活规律，保持充足的睡眠，乐观、豁达，情绪平稳。

（4）坚持正规治疗，静脉输液时滴速＜40滴/分，输液量＜1 000 mL/d。

（5）对长期用抗高血压药的患者，告知药物的名称、剂量、用法、疗效与不良反应，强调规律用药的重要性。教会患者和家属正确测量血压的方法。嘱其按时测量血压和记录。长期监测血压的变化，定期门诊复查，血压升高或病情变化及时就医。

八、护理效果评价

通过护理干预后，患者能说出所用抗高血压药的用法、用量及不良反应，并能在医护指导下将血压维持在正常水平；患者能配合饮食、运动治疗及护理。

第十章　急诊科护理

第一节　昏　迷

昏迷是一种严重的意识障碍,随意运动丧失,对体内外一切刺激(如语言、声音、光、疼痛等)均无反应,并出现病理反射活动的一种临床表现。在临床上,可由多种原因引起,并且是病情危重的表现之一。因此,如遇到昏迷的患者,应及时判断其原因,选择正确的措施,争分夺秒地抢救,以挽救患者生命。

昏迷的原因分为颅内、颅外因素:①颅内因素有中枢神经系统炎症(脑膜炎、脑脓肿、脑炎等)、脑血管意外(脑出血、脑梗死、蛛网膜下腔出血)、占位性病变(脑肿瘤、颅内血肿)、脑外伤、癫痫等。②颅外病因包括严重感染(败血症、伤寒、中毒性肺炎等)、心血管疾病(休克、高血压脑病、阿-斯综合征等)、内分泌与代谢性疾病(糖尿病酮症酸中毒、低血糖、高渗性昏迷、肝昏迷、尿毒症等)、药物及化学物品中毒(有机磷农药、一氧化碳、安眠药、麻醉剂、乙醚等)、物理因素(中暑、触电)等。

一、临床表现

昏迷是病情危重的标志,病因不同其临床表现也各异。

(1)伴有抽搐者,见于癫痫、高血压脑病、脑水肿、尿毒症、脑缺氧、脑缺血等。

(2)伴有颅内压增高者,见于脑水肿、脑炎、脑肿瘤、蛛网膜下腔出血等。

(3)伴有高血压者见于高血压脑病、脑卒中、嗜铬细胞瘤危象。

(4)伴有浅弱呼吸者见于肺功能不全、药物中毒、中枢神经损害。

(5)患者呼出气体的气味对诊断很有帮助,如尿毒症患者呼出气体有氨气味,酮症酸中毒有烂苹果味,肝昏迷有肝臭味,酒精中毒者有乙醇味。

二、护理评估

(一)健康史

应向家属或有关人员详细询问患者以往有无癫痫发作、高血压病、糖尿病以及严重的心、肝、肾和肺部等疾病。了解患者发作现场情况,发病之前有无外伤或其他意外事故(如服用毒物、高热环境下长期工作、接触剧毒化学药物和煤气中毒等),最近患者的精神状态和与周围人的关系。

(二)身体状况

1.主要表现

应向家属或有关人员详细询问患者的发病过程、起病时有无诱因、发病的急缓、持续的时间、演变经过;昏迷是首发症状还是由其他疾病缓慢发展而来的,昏迷前有无其他表现(指原发病的表现,如有无剧烈头痛、喷射样呕吐;有无心前区疼痛;有无剧烈的咳嗽、咳粉红色痰液、严重的呼吸困难、发绀;有无烦躁不安、胡言乱语;有无全身抽搐;有无烦渴、多尿、烦躁、呼吸深大、呼气呈烂苹果味等),以往有无类似发作史,昏迷后有无其他的表现。

2.体格检查

(1)观察检查生命体征。①体温:高热提示有感染性或炎症性疾病。过高可能为中暑或中枢性高热(脑干或下丘脑损害)。过低提示为休克、甲状腺功能低下、低血糖、冻伤或镇静安眠药过量。②脉搏:不齐可能为心脏病。微弱无力提示休克或内出血等。过速可能为休克、心力衰竭、高热或甲亢危象。过缓可能为房室传导阻滞或阿-斯综合征。缓慢而有力提示颅内压增高。③呼吸:深而快的规律性呼吸常见于糖尿病酸中毒,称为 Kussmual 呼吸;浅而快速的规律性呼吸见于休克、心肺疾病或安眠药中毒引起的呼吸衰竭;脑的不同部位损害可出现特殊的呼吸类型,如潮式呼吸提示大脑半球广泛损害,中枢性过度呼吸提示病变位于中脑被盖部,长吸式呼吸为脑桥上部损害所致,丛集式呼吸系脑桥下部病变所致,失调式呼吸是延髓特别是其下部损害的特征性表现。④血压:过高提示颅内压增高、高血压脑病或脑出血。过低可能为脱水、休克、心肌梗死、镇静安眠药中毒、深昏迷状态等。

(2)神经系统检查。①瞳孔:正常瞳孔直径为 2.5～4 mm,<2 mm 为瞳孔缩小,>5 mm 为瞳孔散大。双侧瞳孔缩小见于吗啡中毒、有机磷杀虫药中毒、巴比妥类药物中毒、中枢神经系统病变等,如瞳孔针尖样缩小(<1 mm),常为脑桥病变的特征,1.5～2.0 mm 常为丘脑或其下部病变。双侧瞳孔散大见于阿托品、山莨菪碱、多巴胺等药物中毒,中枢神经病变见于中脑功能受损;双侧瞳孔散大且对光反射消失表示病情危重。两侧瞳孔大小若相差 0.5 mm 以上,常见于小脑天幕病及 Horner 征。②肢体瘫痪:可通过自发活动的减少及病理征的出现来判断昏迷患者的肢体瘫痪程度。昏迷程度深的患者可重压其眶上缘,疼痛可刺激健侧上肢出现防御反应,患侧则无;可观察患者面部疼痛的表情判断有无面瘫;也可将患者双上肢同时托举后突然放开任其坠落,瘫痪侧上肢坠落较快,即坠落试验阳性;偏瘫侧下肢常呈外旋位,且足底的疼痛刺激下肢回缩反应差或消

失,病理征可为阳性。③脑膜刺激征:伴有发热者常提示中枢神经系统感染;不伴发热者多为蛛网膜下腔出血。如有颈项强直应考虑有无中枢神经系统感染、颅内血肿或其他造成颅内压升高的原因。④神经反射:昏迷患者若没有局限性的脑部病变,各种生理反射均呈对称性减弱或消失,但深反射也可亢进。昏迷伴有偏瘫时,急性期患侧肢体的深、浅反射减退。单侧病理反射阳性,常提示对侧脑组织存在局灶性病变,如果同时出现双侧的病理反射阳性,表明存在弥漫性颅内损害或脑干病变。⑤姿势反射:观察昏迷患者全身的姿势也很重要,临床上常见两种类型。一种为去大脑强直,表现为肘、腕关节伸直,上臂内旋和下肢处于伸展内旋位。提示两大脑半球受损且中脑及间脑末端受损。另一种为去皮质强直,表现为肘、腕处于弯屈位,前臂外翻和下肢呈伸展内旋位。提示中脑以上大脑半球受到严重损害。这两种姿势反射,可为全身性,亦可为一侧性。

(3)检查患者有无原发病的体征:有无大小便失禁,呼气有无特殊气味,皮肤颜色有无异常,肢端是否厥冷,肺部听诊有无湿啰音,听诊心脏的心音有无低钝,有无心脏杂音,腹肌有无紧张,四肢肌肉有无松弛,四肢肌力有无减退,眼球偏向哪侧,眼底检查有无视乳头水肿。

(三)心理状况

由于患者病情发展快,病情危重,抢救中紧张的气氛,繁多的抢救设施,常引起患者家属的焦虑,而病情的缓解需要时间,家属常因关心患者而对治疗效果不满意。

(四)实验室检查

(1)CT 或 MRI:怀疑脑血管意外的患者可采取本项目,可显示病变的性质、部位和范围。

(2)脑脊液检查:怀疑脑膜炎、脑炎、蛛网膜下腔出血的患者可选择,可提示病变的原因。

(3)血糖、尿酮测定:怀疑糖尿病酮症酸中毒、高渗性昏迷、低血糖的患者可选择本项目,能及时诊断,并在治疗中监测病情变化。此外,根据昏迷患者的其他病因选择相应的检查项目,以尽快做出诊断,为挽救患者生命争取时间。

(五)判断昏迷程度

由于昏迷患者无法沟通,导致询问病史困难,因此,护士能够正确地进行病情观察和判断就显得非常重要,首先应先确认呼吸和循环系统是否稳定,而详细完整的护理体检应等到对患者昏迷的性质和程度判断后再进行。

1.临床分级法

主要是给予言语和各种刺激,观察患者反应情况,加以判断,如呼叫姓名、推摇肩臂、压迫眶上切迹、针刺皮肤、与之对话和嘱其执行有目的的动作等。注意区别意识障碍的不同程度。①嗜睡：是程度最浅的一种意识障碍,患者经常处于睡眠状态,唤醒后定向力基本完整,但注意力不集中,记忆稍差,如不继续对答,很快又入睡。②昏睡：处于较深睡眠状态,不易唤醒,醒时睁眼,但缺乏表情,对反复问话仅能做简单回答,回答时含混不清,常答非所问,各种反射活动存在。③昏迷：意识活动丧失,对外界各种刺激或自身内部的需要不能感知。

2. 昏迷量表评估法

(1)格拉斯哥昏迷计分法(GCS)：在 1974 年英国 Teasdale 和 Jennett 制定的。以睁眼(觉醒水平)、语言(意识内容)和运动反应(病损平面)三项指标的 15 项检查结果来判断患者昏迷和意识障碍的程度。以上三项检查共计 15 分,凡评分低于 8 分,预后不良;5~7 分预后恶劣;评分小于 4 分者罕有存活。即以 GCS 分值愈低,脑损害的程度愈重,预后亦愈差。而意识状态正常者应为满分(15 分)。

此评分简单易行,比较实用。但临床发现:3 岁以下婴幼儿不能合作;老年人反应迟钝,评分偏低;语言不通、聋哑人、精神障碍患者等使用受到限制;眼外伤影响判断;有偏瘫的患者应根据健侧作判断依据。此外,有人提出,Glasgow 昏迷计分法用于评估患者意识障碍的程度,不能反映出极为重要的脑干功能状态(表 10-1)。

表 10-1　　GCS 计分法

记分项目	反应	计分
Ⅰ.睁眼反应	自动睁眼	4
	呼唤睁眼	3
	刺激睁眼	2
	任何刺激不睁眼	1
Ⅱ.语言反应	对人物、时间、地点定向准确	5
	不能准确回答以上问题	4
	胡言乱语、用词不当	3
	散发出无法理解的声音	2
	无语言能力	1
Ⅲ.运动反应	能按指令动作	6
	对刺痛能定位	5
	对刺痛能躲避	4
	刺痛时肢体屈曲(去皮质强直)	3
	刺痛时肢体过伸(去大脑强直)	2
	对刺痛无任何反应	1
总分		

（2）Glasgow-Pittsburgh 昏迷观察表：在 GCS 的临床应用过程中,有人提出尚需综合临床检查结果进行全面分析,同时又强调脑干反射检查的重要性。为此,Pittsburgh 又加以改进补充了另外 4 个昏迷观察项目,即对光反射、脑干反射、抽搐情况和呼吸状态,称之Glasgow-Pittsburgh 昏迷观察表。合计为七项 35 级,最高为 35 分,最低为 7 分。在颅脑损伤中,35～28 分为轻

型,27～21分为中型,20～15分为重型,14～7分为特重型颅脑损伤。该观察表即可判定昏迷程度,也反映了脑功能受损水平(表10-2)。

表 10-2　Glasgow-Pittsburgh 昏迷观察表

	项目	评分		项目	评分
Ⅰ.睁眼反应	自动睁眼	4		大小不等	2
	呼之睁眼	3		无反应	1
	疼痛引起睁眼	2	Ⅴ.脑干反射	全部存在	5
	不睁眼	1		睫毛反射消失	4
Ⅱ.语言反应	言语正常(回答正确)	5		角膜反射消失	3
	言语不当(回答错误)	4		眼脑及眼前庭反射消失	2
	言语错乱	3		上述反射皆消失	1
	言语难辨	2	Ⅵ.抽搐情况	无抽搐	5
	不语	1		局限性抽搐	4
Ⅲ.运动反应	能按吩咐动作	6		阵发性大发作	3
	对刺激能定位	5		连续大发作	2
	对刺痛能躲避	4		松弛状态	1
	刺痛肢体屈曲反应	3	Ⅶ.呼吸状态	正常	5
	刺痛肢体过伸反应	2		周期性	4
	无反应(不能运动)	1		中枢过度换气	3
Ⅳ.对光反应	正常	5		不规则或低换气	2
	迟钝	4		呼吸停止	1
	两侧反应不同	3			

三、护理诊断

(一)意识障碍

与各种原因引起的大脑皮质和中脑的网状结构发生高度抑制有关。

(二)清理呼吸道无效

与患者意识丧失不能正常咳嗽有关。

(三)有感染的危险

与昏迷患者的机体抵抗力下降、呼吸道分泌物排出不畅有关。

(四)有皮肤完整性受损的危险

与患者意识丧失而不能自主调节体位、长期卧床有关。

四、护理目标

(1)患者的昏迷程度减轻或消失。

(2)患者的皮肤保持完整,无压疮发生。

(3)患者无感染的发生。

五、护理措施

(一)急救护理

(1)速使患者安静平卧,下颌抬高以使呼吸通畅。

(2)松解腰带、领扣,随时清除口咽中的分泌物。

（3）呼吸暂停者立即给氧或口对口人工呼吸。

（4）注意保暖,尽量少搬动患者。

（5）血压低者注意抗休克。

（6）有条件尽快输液。

（7）尽快呼叫急救站或送医院救治。

（二）密切观察病情

（1）密切观察患者的生命指征,神志、瞳孔的变化,神经生理反射有无异常,注意患者的抽搐、肺部的啰音、心音、四肢肢端温度、尿量、眼底视神经、脑膜刺激征、病理反射等,并及时、详细记录,随时对病情做出正确的判断,以便及时通知医师并及时做出相应的护理,并预测病情变化的趋势,采取措施预防病情的恶化。

（2）如患者出现呼吸不规则（潮式呼吸或间停呼吸）、脉搏减慢变弱、血压明显波动（迅速升高或下降）、体温骤然升高、瞳孔散大、对光反射消失,提示患者病情恶化,须及时通知医师,并配合医师进行抢救。

（三）呼吸道护理

协助昏迷患者取平卧位,头偏向一侧,防止呕吐物误吸造成窒息（图 10-1）。帮助患者肩下垫高,使颈部舒展,防止舌后坠阻塞呼吸道,保持呼吸道通畅。立即检查口腔、喉部和气管有无梗阻,及时吸引口、鼻内分泌物,痰黏稠时给予雾化吸入。用鼻管或面罩吸氧,必要时需插入气管套管,机械通气。一般应使 PaO_2 至少高于 10.67 kPa(80 mmHg),$PaCO_2$ 在 4～4.7 kPa(30～35 mmHg)。

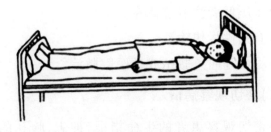

图 10-1　昏迷患者的卧位

(四)基础护理

1.预防感染

每 2～3 小时翻身拍背 1 次,并刺激患者咳嗽,及时吸痰。口腔护理 3～4 次/天,为防止口鼻干燥,可用 0.9%氯化钠溶液纱布覆盖口鼻。患者眼睑不能闭合时,涂抗生素眼膏加盖纱布。做好会阴护理,防止泌尿系感染。

2.预防压疮

昏迷患者由于不能自主调整体位,肢体长期受压容易发生压疮,护理人员应每天观察患者的骶尾部、股骨大转子、肩背部、足跟、外踝等部位,保持床单柔软、清洁、平整,勤翻身,勤擦洗,骨突处做定时按摩,协助患者被动活动肢体,并保持功能位,有条件者可使用气垫床。

3.控制抽搐

可镇静止痉,目前首选药物是地西泮,10~20 mg 静脉滴注,抽搐停止后再静脉滴注苯妥英钠 0.5~1.0 g,可在4~6小时重复给药。

4.营养支持

给昏迷患者插胃管,采取管喂补充营养,应保证患者每天摄入高热量、高蛋白、高维生素、易消化的流质饮食,如牛奶、豆浆或混合奶、菜汤、肉汤等。B族维生素有营养神经的作用,应予以补充。鼻饲管应每周清洗、消毒1次。

5.清洁卫生

(1)每天帮患者清洁皮肤,及时更换衣服,保持床铺的清洁干燥;如患者出现大小便失禁,应及时清除脏衣服,用清水清洁会阴部皮肤,迅速更换干净的衣服,长期尿失禁或尿潴留的患者,可留置尿管,定期开放(每4小时1次),每天更换1次尿袋,每周更换1次尿管,每天记录尿量和观察尿液颜色,如患者意识转清醒后,应及时拔出尿管,鼓励和锻炼患者自主排尿;如患者出汗,应及时抹干净,防止患者受凉。

(2)每天对患者进行口腔清洁,观察口腔和咽部有无痰液或其他分泌物、呕吐物积聚,如发现有,应及时清理口咽部和气管,防止患者误吸造成窒息。

(五)协助医师查明和去除病因

(1)遵医嘱采取血液、尿液、脑脊液、呕吐物等标本进行相应的检查,以查明患者昏迷的病因。

(2)及时建立静脉通道,为临床静脉用药提供方便。

(3)针对不同病因,遵照医嘱采取相应的医疗措施进行抢救。如有开放性伤口应及时止血、缝合、包扎;如消化道中毒者,及时进行催吐、洗胃、注射解毒剂;如糖尿病酮症酸中毒患者,及时应用胰岛素治疗并迅速补充液体;如癫痫持续状态患者,应及时应用苯妥英钠等药物。

(4)遵照医嘱维持患者的循环和脑灌注压,对直接病因已经去除的患者,可行脑复苏治疗(应用营养脑细胞的药物)以促进神经功能的恢复。

(六)健康教育

应向患者家属介绍如何照顾昏迷的患者,应注意哪些事项,如病情恶化,应保持镇静,及时与医师和护士联系。患者意识清醒后,应向患者和家属宣传疾病的知识,指导他们如何避免诱发原发病病情恶化的因素,并指导患者学会观察病情,及时发现恶化征象,及时就诊,以防止昏迷的再次发生。

六、护理效果评价

(1)患者的意识是否转清醒。

(2)患者的痰液是否有效排出。

(3)呼吸道是否保持通畅。

(4)皮肤是否保持完整,有无压疮,肺部有无感染发生。

第二节　休　克

休克是一个由多种病因引起的以循环障碍为主要特征的急性循环衰竭。在休克时,由于组织的灌注不良,而引起组织血、氧及营养物质供应不充足,并产生代谢方面的异常。细胞代谢异常将导致细胞的功能异常、炎性递质释放和细胞损伤。如果组织的灌注能得以迅速恢复,细胞的损伤将得到控制;如果细胞的损伤和代谢功能方面的异常严重或广泛,则休克不可逆转。因此,对于休克的现代解释为持续的、血液灌注不足的多器官功能障碍综合征(MODS)的亚临床病变。休克典型的临床表现是意识障碍、皮肤苍白、湿冷、血压下降、脉压减小、脉搏细速、发绀及少尿等。

一、病因

(一)血容量不足

由于大量出血(内出血或外出血)、失水(呕吐、腹泻、大量排尿等)、失血浆(烧伤、腹膜炎、创伤、炎症)等原因,血容量突然减少。

(二)创伤

多因撕裂伤、挤压伤、爆炸伤、冲击波伤引起内脏、肌肉和中枢神经系统损伤。此外,骨折和手术亦可引起创伤性休克,属神经源性休克。

(三)感染

细菌、真菌、病毒、立克次体、衣原体、原虫等感染,亦称中毒性休克。

(四)过敏

某些药物或生物制品使机体发生变态反应,尤其是青霉素过敏,常引起血压下降、喉头水肿、支气管痉挛、呼吸极度困难甚至死亡。

(五)心源性因素

常继发于急性心肌梗死、心脏压塞、心瓣膜口堵塞、心肌炎、心肌病变和严重心律失常等。

(六)神经源性因素

剧痛、麻醉意外、脑脊髓损伤等刺激,致使反射性周围血管扩张,有效血容量相对减少。

二、分类

休克分类方法很多,目前尚无一致的意见。传统的休克分类法主要按病因及病理生理学分类。

(一)按病因分类

(1)失血性休克(低血容量性休克)。

(2)感染性休克。

(3)心源性休克。

(4)过敏性休克。

(5)神经源性休克。

(6)内分泌性休克(黏液性水肿、嗜铬细胞瘤和肾上腺皮质功能不全等)。

(7)伴血流阻塞的休克(肺栓塞、夹层动脉瘤)。

(二)按病理生理学分类

根据血流动力学机制、血容量分布的改变,Weil 提出了一种新的休克早期分类的方法。

1. 低血容量性休克

(1)外源性:出血引起的全血丢失,烧伤、炎症引起的血浆丧失,腹泻、脱水引起的电解质丧失。

(2)内源性:炎症、创伤、过敏、嗜铬细胞瘤、蜇刺毒素作用引出的血浆外渗。

2. 心源性休克

心肌梗死、急性二尖瓣关闭不全、室间隔破裂、心力衰竭、心律失常。

3.阻塞性休克(按解剖部位)

(1)腔静脉:压迫。

(2)心包:压塞。

(3)心腔:环状瓣膜血栓形成、心房黏液瘤。

(4)肺动脉:栓塞。

(5)主动脉:夹层动脉瘤。

4.血流分布性休克(机制不十分清楚)

(1)高或正常阻力(静脉容量增加,心排血量正常或减低):杆菌性休克(革兰氏阴性肠道杆菌)、巴比妥类药物中毒、神经节阻滞(容量负荷后)、颈脊髓横断。

(2)低阻力(血管扩张、体循环动静脉短路伴正常高心排血量):炎症(革兰氏阳性菌肺炎)、腹膜炎、反应性充血。

传统的分类方法过于繁杂,完全可以将这些种类的休克浓缩集中,以便于临床分类与治疗。美国《克氏外科学》(第15版)中将休克按病原分类的方法,克服了传统分类法的不利面,有明显的优越性。但在实际临床应用时,仍会有一定的限制,因为常有休克患者的病因包括多种致病因素,如创伤休克者可能同时伴有败血症,或同时存在神经方面的因素,判断这种患者的休克分类是比较困难的,故在临床诊断和治疗各种休克时,一定要综合分析判断其病因,以便使患者得到最有效的治疗。

三、休克的分期

不同原因造成的休克过程是十分复杂的,不论什么原因造成的心功能不全及外周组织器官的灌注差,均可产生一系列组织低灌注的临床症状。休克的发生是有一定阶段性的,了解其各个阶段的特点和临床表现对于指导抢救治疗是非常有益的。一般情况下,休克时微循环的变化分为 3 个阶段。

(一)缺血缺氧期

由于组织的低灌注,使氧供明显减少。此期心排血量明显下降,临床表现为血压下降、脉压小、脉搏频速、尿量减少、心烦气躁、皮肤苍白、出冷汗、四肢发凉、四肢末梢出现轻度缺氧性发绀等。参与此期机体代偿的病理生理机制有如下几个方面。

1. 交感-肾上腺髓质系统兴奋

由于该系统的激活,使内源性儿茶酚胺类物质的释放增加,以利增加心肌收缩力、增快心率、收缩外周血管使血压回升。

2. 肾素-血管紧张素系统的作用

该系统兴奋后肾素的释放增多,在血管紧张素转化酶的作用下,肾素转化为血管紧张素Ⅱ和血管紧张素Ⅲ,在精氨酸加压素(AVP)和肾上腺释放的醛固酮协同作用下,使腹腔脏器和外周大血管的阻力增加,使血压回升。

3.血管活性脂的作用

细胞膜磷脂在磷脂酶 A_2 作用下生成的几种具有广泛生物活性的物质:血小板激活因子(PAF)、花生四烯酸环氧合代谢产物中的血栓素(TXA_2)、脂氧合代谢产物白三烯(LTC4,LTD4,LTE4,LTB4),可使全身的微血管收缩,但同时也有抑制心肌的作用。

4.溶酶体水解酶-心肌抑制因子系统

在该系统的作用下,溶酶体膜不稳定以致肠、肝、胰释放溶酶体酶类。胰腺则产生心肌抑制因子(MDF)并可使腹腔脏器小血管收缩。该系统的激活也可以代偿性地使回心血量增加以达到回升血压的目的。

此阶段系休克的早期代偿阶段,如果病变不十分严重,或其他因素干扰较小及原有的病因得以解除,那么患者的情况经紧急处理与对症对因治疗后可较快好转。如患者是因为外伤后所造成的大失血等原因而致休克,在此休克的代偿期给予补充血容量和有效的伤部处理止痛等,患者的休克状态可以很快恢复到正常循环功能。但如果是严重感染后的细菌内外毒素所造成的休克,由于病因不可能马上解除,因此有可能休克的治疗效果就不那么明显或迅速。此期的正确判定与治疗是十分重要的,如果不能很好地控制病情,进入淤血缺氧期(即失代偿期),则治疗的难度更大。

(二)淤血缺氧期

此期是指休克进入失代偿期,由于缺氧情况的进一步加重,组织的灌注状态更差,由于明显的缺氧代谢,致组织器官产生酸中毒现象,各器官的功能进一步减退,机体的代偿功能也明显转向失代偿,其临床表现为血压下降、脉搏细速、四肢末梢表现为严重的发绀及皮肤花斑、全身湿冷、尿量减少等。参与此期的病理生理机制有如下几个方面。

1.氢离子的作用

由于组织的供氧不足,造成严重的酸性代谢产物增加,同时也由于血供不足而造成酸性代谢产物不能及时排出,血液中缓冲物质减少、肾功能不全和肺功能不全等,氢离子大量蓄积,致使体内的各种酶类的功能下降、器官功能不全,此时机体的心血管系统对于各种药物的敏感性明显下降而疗效不佳,休克的程度逐渐加重。

2.血管活性物质的作用

由于各种致病因子的作用,血压降低和炎性物质的进一步刺激,前列腺素的释放增加,组胺、缓激肽、腺苷、PAF 等逐渐增多,而且代偿期的几个加压系统功能不全,心血管系统对于血管活性物质的反应减弱致使全身的血管扩张、血小板趋于聚集而使微循环状态更差甚至造成微循环衰竭。

3.自由基的作用

由于组织的严重缺氧和酸中毒,使之产生大量的氧自由基和羟自由基,促使脂质过氧化加剧,对于组织细胞造成严重的损伤而加重器官的功能不全或衰竭。

4.其他

由于血管内皮细胞的损伤,使白细胞易于附壁黏着,大量的细胞因造成血管功能的改变,使毛细血管后阻力增加,加重微循环障碍。

淤血缺氧期是休克的严重病变期,此期内如果不能去除病因和进行有效的对症治疗,将不可避免地使休克进入终末期,即 DIC 期。因此,在此期的救治过程中,要确实去除病因,纠正缺氧与酸中毒,使病情向好的方面转化,而不进入下一期。

(三)微循环凝血期(DIC 期)

微循环凝血期是休克的终末期,由于微血管内广泛血栓形成,使组织已经无法得到充分的血供氧供,也不能排出体内或组织器官的酸性代谢产物,各器官的功能已基本走向衰竭。临床表现为患者严重的烦躁不安,有的患者表现为意识不清或出现昏迷等,血压显著下降甚至测不到、肺出血或消化道出血、皮肤出现出血点或者瘀斑、无尿。患者于此期已处于濒死状态。化验室检查示凝血因子减少、血小板减少、3P 试验阳性等。

四、临床表现

按照休克的发病过程可分为休克代偿期、休克抑制期和休克失代偿期,或称休克早期、休克期和休克晚期。

(一)休克代偿期

当血容量丧失未超过总血容量的20%时,机体处于代偿阶段,患者的中枢神经系统兴奋性提高,交感神经活动增强,患者表现为精神紧张、兴奋、烦躁不安,面色苍白、四肢湿冷、脉搏细速、呼吸增快、血压正常或稍高,但脉压缩小,肾血管收缩,尿量减少,每小时尿量少于30 mL,在此期间如能及时正确处理,补足血容量,休克可迅速纠正;反之,如处理不当导致病情发展,进入休克抑制期。

(二)休克抑制期

当血容量丧失达到总血容量的20%~40%时,患者由兴奋转为抑制,表现为神志淡漠,反应迟钝,口唇和肢端发绀,皮肤出现花斑纹,四肢厥冷,出冷汗,脉搏细速,血压下降,收缩压下降至10.7 kPa(80 mmHg)以下,病情严重时,全身皮肤黏膜明显发绀,脉搏摸不清,无创血压测不到,体内组织严重缺氧,大量乳酸及有机酸增加。出现代谢性酸中毒。若抢救及时仍可好转,若处理不当,病情迅速恶化,出现进行性呼吸困难。脉速或咳出粉红色痰,动脉血氧分压降至8 kPa(60 mmHg)以下虽大量给氧也不能改善呼吸困难症状,提示已发生呼吸窘迫综合征,如皮肤、黏膜出现瘀斑或发生消化道出血,则表示病情已发展至弥散性血管内凝血阶段,常继发有心、脑、肾等器官的功能衰竭而死亡。

(三)休克失代偿期

当血容量丧失超过总血容量的 40%,由于组织缺少血液灌注,细胞因严重缺氧而发生变性坏死;加之严重的酸中毒又可使细胞内的溶酶体膜破裂,释出的溶酶体酶(如蛋白水解酶等)和某些休克动因(如脂多糖等)都可使细胞发生严重的乃至不可逆的损害,从而使包括脑、心在内的各重要器官的功能代谢障碍也更加严重,这样就给治疗造成极大的困难,故本期又称休克难治期。

五、治疗

尽管引起休克的原因不同,但都有共同的病理生理变化,即存在有效循环血量不足,微循环障碍和程度不同的体液代谢变化,故治疗的原则是针对引起休克的原因和休克不同发展阶段的生理紊乱,争取相应的治疗。

(一)一般措施

一般措施包括积极处理引起休克的原发伤、病。适当应用镇痛药。采取头和躯干抬高 20°~30°,下肢抬高 15°~20°体位,以增加回心血量,减轻呼吸负荷。及早建立静脉通路,并注意保温。病情危重者,可考虑做气管内插管或气管切开。

(二)补充血容量

纠正休克引起的组织低灌注及缺氧的关键,应在连续监测动脉血压、尿量和 CVP 的基础上,结合患者皮肤温、末梢循环、脉搏幅度及毛细血管充盈时间等微循环情况,观察补充血容量的效果。通常首先采用晶体液,但由于其维持扩容作用的时间仅 1 小时左右,故还应准备全血、血浆、压缩红细胞、清蛋白或血浆增量剂等胶体液输注。也有用 3%～7.5%高渗溶液进行休克复苏治疗。通过高渗液的渗透压作用,吸出组织间隙和肿胀细胞内的水分,从而起到扩容的效果;高钠还可增加碱储备及纠正酸中毒。

(三)积极处理原发病

外科疾病引起的休克,如内脏大出血的控制、坏死肠袢切除、消化道穿孔修补和脓液引流等,多存在需手术处理的原发病变。应在尽快恢复有效循环血量后,及时施行手术处理原发病变,才能有效地治疗休克。紧急情况下,应在积极抗休克的同时施行手术,以保障抢救时机。

(四)纠正酸碱平衡失调

由于休克患者组织灌注不足和细胞缺氧,常伴有不同程度的酸中毒,而酸性内环境均抑制心肌、血管平滑肌和肾功能。在休克早期,又可能因过度通气,引起低碳酸血症、呼吸性碱中毒。根据血红蛋白氧解离曲线的规律,碱中毒使血红蛋白氧解离曲线左移,氧不易从血红蛋白中释出,可使组织缺氧加重。故不主张早期使用碱性药物。而酸性环境有利于氧与血红蛋白解离,从而增加组织供氧。机体在获得充足血容量和微循环改善后,轻度酸中毒得到缓解而不需再用碱性药。但重度休克合并酸中毒经扩容治疗不满意时,仍需使用碱性药物。用药前需保证呼吸功能正常,以免引起二氧化碳潴留和继发呼吸性酸中毒。给药后应按血气分析的结果调整剂量。

(五)血管活性药物的应用

严重休克时,单靠扩容治疗不易迅速改善循环和升高血压。若血容量已基本补足,但循环状态仍未好转表现为发绀、皮肤湿冷时,则应选用下列血管活性药物。

1.血管收缩药

血管收缩药包括去甲肾上腺素、间羟胺和多巴胺等。

去甲肾上腺素是以兴奋 α 受体为主、轻度兴奋 β 受体的血管收缩药,能兴奋心肌,收缩血管,升高血压及增加冠状动脉血流量,作用时间短。常用量为 $0.5\sim2$ mg,加入 5% 葡萄糖溶液 100 mL 静脉滴注。

间羟胺(阿拉明)间接兴奋 α、β 受体,对心脏和血管的作用同去甲肾上腺素,但作用弱,维持时间约 30 分钟。常用量 2～10 mg 肌内注射或 2～5 mg 静脉注射;也可 10～20 mg 加入 5% 葡萄糖溶液 100 mL 静脉滴注。

多巴胺是最常用的血管收缩药,具有兴奋 α、$β_1$ 和多巴胺受体作用,其药理作用与剂量有关。当剂量每分钟 <10 μg/kg 时,主要作用 $β_1$ 受体,可增强心肌收缩力和增加一氧化碳,并扩张肾和胃肠道等内脏器官血管;剂量每分钟 >15 μg/kg 时则为 α 受体作用,增加外周血管阻力;抗休克时主要用其强心和扩张内脏血管的作用,宜采取小剂量。为提升血压,可将小剂量多巴胺与其他缩血管药物合用,从而不增加多巴胺的剂量。

多巴酚丁胺对心肌的正性肌力作用较多巴胺强,能增加一氧化碳,降低 PCWP,改善心泵功能。常用量为 2.5～10 μg/min。小剂量有轻度缩血管作用。

异丙肾上腺素是能增强心肌收缩和提高心率的 β 受体兴奋药,剂量 0.1～0.2 mg 溶于 100 mL 输液中。但对心肌有强大收缩作用和容易发生心律失常,不能用于心源性休克。

2.血管扩张药

血管扩张药分 α 受体阻滞药和抗胆碱能药两类。α 受体阻滞药包括酚妥拉明、酚苄明等,能解除去甲肾上腺素所引起的小血管收缩和微循环淤滞并增强左室收缩力。

抗胆碱能药物包括阿托品、山莨菪碱和东莨菪碱。临床上较多用于休克治疗的是山莨菪碱(人工合成品为654-2),可对抗乙酰胆碱所致平滑肌痉挛使血管舒张,起到改善微循环的作用。用法是每次 10 mg,每 15 分钟 1 次,静脉注射,或者 40~80 mg/h 持续泵入,直到临床症状改善。

硝普钠也是一种血管扩张药,作用于血管平滑肌,能同时扩张小动脉和小静脉,但对心脏无直接作用。剂量为 100 mL 液体中加入 5~10 mg 静脉滴注。滴速应控制在 20~100 $\mu g/min$,以防其中的高铁离子转变为亚铁离子。用药超过 3 天者应每天检测血硫氰酸盐浓度,血硫氰酸盐浓度超过 12.8% 时即应停药。

3. 强心药

强心药包括兴奋 α 和 β 肾上腺素能受体兼有强心功能的药物,如多巴胺和多巴酚丁胺等,其他还有可增强心肌收缩力,减慢心率作用的强心苷,如毛花苷 C。当在中心静脉压监测下,输液量已充分,当动脉压仍低而其中心静脉压显示已达 153.1 kPa(15 cmH_2O)以上时,可经静脉注射毛花苷 C 行快速洋地黄化(每天 0.8 mg),首次剂量 0.4 mg 缓慢静脉注射,有效时可再给维持量。

休克时应结合当时的主要病情选择血管活性药物，如休克早期主要病情与毛细血管前微血管痉挛有关；后期则与微静脉和小静脉痉挛有关。固应采用血管扩张药配合扩容治疗。在扩容尚未完成时，如有必要，可适量使用血管收缩药，应抓紧时间扩容，所用血管收缩药的剂量不宜太大，时间不能太长。

为了兼顾各重要脏器的灌注水平，常将血管收缩药与扩张药联合应用。如去甲肾上腺素每分钟 $0.1\sim0.5\ \mu g/kg$ 和硝普钠每分钟 $1\sim10\ \mu g/kg$ 联合静脉滴注，可增加心脏指数 30%，减少外周阻力 45%，使血压提高到 $10.7\ kPa(80\ mmHg)$ 以上，尿量维持在每天 $40\ mL$ 以上。

(六)皮质类固醇和其他药物的应用

皮质类固醇可用于感染性休克及其他较严重的休克，其作用主要为以下内容。

(1)阻断 α 受体兴奋作用，使血管扩张，降低外周血管阻力，改善微循环。

(2)保护细胞内溶酶体，防止溶酶体破裂。

(3)增强心肌收缩力，增加心排血量。

(4)增进线粒体功能和防止白细胞凝集。

(5)促进糖异生，使乳酸转化为葡萄糖，减轻酸中毒。

一般主张应用大剂量，静脉滴注，一次滴完。为了防止多用皮质类固醇后可能产生的不良反应,一般只用1～2次。

(七)治疗 DIC 改善微循环

对诊断明确的 DIC,可用肝素抗凝,成人首次可用 10×10^3 U(1 mg 相当于 125 U 左右),一般 1 mg/kg,6 小时 1 次;有时还使用抗纤溶药如氨甲苯酸、氨基己酸,抗血小板黏附和聚集的阿司匹林、双嘧达莫和小分子右旋糖酐。

(八)营养支持

休克患者行合理的营养支持有助于保护胃肠黏膜完整性、提高免疫功能、促进伤口愈合和减少脓毒血症的发生。严重创伤或感染时,机体呈高分解状态,每天所供热能应在(125～146 kJ/kg)。发生呼吸衰竭时,碳水化合物供给过多会加重二氧化碳潴留,可用长链脂肪酸来提供部分热量。增加蛋白质供应以维持正氮平衡。补充各种维生素和微量元素。维生素 C 和维生素 E 是氧自由基清除剂,可适当增加用量。

肠道淋巴组织控制病原菌的局部免疫反应。休克时,缺血、应激和应用抗生素、H_2 受体阻断药、抗酸药和糖皮质激素治疗常破坏肠道免疫防御功能,易发生细菌易位。长期肠外营养可导致胃肠黏膜萎缩。肠道营养能刺激 IgA 和黏液分泌,保护胃肠黏膜免遭损伤,防止细菌易位和脂多糖吸收进入血液循环。只要胃肠功能存在,可开始肠道营养。

其他类药物包括:①钙通道阻滞药,如维拉帕米、硝苯地平和地尔硫䓬等,具有防止钙离子内流、保护细胞结构与功能的作用;②吗啡类拮抗药,如纳洛酮,可改善组织血液灌流和防止细胞功能异常;③氧自由基清除剂,如超氧化物歧化酶(SOD),能减轻缺血再灌注损伤中氧自由基对组织的破坏作用;④调节体内前列腺素(PGS),如输注依前列醇(PGI_2)以改善微循环。

六、病情监测

根据病因,结合临床表现,通过监测,不但可了解患者病情变化和治疗反应,为休克的早期诊治争取有利时机,为调整治疗方案提供客观依据。

(一)一般监测

1.精神状态

精神状态是脑组织有效血液灌流和全身循环状况的反映。如患者意识清楚,对外界的刺激能正常反应,说明患者循环血量已基本恢复;相反,若患者表情淡漠、不安、谵妄或嗜睡、昏迷,反映大脑因循环不良而发生障碍。

2.皮肤温度、色泽

皮肤温度、色泽是体现灌流情况的标志。如患者的四肢暖,皮肤干,轻压甲床或口唇时,局部暂时缺血呈苍白,松压后色泽迅速转为正常,可判断末梢循环已恢复、休克好转;反之说明休克情况仍存在。

3. 血压

维持血压稳定在休克治疗中十分重要。但是,血压并不是反映休克程度最敏感的指标。如心排血量已有明显下降时,血压的下降常滞后约 40 分钟;当心排血量尚未完全恢复时,血压可已趋正常。因此,在判断病情时,还应兼顾其他的参数进行综合分析。在观察血压情况时,还要强调定时测量、比较血压情况。通常认为收缩压<12 kPa(90 mmHg)、脉压<2.7 kPa(20 mmHg)是休克的表现;血压回升、脉压增大则是休克好转的征象。

4. 脉率

脉率的变化多出现在血压变化之前。脉率已恢复且肢体温暖者,虽血压还较低,但常表示休克趋向好转。常用脉率/收缩压(mmHg)计算休克指数,帮助判定休克的有无及轻重。指数为 0.5 多表示无休克;>1 表示有休克;>2 为严重休克。

5. 尿量

尿量是反映肾血液灌注情况的有用指标。早期休克和休克复苏不完全的表现通常是少尿。对疑有休克或已确诊者,应观察每小时尿量,必要时留置导尿管。尿量<25 mL/h、比重增加者表明仍存在肾血管收缩和

供血量不足;血压正常但尿量仍少且比重偏低者,提示有急性肾衰竭可能。当尿量维持在 30 mL/h 以上时,则休克已得到纠正。此外,创伤危重患者复苏时使用高渗溶液者可能有明显的利尿作用;涉及垂体后叶的颅脑损伤可出现尿崩现象;尿路损伤可导致少尿与无尿。判断病情时应予注意。

(二)特殊监测

1. 中心静脉压(CVP)

中心静脉压代表右心房或者胸腔段腔静脉内压力的变化,一般比动脉压要早,反映全身血容量及心功能状况。CVP 的正常值为 0.5～1 kPa(3.7～7.4 mmHg)。当 CVP<0.5 kPa(3.7 mmHg)时,表示血容量不足;高于 1.5 kPa(11 mmHg)时,则提示心功能不全、肺循环阻力增高或静脉血管床过度收缩;若 CVP 超过 2 kPa(14.7 mmHg),则表示存在充血性心力衰竭。临床实践中,通常进行连续测定,动态观察其变化趋势以准确反映右心前负荷的情况。

2. 肺毛细血管楔压(PCWP)

应用 Swan-Ganz 漂浮导管可测得肺动脉(PAP)和肺毛细血管楔压(PCWP),可反映左心房、左心室压和肺静脉。PCWP 的正常值为 0.8～2 kPa(6～15 mmHg),与左心房内压接近;PAP 的正常值为 1.3～2.9 kPa(10～22 mmHg)。PCWP 增高常见于肺循环阻力增高,如肺水肿时,PCWP 低于正常值反映血容量不足(较 CVP 敏感)。因此,临床上当发现 PCWP 增高时,即使 CVP 尚属正常,也应限制输液量以免发生或加重肺水肿。此外,还可在做 PCWP 时获得血标本进行混合静脉血气分析,了解肺内通气/灌流比或肺内动静脉分流的变化情况。但必须指出,肺动脉导管技术是一项有创性检查,有发生严重并发症的可能(发生率为 3%～5%),故应当严格掌握适应证。

3.心排血量(CO)和心脏指数(CI)

CO 是心率和每搏排出量的乘积,可经 Swan-Ganz 倒灌应用热稀释法测出。成人 CO 的正常值为 4～6 L/min;单位体表面积上的 CO 便称作心脏指数(CI),正常值为每分钟 2.5～3.5 L/m^2。此外,还可按下列公式计算出总外周血管阻力(SVR):

SVR＝平均动脉压－中心静脉/心排血量×80

SVR 正常值为 100～130 kPa(750～975 mmHg)。S/L 了解和监测上述各参数对于抢救休克时及时发现和调整异常的血流动力学有重要意义。CO 值通常在休克时均较正常值有所降低;有的感染性休克时却可能高于正常值。因此在临床实践中,测定患者的 CO 值并结合正常值判定。

七、护理措施

(一)一般护理

(1)将患者安置在单间病房,室温 22～28℃,湿度 70%左右,保持通风良好,空气新鲜。

(2)设专人护理,护理人员不离开患者身边,保持病房安静,避免过多搬动患者,建立护理记录,详细记录病情变化及用药。

(3)体位:休克患者体位很重要,最有利的体位是头和腿均适当抬高 30°,松解患者紧身的领口、衣服,使患者平卧,立即测量患者的血压、脉搏、呼吸,并在以后每 5～10 分钟重复 1 次,直至平稳。

(4)保暖:大多数患者有体温下降、怕冷等表现,需要适当保暖,但不需在体表加温,不用热水袋。因体表加温可使皮肤血管扩张,减少了生命器官的血液供应,破坏了机体调节作用,对抗休克不利。但在感染性休克持续高热时,可采用降温措施,因低温能降低机体对氧的消耗。

(5)吸氧与保持呼吸道通畅:休克患者都有不同程度的缺氧症状,应给予氧气吸入。吸入氧浓度 40%左右,并保持气道通畅。必要时可以建立人工气道。用鼻导管或面罩吸氧时,尤应注意某些影响气道通畅的因素,如舌后坠,有颌面、颅底骨折,咽部血肿,鼻腔出血的患者,吸入异物及呕吐物后的患者;气道灼伤、变态反应引起喉头水肿的患者;颈部血肿压迫气管及严重的胸部创伤的患者,为防止出现气道梗阻,应给予必要的急救护理措施。如用舌钳将舌头拉出;清除患者口中异物、分泌物;使患者侧卧头偏向一侧;尽可能建立人工气道,确保呼吸道通畅。

(6)输液:开放两条及以上静脉通路,尽快进行静脉输液。必要时可采用中心静脉置管输液。深静脉适宜快速输液,浅表静脉适宜均匀而缓慢地滴入血管活性药物或其他需要控制滴速的药物。输液前要采集血标本进行有关化验,并根据病情变化随时调整药物。低血容量性休克且无心脏疾病的患者,速度可适当加快,老年人或有心肺疾病者速度不宜过快,避免发生急性肺水肿。抗休克时,输液药物繁多,要注意药物间的配伍禁忌、药物浓度及滴速。此外,抢救过程中常有大量的临时口头医嘱,用药后及时记录,且执行前后应及时查对,避免差错。意识不清、烦躁不安患者输液时,肢体应以夹板固定。输液装置上应写出床号、姓名、药名及剂量等。

(7)记出入液量:密切观察病情变化,准确记录24小时出入液量,以供补液计划做参考。放置导尿管,以观察和记录单位时间尿量,扩容的有效指标是每小时尿量维持在 30 mL 以上。

(二)临床护理

1.判断休克的前期、加重期、好转期

护理人员通过密切观察病情,及早发现与判断休克的症状,与医师密切联系,做到及早给予治疗。

(1)休克前期:护理人员要及早判断患者病情,在休克症状未充分表现之前,就给予治疗,往往可以使病情向有利方面转化,避免因治疗不及时而导致病情恶化。患者意识清醒,烦躁不安,恶心、呕吐,略有发绀或面色苍白,肢体湿冷,出冷汗,心搏加快,但脉搏尚有力,收缩压可接近正常,但不稳定,遇到这些情况,应考虑到有休克早期表现,及时采取措施,使患者病情向好的方面发展。

(2)休克加重期:表现为烦躁不安,表情淡漠,意识模糊甚至昏迷,皮肤发绀,出冷汗,或出现出血点,瞳孔反射迟钝,脉搏细弱,血压下降,脉压变小,少尿或无尿。此时医护人员必须密切合作,采取各种措施,想方设法挽救患者生命。

(3)休克好转期:表现为神志逐渐转清、表情安静、皮肤转为红润、出冷汗停止,脉搏有力且变慢,呼吸平稳而规则,脉压增大,血压回升,尿量增多且每小时多于30 mL,皮肤及肢体变暖。

2.迅速去除病因,积极采取相应措施

临床上多种多样的原因可导致休克,积极又迅速去

除病因占重要地位。如立即对开放伤口进行包扎、止血、固定伤肢，抗过敏、抗感染治疗，给予镇静、镇痛药物，使患者能安静接受治疗等。如过敏性休克患者，在医师未到之前，应立即给予皮下或肌内注射0.1%肾上腺素1 mL，并且给予氧气吸入及建立输液通道。如外科疾病(内脏出血、肠坏死、急性化脓性胆管炎等)及妇产科(前置胎盘、宫外孕大出血)等，应一方面及时恢复有效循环血量；另一方面要积极去除休克的病因，即施行手术才能挽救患者生命。护理人员在抗休克治疗的同时，必须迅速做好术前准备，立即将患者送至手术室进行手术。

3. 输液的合理安排

护理人员在执行医嘱时，要注意输液速度及量与质的合理安排，开始输液时决定量和速度比决定补什么溶液更为重要。在紧急情况下，血源困难时可立即大量迅速输入0.9%氯化钠溶液。输入单纯的晶体液虽然能补充血容量，但由于晶体液很快转移到血管外，不能有效地维持血管内的血容量。应将晶体液与胶体液交替输入，以便保持血管胶体渗透压来维持血容量。在输入血管收缩药或血管扩张药时，如去甲肾上腺素、多巴胺等，因这些药物刺激性强，对注射局部容易产生坏死，而休克患者反应迟钝，故护理患者要特别谨慎，经常观察输液局部变化，发现异常要及时处理和更换部位。

4.仔细观察病情变化

休克是一个严重的变化多端的动态过程,要取得最好的治疗效果,必须注意加强临床护理中的动态观察。护理人员在精心护理的过程中,从病床边可以随时获得可靠的病情进展的重要指标。关键是对任何细微的变化都不能放过,同时,要做出科学的判断。其观察与判断的内容包括以下几项。

(1)意识表情:患者的意识表情变化能反映中枢神经系统血液灌流情况。脑组织灌注不足、缺氧,表现为烦躁、神志淡漠、意识模糊或昏迷等。严重休克时细胞反应降低,患者由兴奋转为抑制,表示脑缺氧加重病情恶化。患者经治疗后意识转清楚,反应良好,提示循环改善。早期休克患者有时需要心理护理,耐心劝慰患者,使之配合治疗与护理。另外,对谵妄、烦躁、意识障碍者,应给予适当约束加用床档,以防坠床发生意外。

(2)末梢循环:患者皮肤色泽、温度、湿度能反映体表的血液灌注情况。正常人轻压指甲或唇部时,局部因暂时缺血而呈苍白色,松压后迅速转为红润。轻压口唇、甲床苍白色区消失时间超过 1 秒,为微循环灌注不足或有瘀滞现象。休克时患者面色苍白、皮肤湿冷表明病情较重,患者皮色从苍白转为发绀,则提示进入严重休克,由发绀又出现皮下瘀点、瘀斑,注射部位渗血,则提示有 DIC 的可能,应立即与医师联系。如果患者四肢温暖,皮肤干燥,压口唇或指甲后苍白消失快(<1 秒),迅速转为红润,表明血液灌注良好,休克好转。

(3)颈静脉和周围静脉:颈静脉和周围静脉充盈常提示高血容量的情况。休克时,由于血容量锐减,静脉瘪陷,当休克得到纠正时,颈静脉和周围静脉充盈,若静脉怒张则提示补液量过多或心功能不全。

(4)体温:休克患者体温常低于正常,但感染性休克时有高热。护理时应注意保暖,如盖被、低温电热毯或空气调温等,但不宜用热水袋加温,以免烫伤和使皮肤血管扩张,加重休克。高热患者可以采用冰袋、冰帽或低温等渗盐水灌肠等方法进行物理降温,也可配合室内通风或药物降温法。

(5)脉搏:休克时脉率增快,常出现于血压下降之前。随着病情恶化,脉率加速,脉搏变细弱甚至摸不到。若脉搏逐渐增强,脉率转为正常,脉压由小变大,提示病情好转。为准确起见,有时需结合心脏听诊和心电图监测。若心率超过 150 次/分或高度房室传导阻滞等可降低心排血量,值得注意。

(6)呼吸:注意呼吸次数,有无节律变化,呼吸增速、变浅、不规则,说明病情恶化;反之,呼吸频率、节律及深浅度逐渐恢复正常,提示病情好转。呼吸增至 30 次/分以上或降至 8 次/分以下,表示病情危重。应保持呼吸道通畅,有分泌物及时吸出,鼻导管给氧时用 6～8 L/min 的高流量(氧浓度 40%～50%),输入氧气应通过湿化器或在患者口罩处盖上湿纱布,以保持呼吸道湿润,防止黏膜干燥。每2～4小时检查鼻导管是否通畅。行气管插管或切开、人工辅助通气的患者,更应注意全面观察机器工作状态和患者反应两方面的变化。每4～6小时测量全套血流动力学指标、呼吸功能及血气分析1次。高流量用氧者停用前应先降低流量,逐渐停用,使呼吸中枢逐渐兴奋,不能骤停吸氧。

(7)瞳孔:正常瞳孔两侧等大、圆形。双侧瞳孔不等大应警惕脑疝的发生。如双侧瞳孔散大,对光反射减弱或消失,说明脑组织缺氧,病情危重。

(8)血压与脉压:观察血压的动态变化对判断休克有重要作用。脉压越低,说明血管痉挛程度越重。而脉压增大,则说明血管痉挛开始解除,微循环趋向好转。此外,在补充血容量后,血流改善,血压也必然上升。通常认为上肢收缩压低于12 kPa(90 mmHg)、脉压<2.7 kPa(20 mmHg),且伴有毛细血管灌流量减少症状,如肢端厥冷、皮肤苍白等是休克存在的证据。在休克过程中,血流和血压是成正比的。因此,对休克患者的血压观察不能忽视。但治疗休克原则的目的在于改善全身组织血液灌注,恢复机体的正常代谢,不能单纯以血压高低来判断休克的治疗效果。在休克早期或代偿期,由于交感神经兴奋,儿茶酚胺释放,舒张压升高,而收缩压则无明显改变,故应注意脉压下降和交感兴奋的征象。相反,如使用血管扩张药或硬膜外麻醉时,收缩压在

12 kPa(90 mmHg)左右而脉压正常[4～5.3 kPa(30～39.7 mmHg)],且无其他循环障碍表现,则为非休克状态。此外,平时患高血压的患者,发生休克后收缩压仍可能>16 kPa(120 mmHg),但组织灌注已不足。因此,应了解患者基础血压。致休克因素使收缩压降低20%以上时考虑休克。重度休克患者,袖带测压往往不准确,可用桡动脉穿刺直接测压。休克治疗过程,定时测压,对判断病情、指导治疗很有价值。若血压逐渐下降甚至不能测知,且脉压减小,则说明病情加重。血压回升到正常值,或血压虽低,但脉搏有力,手足转暖,则休克趋于好转。

(9)尿量:观察尿量就是观察肾功能的变化,也是护理人员对休克患者重点观察的内容之一。尿量和尿比重是反映肾脏毛细血管的灌流量,也是内脏血液流量的一个重要指标。在休克过程中,长时间的低血容量和低血压,或使用了大量血管收缩药后,可使肾脏灌流量不足,肾缺血而影响肾功能。此时,患者肾小球滤过率严重下降,临床出现少尿或无尿。如经扩容治疗后,尿量仍每小时少于25～30 mL,应与医师联系,协助医师进行利尿试验。用20%甘露醇溶液100～200 mL于15～30分钟内静脉滴注,或用呋塞米20～40 mg于1～2分钟内静脉注入。如不能使尿量改善,则表示已发生肾衰竭。此时应立即控制入量,补液应十分慎重。急性肾衰竭时,肾小管分泌钾的功能下降,同时大量组织破坏,蛋白质分解代谢亢进,钾从细胞内大量溢出进入细胞外液,故急性肾衰竭少尿期,血钾必然升高。当血钾升高超过 7 mmol/L 时,如不积极治疗,可发生各种心室颤动和心搏停止,因此要限制钾的摄入。反复测定血钾、钠、氯,根据化验报告和尿量的情况来考虑钾的应用。可给予碳酸氢钠纠正酸中毒,使钾离子再进入细胞内,或给予葡萄糖加胰岛素静脉滴入,可使血清钾离子暂时降低。如果经过治疗尿量稳定在 30 mL/h 以上时,提示休克好转。因此,严格、认真记录尿量极为重要。

除此之外,还应注意并发症的观察,成人呼吸窘迫综合征、心力衰竭、肾衰竭及 DIC 是休克死亡的常见并发症。①成人呼吸窘迫综合征(ARDS,又称休克肺):应注意观察有无进行性呼吸困难、呼吸频率加快(>35 次/分);有无进行性严重缺氧,经一般氧疗不能纠正,$PaO_2 < 9.3$ kPa(70 mmHg)并有进行性下降的趋势。特别常见于原有心、肾功能不全的患者,过度输入非胶体溶液更易发生。如有上述表现立即报告医师,及时处理。②急性肾衰竭:如血容量已基本补足,血压已回升接近正常或已达正常,而尿量仍<20 mL/h,并对利尿剂无反应者,应考虑急性肾衰竭的可能。③心功能不全:如血容量已补足,中心静脉压达 1.2 kPa(8.9 mmHg),又无酸中毒存在,而患者血压仍未回升,则提示心功能不全,尤其老年人或原有慢性心脏病的患者有发生急性肺水肿的可能,应立即减慢输液速度或暂停输液。④DIC:如休克时间

较长的患者,应注意观察皮肤有无痕点、瘀斑或血尿、便血等,如有以上出血表现,则需考虑并发 DIC,应立即取血作血小板、凝血酶原时间、纤维蛋白原等检查,并协助医师进行抗凝治疗。

5. 应用血管活性药物的护理

(1)开始用升压药或更换升压药时血压常不稳定,应每 5～10 分钟测量血压 1 次,有条件的连续监测动脉压。随血压的高低调节药物浓度。对升压药较敏感的患者,收缩压可由测不到而突然升高甚至可达 26.7 kPa(200 mmHg)。在患者感到头痛、头晕、烦躁不安时应立即停药,并报告医师。用升压药时必须从最低浓度且慢速开始,每 5 分钟测血压 1 次,待血压平稳及全身情况改善后,改为每次 30 分钟,并按药物浓度及剂量计算输入量。

(2)静脉滴注升压药时,切忌使药物外渗,以免导致局部组织坏死。

(3)长期输液的患者,应每 24 小时更换 1 次输液管,并注意保护血管及穿刺点。选择血管时先难后易,先下后上。输液肢体应适当制动,但必须松紧合适,以免回流不畅。

6. 防肺部感染

病房内定期空气消毒并控制探视,定期湿化消毒。避免交叉感染,进行治疗操作时,注意遮挡,适当暴露以免受凉。如有人工气道,注意口腔护理,鼓励患者有效咳痰。痰不易咳出时,行雾化吸入。不能咳痰者及时吸痰,保证呼吸道通畅,以防止肺部并发症。

7. 心理护理

经历休克繁多而紧急的抢救后,患者受强烈刺激,易使患者倍感自己病情危重与面临死亡而产生恐惧、焦虑、紧张、烦躁不安。这时亲属的承受能力、应变能力也随之下降,将严重影响与医护人员的配合。因此,护士应积极主动配合医疗,认真、准确无误地执行医嘱;紧急情况下医护人员也要保持镇静,快而有序、忙而不乱地进行抢救工作,以稳定患者及家属的情绪,并取得他们的信赖感和主动配合;待患者病情稳定后,及时做好安慰和解释工作,使患者积极配合治疗及护理,树立战胜疾病的信心;保持安静、整洁舒适的环境,减少噪声,让患者充分休息;应将患者病情的危险性和治疗、护理方案及期望治疗前途告诉患者家属,在让他们心中有数的同时,协助医护人员做好患者的心理支持,以利于早日康复。

第三节　气道异物阻塞

气道异物阻塞(FBAO)是导致窒息的紧急情况,如不及时解除,数分钟内即可死亡。FBAO 造成心脏停搏并不常见,但有意识障碍或吞咽困难的老人和儿童发生人数相对较多。FBAO 是可以预防而避免发生的。

一、原因及预防

任何人突然呼吸骤停都应考虑到 FBAO。成人通常在进食时易发生,肉类食物是造成 FBAO 最常见的原因。易导致 FBAO 的诱因有吞食大块难咽食物、饮酒、老年人戴义齿或吞咽困难、儿童口含小颗粒状食物及物品。注意以下事项有助于预防 FBAO:①进食切碎的食物,细嚼慢咽,尤其是戴义齿者。②咀嚼和吞咽食物时,避免大笑或交谈。③避免酗酒。④阻止儿童口含食物行走、跑或玩耍。⑤将易误吸入的异物放在婴幼儿拿不到处。⑥不宜给小儿需要仔细咀嚼或质韧而滑的食物(如花生、坚果、玉米花、果冻等)。

二、临床表现

异物可造成呼吸道部分或完全阻塞,识别气道异物阻塞是及时抢救的关键。

(一)气道部分阻塞

患者有通气,能用力咳嗽,但咳嗽停止时,出现喘息声。这时救助者不宜妨碍患者自行排出异物,应鼓励患者用力咳嗽,并自主呼吸。但救助者应守护在患者身旁,并监视患者的情况,如不能解除,即求救 EMS 系统。

FBAO患者可能一开始表现为通气不良,或开始通气好,但逐渐恶化,表现为乏力、无效咳嗽、吸气时高调噪音、呼吸困难加重、发绀。对待这类患者要同气道完全阻塞患者一样,须争分夺秒救助。

(二)气道完全阻塞

患者已不能讲话,呼吸或咳嗽时,双手抓住颈部,无法通气。对此征象必须能够立即明确识别。救助者应马上询问患者是否被异物噎住,如果患者点头确认,必须立即救助,帮助解除异物。由于气体无法进入肺脏,如不能迅速解除气道阻塞,患者很快出现意识丧失,甚至死亡。如果患者已意识丧失、猝然倒地,则应立即实施心肺复苏。

三、治疗

(一)解除气道异物阻塞

对气道完全阻塞的患者必须争分夺秒地解除气道异物。通过压迫使气道内压力骤然升高的方法,产生人为咳嗽,把异物从体内排出。具体可采用以下方法。

1. 腹部冲击法(HeimLish法)

此法可用于有意识的站立或坐位患者。急救者站在患者身后,双臂环抱患者腰部,一手握拳,握拳手的拇指侧抵住患者腹部,位于剑突下与脐上的腹中线部位,再用另一手握紧拳头,快速向内向上使拳头冲击腹部,反复冲击腹部直到把异物排出。如患者意识丧失,即开始 CPR。

采用此法后,应注意检查有无危及生命的并发症,如胃内容物反流造成误吸、腹部或胸腔脏器破裂。除必要时,不宜随便使用。

2.自行腹部冲击法

气道阻塞患者本人可一手握拳,用拇指抵住腹部,部位同上,再用另一只手握紧拳头,用力快速向内向上使拳头冲击腹部。如果不成功,患者应快速将上腹部抵压在一硬质物体上,如椅背、桌缘、护栏,用力冲击腹部,直到把异物排出。

3.胸部冲击法

患者是妊娠末期或过度肥胖者时,救助者双臂无法环抱患者腰部,可用胸部冲击法代替 HeimLish 法。救助者站在患者身后,把上肢放在患者腋下,将胸部环抱住。一只手拳的拇指侧放在胸骨中线,避开剑突和肋骨下缘,另一只手握住拳头,向后冲压,直至把异物排出。

(二)对意识丧失者的解除方法

1.解除 FBAO 中意识丧失

救助者立即开始 CPR。在 CPR 期间,经反复通气后,患者仍无反应,急救人员应继续 CPR,严格按 30∶2 按压/通气比例。

2.发现患者时已无反应

急救人员初始可能不知道患者发生了 FBAO,在反复通气数次后,患者仍无反应,应考虑到 FBAO 的可能。可采用以下方法。

(1)在 CPR 过程中,如果有第二名急救人员在场,一名实施救助,另一名启动 EMS,患者保持平卧。

(2)用舌-上颌上提法开放气道,并试用手指清除口咽部异物。

(3)如果通气时患者胸廓无起伏,重新摆正头部位置,注意开放气道状态,再尝试通气。

(4)异物清除前,如果通气仍未见胸廓起伏,应考虑进一步抢救措施(如环甲膜穿刺/切开术)开通气道。

(5)如异物取出,气道开通后仍无呼吸,需继续缓慢人工通气。再检查脉搏、呼吸、反应。如无脉搏,即行胸外按压。

四、急救护理

急性呼吸道异物短时间内可危及生命,护士必须有强烈的风险意识,争分夺秒地协助抢救工作。

(一)做好抢救准备

备氧气、吸引器、电动负压吸引器、纤维支气管镜、直接喉镜、气管插管及气管切开包等急救物品。使用静脉留置针建立静脉通道。完善术前准备,与手术室联系,做好气管、支气管镜检查的准备。询问过敏史。一且出现极度呼吸困难,立即协助医师抢救,给予氧气吸入。

(二)病情观察

密切观察患者的呼吸情况,判断异物所在部位及运动情况。异物进入喉部及声门下时,患者有剧烈呛咳、喉喘鸣、声嘶、面色发绀、吸气性呼吸困难,可在数分钟内引起窒息。发现上述情况立即报告医师抢救。观察双肺呼吸动度是否相同、两侧呼吸音是否一致,吸气时胸骨上窝、锁骨上窝、肋间隙有无凹陷,有无喘鸣、口唇发绀,咳嗽及咳嗽的性质,有无颈静脉怒张及颈胸部皮下气肿。持续监护生命体征和血氧饱和度,记录各项目的基础数据。观察有无颅内压增高或颅内出血的征象,注意瞳孔大小、神经反射,有无惊厥、四肢震颤及肌张力增高或松弛等。

(三)尽量保持患者安静

安排在单人间,保持环境安静。使患者卧床,安定情绪,避免紧张,集中进行检查和治疗,尽量避免刺激。减少患儿哭闹,避免因大哭导致异物突然移位阻塞对侧支气管或卡在声门后引起窒息或增加耗氧量。禁饮食。

(四)向患者及家属介绍手术过程及注意事项

确定实施经气管镜取异物者,遵医嘱给予阿托品等术前用药。向患者及家属介绍手术的过程,术中、术后可能发生的并发症,配合治疗及护理的注意事项等。检查手术知情同意书是否签字。

(五)术后护理

(1)全麻术后麻醉尚未清醒前,设专人护理,取平卧位,头偏向一侧,防止误吸分泌物,及时吸净患者口腔及呼吸道分泌物,保持呼吸道通畅,持续吸氧。

(2)严密观察呼吸的节率、频率及形态,保持呼吸道通畅,血氧饱和度应保持在 95%～100%。观察有无口唇发绀、烦躁不安、鼻翼翕动,注意呼吸有无喉鸣或喘鸣音,监测心电和血氧饱和度。检查口腔中有无分泌物和血液,观察双侧胸部呼吸动度是否对称一致。触诊患者颈部、胸部有无皮下气肿,如有应及时通知医师处理,并标记气肿的范围,以便动态观察。检查患者牙齿有无松动或脱落,并详细记录。

(3)了解术中情况和处理结果,包括异物是否取出、异物的种类、有无异物残留,术中是否发生呼吸暂停、出血、心力衰竭、气胸等并发症,便于有预见性和针对性的护理。

(4)并发症的观察与护理。①喉头水肿:婴幼儿患者,施行支气管镜取出异物术后,可发生喉头水肿。如患儿出现声音嘶哑、烦躁不安、吸气性呼吸困难等症状,应考虑有喉头水肿。此时密切观察呼吸,有无口唇、面色发绀等窒息的前驱症状。遵医嘱给予吸氧,应用足量抗生素及激素,定时雾化吸入。经上述处理仍无缓解,并呈进行性加重,及时告知医师,必要时行气管切开术解除梗阻。②气胸和纵隔气肿:术后患者出现咳嗽、胸闷、不同程度的呼吸困难应考虑可能并发气胸。立即听诊双肺呼吸音,密切观察呼吸情况、血氧饱和度等,及时通知医师。做好紧急胸腔穿刺放气和胸腔闭式引流的准备,并做好相应护理。③支气管炎、肺炎:注意呼吸道感染的早期征象。反复出现体温升高、咳嗽、气促、多痰等,在确定无异物残留的情况下应考虑并发支气管炎、肺炎等感染。应鼓励患者咳嗽,帮助其每小时翻身1次,定时拍背,促进呼吸道分泌物排出,必要时超声雾化吸入,湿化气道、稀释痰液,便于咳出。根据医嘱给予抗生素治疗。

(六)健康指导

呼吸道异物是最常见的儿童意外危害之一,但可以预防。应加强宣传教育,使人们认识呼吸道异物的危险性,掌握预防知识。

(1)避免给幼儿吃花生、瓜子、豆类等带硬壳的食物,避免给孩子玩能够进入口、鼻孔的细小玩具。

(2)教育儿童进食应保持安静,避免其间逗笑、哭闹、嬉戏或受惊吓,以免深吸气时将食物误吸入气道。

(3)教育儿童不要口中含物玩耍。成人要纠正口中含物作业的不良习惯。

（4）加强对昏迷及全麻患者的护理,防止呕吐物吸入下呼吸道,活动义齿应取下。

第四节　食管异物

食管异物是临床常见急诊之一,常发生于幼儿及老人缺牙者。食管自上而下有 4 个生理狭窄,食管入口为第一狭窄,异物最常停留在食管入口。

一、常见原因

（1）进食匆忙,食物未经仔细咀嚼而咽下,发生食管异物。

（2）进餐时注意力不集中,大口吞吃混有碎骨的汤饭。

（3）松动的牙齿或义齿脱落或使用义齿咀嚼功能差,口内感觉欠灵敏,易误吞。

（4）小儿磨牙发育不全,食物未充分咀嚼或将物件放在口中玩耍误咽等。

（5）食管本身的疾病,如食管狭窄或食管癌时引起管腔变细。

二、临床分级

Ⅰ级:食管壁非穿透性损伤（食管损伤达黏膜、黏膜下层或食管肌层,未穿破食管壁全层）,伴少量出血或食管损伤局部感染。

Ⅱ级：食管壁穿透性损伤，伴局限性食管周围炎或纵隔炎，炎症局限且较轻。

Ⅲ级：食管壁穿透性损伤并发严重的胸内感染（如纵隔脓肿、脓胸），累及邻近器官（如气管）或伴脓毒症。

Ⅳ级：濒危出血型，食管穿孔损伤，感染累及主动脉，形成食管-主动脉瘘，发生致命性大出血。

三、临床表现

（1）吞咽困难：小异物虽有吞咽困难，但仍能进流质食物；大异物并发感染可完全不能进食，重者饮水也困难。小儿患者常有流涎症状。

（2）疼痛：异物较小或较圆钝时，常仅有梗阻感。尖锐、棱角异物刺入食管壁疼痛明显，吞咽时疼痛更甚，患者常能指出疼痛部位。

（3）呼吸道症状：异物较大，向前压迫气管后壁时，或异物位置较高，未完全进入食管内压迫喉部时，可有呼吸困难。

（4）食管异物致食管穿破而引起感染者发生食管周围脓肿或脓胸，则可有胸痛、吐脓。损伤血管表现为呕血、黑粪、休克甚至死亡。

四、治疗原则

食管镜下取出异物；有食管穿孔者应禁经口进食、水，采用鼻饲及静脉给予营养；颈深部或纵隔脓肿形成者切开引流;给足量有效抗生素治疗;对症、支持治疗。

五、急救护理

(一)护理目标

(1)密切观察病情变化,使患者迅速接受治疗,提高救治成功率。

(2)协助患者迅速进入诊疗程序,完善围术期护理。

(3)预防各种并发症,提高救治成功率。

(4)保持呼吸道通畅,增加患者舒适感。

(5)帮助患者及家庭了解食管异物的有关知识。

(二)护理措施

1.密切观察病情变化

Ⅲ级、Ⅳ级食管异物患者病情危重、多变,胸腔、纵隔受累多见,而大血管损伤出血死亡率最高。

(1)给予持续心电、血压监护,密切监视心率和心律的变化。必要时需监测中心静脉压和血氧饱和度,随时观察患者的意识、神志变化。

(2)观察患者疼痛的部位、性质和持续时间,胸段食管异物痛常在胸骨后或背;异物位于食管上段时,疼痛部位常在颈根部或胸骨上窝处,为诊断提供依据。

(3)观察有无呕血,估计出血量。观察大便次数、性质和量。注意肢体温度和湿度,睑结膜、皮肤与甲床色泽,如有异常及时通知医师。

（4）记录 24 小时出入量,病情危重者应记录每小时尿量。

（5）监测体温变化。食管穿孔后伴有局部严重感染,体温是观察、判断治疗效果的重要指标之一,每 2 小时测量 1 次。如体温过高应给予物理降温,防止高热惊厥,如出现体温不升,伴血压下降、脉搏细速、面色苍白应警惕有大出血的发生,要及时报告医师。

（6）随时监测电解质,患者有不明原因的腹胀和肌无力要警惕低血钾,结合检查结果及时补钾。

（7）注意全身基础疾病的护理。既往有糖尿病、肝硬化等全身基础疾病者,预后极差。合并糖尿病患者,需监测血糖,维持在正常范围。合并高血压者,加强血压监测。

2.食管异物取出术的围术期护理

（1）患者入院后,详细询问病史,包括时间、吞入异物的种类、异物是否有尖、吞咽困难及疼痛部位、有无呛咳史等,以便与气管异物鉴别。及时进行胸片检查,确定异物存留部位,并通知患者禁食,备好手术器械,配合医师及早手术。

（2）注意患者有无疼痛加剧、发热及食管穿孔等并发症的症状。

（3）患者因异物卡入食管,急需手术治疗,常表现为精神紧张、恐惧,应耐心做好解释工作,说明手术的目的、过程,消除患者不良心理,并指导其术中如何配合,避免手术中患者挣扎,使异物不能取出或引起食管黏膜损伤等并发症。

(4)对异物嵌顿时间过长、合并感染、水与电解质紊乱者,首先应用有效的抗菌药物,静脉补液,给予鼻饲,补充足够的水分与营养,待炎症控制,纠正酸碱平衡紊乱后,及时进行食管镜检查加异物取出术。

(5)术前30分钟注射阿托品,减少唾液分泌,以利手术。将患者送入手术室,应将术前拍摄的胸片送入手术室,为手术医师提供异物存留部位的相关资料,避免手术存在盲目性。

(6)术后及时向术者了解手术过程是否顺利,异物是否取出,有无残留异物,并注意体温、脉搏、呼吸的变化,严密观察有无颈部皮下气肿、疼痛加剧、进食后呛咳、胸闷等症状。术后若出现颈部皮下气肿,局部疼痛明显或放射至肩背部,X线检查见纵隔气肿等,提示食管穿孔可能。

(7)术后禁食6小时,如病情稳定,可恢复软质饮食,如有食管黏膜损伤或炎症者,勿进食过早,应禁食48小时以上,以防引起食管穿孔,对发生穿孔者,应给予鼻饲,同时注意观察钾、钠、氯及非蛋白氮的变化,防止发生或加重水与电解质紊乱,从而加重病情。

3. 并发症的护理

(1)食管周围炎:食管周围脓肿是较常见的并发症,

常表现为局部疼痛加重,吞咽困难和发热。应严密观察病情,注意局部疼痛是否加剧,颈部是否肿胀,有无吞咽困难及呼吸困难等,定时测量体温、脉搏、呼吸,体温超过 39 ℃者,在给予药物降温的同时,进行物理降温,按时、按量应用抗菌药物,积极控制炎症,给予鼻饲,加强口腔护理。

(2)食管气管瘘的护理:卧床休息,严密观察病情变化,应用大量有效的抗生素、静脉补液、鼻饲饮食,控制病情发展,避免发生气胸。对发生气胸者,进行胸腔闭式引流术,并严格按胸腔闭式引流术常规护理。

(3)食管主动脉瘘的护理:食管主动脉瘘是食管异物最严重的致死性并发症,重点应在预防,避免发生。一旦疑为此并发症,应严密观察出血先兆,从主动脉损伤到引起先兆性出血潜伏期一般约 4 天至 3 周,此期间应注意观察患者有无胸骨后疼痛、不规则低热等症状,同时做好抢救的各种准备工作,根据患者情况,配合医师进行手术治疗。

4. 保持呼吸道通畅

食管异物严重并发症多有气道压迫和肺部感染,通气功能往往受到影响,应加强气道管理。

(1)给予半卧位,减轻压迫症状和肺淤血,以利于呼吸。

(2)吸氧:对呼吸困难、低氧血症患者应给予鼻导管或面罩吸氧,并监测血氧饱和度,定时行血气分析。

(3)及时清除气道分泌物:协助患者变换体位,轻拍其背部,鼓励咳嗽,促进呼吸道分泌物排除。对痰液黏稠者,应给予雾化吸入以稀释痰液,利于咳出;必要时可予以吸痰。

(4)有呼吸困难者,应做好气管插管和气管切开的准备。气管切开后做好气管切开护理,及时有效吸痰。

5. 维持营养和水、电解质平衡

(1)密切观察病情,严格记录出入量,准确分析、判断有无营养缺乏、失水等表现。

(2)做好胃管护理:食管穿孔患者安置胃管最好在食管镜下进行,避免盲法反复下插加重食管损伤。留置胃管者,要保持通畅、固定,防止脱出。管饲饮食要合理搭配,保证足够的热量和蛋白质,适当的微量元素和维生素,以促进伤口愈合。管饲的量应满足个体需要,一般每天 1 500～3 000 mL,具体应结合输入液量、丢失液量和患者饮食量来确定。

(3)维持静脉通畅:外周静脉穿刺困难者,应给予中心静脉置管,保证液体按计划输入。低位食管穿孔要禁止胃管管饲,可给予静脉高营养或胃造瘘。

(4)若有其他严重的基础疾病,应注意相应的特殊饮食要求,如糖尿病要控制糖的摄入,心脏病和肾脏病需限制钠盐及水分,以免顾此失彼。

6.做好心理护理,适时开展健康教育

由于病情重,病程长,患者往往有不良情绪反应,应关心、爱护患者,多与其交谈,建立良好的护患关系;介绍有关疾病的知识、治疗方法及效果,将检查结果及时告知患者,提高遵医率,消除不良情绪。在与患者交流中应介绍该病的预防知识,以防止疾病的发生。

(三)健康教育

食管异物虽不及气管异物危险,但仍是事故性死亡的一个原因,在护理上应予重视,加强卫生宣教,可减少食管异物发生,食管异物发生后尽早取出异物,可减少或避免食管异物所致的并发症。

(1)教育人们进食不宜太快,提倡细嚼慢咽,进食时勿高声喧哗、大笑。

(2)教育儿童不要把小玩具放在口中玩耍,小儿口内有食物时不宜哭闹、嬉笑奔跑等。成人工作时不要将钉子之类的物晶含在口中边做事边从口中取用,以免误吞。

(3)照顾好年岁已高的老人,松动假牙应及时修复,戴假牙者尤应注意睡前将假牙取出,吃团块食物宜切成小块等。昏迷患者或做食管、气管镜检查者,应取下假牙。

(4)强酸、强碱等腐蚀性物品要标记清楚,严格管理,放在小孩拿不到的地方。

（5）误吞异物后要及时到医院就诊，不要强行自吞。切忌自己吞入饭团、韭菜等食物，以免加重损伤或将异物推入深部，增加取出难度。

第五节　急性酒精中毒

急性酒精中毒是由于服用过量的乙醇或酒类饮料引起的中枢神经系统兴奋及抑制状态。绝大多数乙醇在胃、十二指肠和空肠的第一段吸收，十二指肠和空肠为最主要的吸收部位。乙醇进入空胃，通常30～90分钟内能完全被吸收入血。乙醇吸收入血后迅速分布于全身各组织和体液，并通过血-脑屏障进入大脑。进入体内的乙醇90％以上都是经肝氧化脱氢分解，最终变成二氧化碳和水。肝代谢主要是依靠肝内的乙醇代谢酶，不同个体酶的水平及活性不同。

一、中毒机制

乙醇的主要毒理作用是抑制中枢神经系统。首先从大脑皮质开始，选择性抑制网状结构上行激动系统，使较低功能失去控制，而呈现一时性兴奋状态，在短时间内自我控制能力减退；然后，皮质下中枢、脊髓和小脑功能受到抑制，出现共济失调等运动障碍，分辨力、记忆力、洞察力、注意力减退甚至消失,视觉、语言、判断力失常;最后抑制延髓血管运动中枢和呼吸中枢,呼吸中枢麻痹是重度酒精中毒者死亡的主要原因。

二、护理评估

(一)病史

有大量饮酒或摄入含乙醇的饮料史。

(二)临床表现

与乙醇的浓度、饮酒量、饮酒速度和是否空腹有关。急性中毒的主要症状和体征是中枢神经系统抑制、循环系统和呼吸系统功能紊乱。临床大致可分为以下 3 期。

1. 兴奋期

血乙醇含量在 $200\sim990$ mg/L,患者出现眩晕和欣快,易感情用事,说话滔滔不绝,言辞动作常粗鲁无理、喜怒无常,不承认自己饮酒过量,自制力很差,有时则寂静入睡。

2. 共济失调期

血乙醇含量达 $1\,000\sim2\,999$ mg/L。患者动作笨拙、步态不稳、言语含糊不清、语无伦次,似精神错落。

3. 昏迷期

血乙醇含量达 $3\,000$ mg/L 以上。患者由兴奋转为抑制,常昏睡不醒、呼吸慢并带鼾声、体温偏低、面色苍白、皮肤发绀、口唇微紫、脉搏细速,常呈休克状态,瞳孔正常或散大,严重者昏迷、抽搐和大小便失禁,最后发生呼吸麻痹致死。

(三)辅助检查

(1)乙醇检测:呼气中乙醇浓度与血清乙醇浓度相当。

(2)动脉血气分析:可有轻度代谢性酸中毒。

(3)血清电解质检测:可见低钾血症、低镁血症、低钙血症。

(4)血清葡萄糖检测:可有低血糖症。

(5)心电图检查:可见心律失常和心肌损害。

三、病情诊断

根据患者大量饮酒或摄入含乙醇的饮料史,临床表现为急性中毒的中枢神经抑制症状、呼气中有酒味,参考实验室检查,可做出急性酒精中毒的诊断。

四、急救护理

(一)紧急救护

1. 清除毒物

轻度醉酒一般不需做驱毒处理。饮酒量过大者,如神志尚清可予以催吐,但应严防误吸;如神志已模糊者应考虑洗胃。对来诊时已处于严重状态者,应早期进行血液透析治疗。

2.解除中枢抑制作用

可用内啡肽拮抗药纳洛酮 0.4～0.8 mg,静脉注射,可每半小时左右重复注射,多数患者数次应用后可清醒。同时可用 10% 高渗葡萄糖液 500 mL 加胰岛素 8～16 U 静脉滴注,加维生素 C、B 族维生素,促进乙醇氧化。

(二)一般护理

1.卧床休息

采取侧卧位,以防呕吐致窒息和吸入性肺炎,同时要注意保暖。

2.加强病情观察

如患者出现昏迷、呼吸慢而不规则、脉搏细弱、皮肤湿冷、大小便失禁、抽搐等异常情况,要及时进行处理。

3.加强饮食指导

鼓励多饮水,绿豆汤、西瓜汁等都有较好的解酒作用,也可给予浓茶醒酒。

4.加强药物应用的护理

注意观察用药效果,如吗啡、氯丙嗪等中枢抑制药,同时做好液体出入量记录。

5.对症治疗

保持呼吸道通畅、给氧;呼吸中枢抑制时,及时插管,机械辅助呼吸,慎用呼吸兴奋药;及时解痉镇静,发生抽搐可用地西泮 5～10 mg 肌内注射或静脉注射,忌用巴比妥类;防止脑水肿、水电解质紊乱和酸碱平衡失调;纠正低血糖;注意防治呼吸道感染和吸入性肺炎。

6. 健康指导

(1)生活指导:加强酒精中毒引起不良后果的宣传,倡导适量饮酒,严禁嗜酒的生活习惯。

(2)健康指导:加强宣传和教育,尤其是注意防止意外伤害及意外事故的发生。①意外伤害:如醉酒后可因落水、高坠、吸入呕吐物窒息而死;若冬季昏睡倒在室外,则易被冻伤甚则冻死,应予预防并避免。②意外事故:如酒后驾车肇事、打架斗殴、伤人毁物、工伤事故及其他暴力犯罪等,而且必须承担相关法律责任,应予以预防并及时制止。

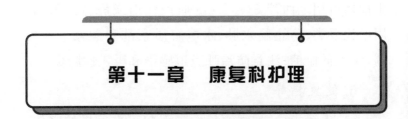

第十一章　康复科护理

第一节　压疮的康复护理

压疮是康复医学中常见的并发症之一,各种导致运动和感觉障碍的疾病均可引起压疮,如脑卒中、脊髓损伤等。一旦发生压疮,不仅给患者增加痛苦,加重病情,延长康复的时间,严重时可因继发感染引起脓毒败血症而危及生命。因此,必须加强护理,减少压疮的发生。

一、概述

压力性溃疡或压疮是由于身体局部组织长期受压,血液循环障碍,组织营养缺乏,致使皮肤失去正常功能,而引起的组织破坏和坏死。压疮不仅可发生于卧床患者,也可发生于坐位(如坐轮椅)或使用整形外科装置的患者。

压疮发生的原因很多,病理过程复杂,常见的有:

①长期保持一种体位的患者身体局部组织受压过久；②皮肤经常受摩擦、潮湿（如排泄物）等物理性刺激；③石膏绷带和夹板使用不当使局部血液循环不良；④全身营养缺乏；⑤继发感染等。

（一）好发人群

各种伤病（如骨折、脊髓损伤、慢性神经系统疾病等）导致患者运动能力下降或丧失而长期卧床、各种消耗性疾病及老年患者，若有低白蛋白血症、大小便失禁、营养不良、维生素缺乏等则更易发生。

（二）好发部位

压疮多发生于受压和缺乏脂肪组织保护，无肌肉包裹或肌层较薄的骨隆突及受压部位，95％发生于下半身。根据体位不同，受压点不同，好发部位亦不同（图 11-1）。

（1）仰卧位好发于枕骨粗隆、肩胛部、肘部、棘突、骶尾部、足跟。

（2）侧卧位好发于耳郭、肩峰、肘部、髂嵴及髂结节部、股骨大转子、膝关节的内外侧、外踝。

（3）俯卧位好发于颧弓及面颊部、肩部、乳房、肋弓、男性生殖器、耻骨、髂嵴、膝部、足趾。

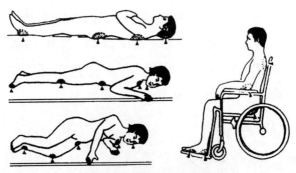

图 11-1 压疮的好发部位

(4)坐位好发于肩胛部、坐骨结节、足跟。长期使用轮椅者以坐骨结节部位发生比例较高。

不良搬运或转移,床或椅垫选择不当,衣物穿着不当等,都可对运动障碍的患者造成因保护不当而直接使患者暴露在致伤外力的作用下,如帮助患者转移过程中不当拖拽,不定期翻身导致皮肤长期受压,不及时清理大小便使皮肤潮湿均可导致压疮。

二、压疮的评估

(一)危险因素的评估

通过评分的方法,对患者发生压疮的危险性进行评估。当评分≤16分时,易发生压疮;分数越低,则发生压疮的危险性越高。

(二)压疮的分期

根据病变发展的严重程度和侵害深度,压疮可分为以下4期。

1.淤血红润期(Ⅰ期)

为压疮初期。受压部位出现暂时性血液循环障碍,局部皮肤红、肿、浸润,伴有麻木触痛感。此期病理损害仅累及皮肤的表皮层,临床表现为不能消退的皮肤红斑,但皮肤仍保持完整。

2.炎性浸润期(Ⅱ期)

如红肿部位继续受压,血液循环得不到改善,静脉回流受阻,局部静脉淤血,将导致受压部位局部红肿向外浸润、扩大和变硬,皮肤成紫红色边缘,向外扩展,疼痛加剧并有水疱形成。

3.浅度溃疡期(Ⅲ期)

表皮水疱破溃,可显露出潮湿红润的疮面,有黄色渗出液流出;如发生感染,则疮面有脓液覆盖,致使浅层组织坏死,溃疡形成,疼痛加剧。局部感染组织坏死形成浅层溃疡。

4.坏死溃疡期(Ⅳ期)

坏死组织发黑,脓性分泌物增多,有臭味;感染向周围及深部组织扩展,侵入真皮下层和肌肉层,还可累及骨或关节,可并发骨髓炎及化脓性关节炎;严重的可引起脓毒败血症,危及患者生命。

三、压疮的防治及护理

在压疮的防治中预防胜于治疗,一旦压疮发生往往难以治愈,且可并发如骨髓炎、瘘管、窦道或脓肿形成、异位骨化脓毒性关节炎等。严重影响患者的健康与功能,甚至威胁生命,因此防止压疮的意义十分重要。应特别强调在处理已经发生的压疮时,还应预防其他部位发生新的压疮和已经愈合的压疮复发。预防需要康复医师、护士、治疗师、患者的共同配合,虽然对于长期卧床患者的压疮预防并不容易,但精心科学的护理,可以将压疮的发生率降到最低程度。

(一)压疮的预防

预防压疮的关键在于消除与压疮发生有关的各种危险因素。

1.减少对局部皮肤组织的压力

(1)经常更换体位:可防止患者同一部位受到长时间的持续压力,是有效预防压疮的关键。卧床患者一般交替地利用仰卧位、侧卧位、俯卧位;使用轮椅者,应指导其养成经常变换位置的习惯,并且要常作引体向上运动。体位更换一般每 2 小时更换 1 次,必要时每 30 分钟更换 1 次;要制订体位变换时间表并在床头建立体位变换记录卡,严格按时间表进行,不得随意更改。卡中应列有翻身时间、体位、值班护士签名等项目。体位更换前后要对压疮多发部位的皮肤认真观察并记录观察结果。翻身后使体位安置妥当,并注意保护骨隆突部皮肤。翻身前后要对压疮好发部位的皮肤进行仔细检查,并记录结果。

（2）保护骨隆突处皮肤：减少骨突出部位的压迫，进行支撑训练。对截瘫等需长期依靠轮椅生活的患者，应指导患者练习双手支撑床面，或椅子扶手等将臀部抬高的动作。利用软枕或其他软垫等放置于骨隆突下，使其不直接接触床面，以减轻局部压力；利用床上护架架空盖被，减轻盖被对患者脚部和其他部位的压力；使用特制的床垫，如海绵垫、充气垫、充水垫等，以减轻身体对局部的压力。

（3）注意正确固定：对使用石膏、绷带、夹板、牵引器等固定的患者，随时观察局部状况及指（趾）甲的颜色、温度变化，仔细听取患者反映，适当调节松紧；衬垫应平整、柔软；如发现石膏绷带过紧或凹凸不平，立即通知医师，及时调整。

2.保护皮肤

减少皮肤的不良刺激，增强血液循环。保持床铺单位的整洁、干燥、平整，尤其对大小便失禁者更应注意保持床褥和皮肤的干燥，对被排泄物污染的床单要及时更换处理。

（1）增强皮肤血液循环：对长期卧床的患者，每天应进行全范围关节运动，维持关节的活动性和肌肉张力；经常用温水清洗皮肤，还可用少许50％乙醇对经常受压部位的皮肤及全背皮肤进行按摩，以促进肢体的血液循环。

(2)避免潮湿刺激：患者出汗时,应及时将皮肤擦干,更换干净的衣服;大小便失禁者,可用尿布或接尿器保持会阴部干燥;床铺应保持平整、干燥、干净。

3.避免对皮肤的摩擦力

(1)患者取半卧位时,注意防止身体下滑,使用海绵垫要加套。

(2)为患者更换卧位时,应抬起患者的身体,避免推、拉的动作;使用便盆时可在便盆上垫软纸或布垫,以防擦伤皮肤。

(3)不能用破损的便器,床上使用时严禁硬塞,应抬起臀部送取便器。

(4)翻身时如有导管要注意保持通畅,切勿扭曲,翻身后再仔细检查。

4.改善患者的全身营养状况

在病情允许情况下,应给以高蛋白、高维生素饮食,增加矿物质锌的摄入,以增强机体抵抗力和组织修复能力,纠正贫血或低蛋白血症。

5.为患者及其家属提供健康指导

使患者及家属获得预防压疮的知识和技能,积极配合并参与护理活动,预防压疮的发生。指导内容包括:正常的皮肤结构及其功能;引起压疮的主要原因;身体易受压的部位;如何自我或由他人协助检查皮肤状况;

预防压疮的方法；如何处理已发生的压疮。

(二)压疮治疗及护理

发生压疮后，应积极采取局部治疗为主，全身治疗为辅的综合护理措施。治疗应从整体进行处理，包括一般治疗(消除危险因素)、病因治疗(消除局部压力作用)、压疮疮面治疗。对于Ⅰ、Ⅱ期压疮原则上采用保守疗法，主要有解除压迫、疮面处理和全身管理。Ⅲ、Ⅳ期压疮如非手术治疗无效时采取手术治疗。对于疮面，除常规无菌清疮换药外，应利用物理疗法如紫外线，红外线照射等以促进创面愈合。

1.全身治疗

主要是积极治疗原发病，增加营养和全身抗感染治疗等。良好的营养是疮面愈合的重要条件，故应增加患者蛋白质、维生素和微量元素的摄入；遵医嘱抗感染治疗以预防败血症；加强心理护理。

2.清创和局部换药

溃疡形成后可根据伤口情况按外科换药法进行处理，如先用无菌生理盐水清洗伤口，然后用无菌凡士林纱布及无菌纱布覆盖。浅表创面可用新鲜鸡蛋内膜覆盖，有保护创面、促进上皮生长的作用。溃疡深、分泌物多时，可用3％过氧化氢清洗伤口。

3.物理疗法

压疮发生的整个过程中局部可用理疗进行处理。

紫外线照射有消炎、止痛、促进上皮生长和组织再生的作用,对Ⅰ、Ⅱ期压疮的治疗效果明显。红外线照射有促进血液循环、增强细胞功能、使疮面干燥、促进肉芽组织生长等功能,能用于创面较深的压疮,也可应用微波、激光等治疗。

4.外科手术治疗

溃疡较深且面积较大、坏死组织较多、用一般方法很难使疮面愈合者,可采用手术疗法,包括切除坏死组织、直接闭合、皮肤移植、皮瓣、肌皮瓣和游离瓣转移等。

第二节 周围神经疾病的康复护理

一、概述

周围神经病是指周围运动、感觉和自主神经的结构和功能障碍。周围神经疾病的表现多种多样,其分类依赖于解剖结构、病理和临床特征。常见的周围神经病有很多,常见的有特发性面神经麻痹、三叉神经痛、吉兰-巴雷综合征等。对周围神经病损进行康复护理时,首先要明确诊断,了解病因,然后在根据症状的不同有针对性地进行护理干预。

(一)病因

1.特发性

如急性和慢性炎症性脱髓鞘性多发神经病,可能为自身免疫性。

2.营养性及代谢性

慢性酒精中毒、慢性胃肠道疾病、妊娠或手术后等引起营养缺乏;代谢障碍性疾病,如糖尿病、尿毒症、血卟啉病、肝病、黏液性水肿、肢端肥大症、淀粉样变性继发营养障碍和 B 族维生素缺乏,以及恶病质等。

3.药物及中毒

(1)药物,如氯霉素、顺铂、乙胺丁醇、甲硝唑等可诱发感觉性神经病,胺碘酮、氯喹、戒酒硫、吲哚美辛、呋喃类、异烟肼、苯妥英、青霉胺、长春新碱可诱发运动性神经病。

(2)酒精中毒。

(3)有机农药和有机氯杀虫剂。

(4)化学品,如二硫化碳、三氯乙烯、丙烯酰胺等。

(5)重金属,如砷、铅、铊、汞、金和白金。

(6)白喉毒素等。

4.传染性及肉芽肿性

如艾滋病、麻风病、莱姆病、白喉和败血症等。

5.血管炎性

如结节性多动脉炎、系统性红斑狼疮、类风湿关节炎、硬皮病等。

6.肿瘤性及副蛋白血症性

如淋巴瘤、肺癌和多发性骨髓瘤等引起癌性远端轴索病、癌性感觉神经元病等,以及副肿瘤综合征、副蛋白血症(如 Poems 综合征)和淀粉样变性等。

7.遗传性

包括:①特发性,如遗传性运动感觉神经病、遗传性感觉神经病、弗里德赖希共济失调、家族性淀粉样变性等。②代谢性,如卟啉病、异染性脑白质营养不良、Krabbe 病、无 β 脂蛋白血症和遗传性共济失调性多发性神经病(Refsum 病)等。

(二)分类

Sedden 将周围神经病分为 3 类。

1.神经失用

神经失用为暂时的神经功能传导阻滞,通常多见于机械压迫、牵拉伤等,一般在 6 周内神经功能可以恢复。

2.轴索断裂

轴突在鞘内发生断裂,神经鞘膜保存完好,多见于严重的闭合性神经挤压伤,如肱骨干骨折所导致桡神经损伤。轴索断伤时,损伤部位远端神经的感觉、运动和自主神经功能全部丧失,并发生沃勒变性。由于神经膜保存完好,轴突再生时一般不会发生迷路,其神经功能恢复接近正常,但在神经被牵拉的部位,尤其臂丛,可能由于扭转力的关系,被扭转的神经出现结构瓦解,再生时出现轴索迷途,因而交叉支配会不可避免地发生。

3. 神经断裂

神经断裂是指神经束或神经干的断裂,即除了轴索、髓鞘外,包括神经膜完全横断,必须经过神经缝合和/或神经移植,否则功能不能恢复。

二、临床表现

(一)活动能力障碍

周围神经疾病表现为弛缓性瘫痪、肌张力降低、肌肉萎缩、抽搐。日常生活、工作中某些功能性活动能力障碍,如臂丛神经损伤者,由于上肢运动障碍可不同程度地影响进食、个人卫生、家务活动以及写字等手精细动作,坐骨神经损伤者可出现异常步态或行走困难。

(二)感觉异常

1. 主观感觉异常

主观感觉异常是在没有任何外界刺激的情况下出现的感觉异常。

（1）局部麻木、冷热感、潮湿感、震动感，以麻木感多见。

（2）自发疼痛：有刺痛、跳痛、刀割痛、牵拉痛、灼痛、胀痛、触痛、撕裂痛、酸痛、钝痛等，同时伴有一些情感症状。

（3）幻痛：周围神经损伤伴有肢体缺损或截肢者有时出现幻肢痛。

2.客观感觉丧失

主要有：①感觉丧失，深浅感觉、复合觉、实体觉丧失。②感觉减退。③感觉过敏，即感觉阈值降低，小刺激出现强反应，以痛觉过敏最多见，其次是温度觉过敏。④感觉过度，少见。⑤感觉倒错，如将热的误认为是冷的，也较少见。

（三）反射均减弱或消失

周围神经病损后，其所支配区域的深浅反射均减弱或消失。

（四）自主神经功能表现

（1）皮肤发红、皮温升高、潮湿、角化过度及脱皮等。

（2）有破坏性病损时皮肤发绀、冰凉、干燥无汗或少汗、菲薄，皮下组织轻度肿胀，指甲（趾甲）粗糙变脆，毛发脱落，甚至发生营养性溃疡。

三、主要功能障碍

(一)运动障碍

迟缓性瘫痪、肌张力低、肌肉萎缩。

(二)感觉障碍

局部麻木、灼痛、刺痛、感觉过敏、实体感缺失等,包括:①感觉缺失;②感觉异常;③疼痛。

(三)反射障碍

腱反射减弱或消失。

(四)自主神经功能障碍

局部皮肤光润、发红或发绀、无汗、少汗或多汗,指(趾)甲粗糙、脆裂等。

四、康复评定

(一)运动功能的评定

1.肌力评定

对耐力、速度、肌张力予以评价。

2.关节活动范围测定

注意对昏迷患者可进行瘫痪试验、坠落试验。

3.患肢周径的测量

观察畸形、肌肉萎缩、肿胀的程度及范围,必要时用尺测量或容积仪测量对比。

4.运动功能恢复等级评定

由英国医学研究会(EMRC)提出,将神经损伤后的运动功能恢复情况分为六级,简单易行,是评定运动功能恢复最常用的方法(见徒手肌力测定)。

(二)感觉功能评定

由于传入纤维受损,表现为痛觉、温度觉及本体感觉减退、过敏或异常。感觉功能的测定,除了常见的用棉花或大头针测定触觉、痛觉外,还可做温度觉试验,VonFrey 单丝压觉试验,Weber 两点辨别觉试验,手指皮肤皱褶试验,皮肤定位觉、皮肤图形辨别觉、实体觉、运动觉和位置觉试验,Tinel 征检查等。

对感觉功能的恢复情况,可参考英国医学研究会的分级评定(表 11-1)。

表 11-1 周围神经病损后感觉功能恢复评定表

恢复	等级	评定标准
0 级	S_0	感觉无恢复
1 级	S_1	支配区皮肤深感觉恢复
2 级	S_2	支配区浅感觉和触觉部分恢复
3 级	S_3	皮肤痛觉和触觉恢复,且感觉过敏消失
4 级	S_3+	感觉达到 S_3 水平外,两点辨别觉部分恢复
5 级	S_4	完全恢复

(三)反射检查

患者常表现为反射改变,深反射、浅反射减弱或消失,早期偶有深反射亢进。反射检查时需患者充分合作,并进行双侧对比检查。常用反射有肱二头肌反射、肱三头肌反射、桡骨骨膜反射、膝反射、踝反射等。

(四)自主神经检查

自主神经功能障碍,血管扩张,汗腺分泌减少、增强或停止分泌,表现为皮肤潮红、皮温升高或降低、色泽苍白、指甲粗糙脆裂等。常用发汗试验,包括 Minor 淀粉-碘试验、茚三酮试验。

(五)日常生活能力评定

周围神经病损后,会不同程度地出现 ADL 能力困难。ADL 评定对了解患者的能力,制订康复计划,评价治疗效果,安排重返家庭或就业都十分重要。

(六)电生理学评定

评定神经肌电图、直流-感应电检查,对周围神经病损做出客观、准确判断,指导康复并估计预后。常用方法如下。

1.直流感应电测定

应用间断直流电和感应电刺激神经、肌肉,根据阈值的变化和肌肉收缩状况来判断神经肌肉的功能状态。

2.强度-时间曲线

强度-时间曲线是一种神经肌肉兴奋性的电诊断方

法。通过时值测定和曲线描记判断肌肉为完全失神经支配及正常神经支配,并可反映神经有无再生。它可对神经损伤程度、恢复程度、损伤的部位、病因进行判断,对康复治疗有指导意义。

3. 肌电图检查

对周围神经病损有重要的评定价值,可判断失神经的范围与程度以及神经再生的情况。由于神经损伤后的变性、坏死需要经过一定时间,失神经表现伤后 3 周左右才出现,故最好在伤后 3 周进行肌电图检查。

4. 神经传导速度的测定

对周围神经病损是最为有用的。可以确定传导速度、动作电位幅度和末梢潜伏时。既可用于感觉神经,也可用于运动神经的功能评定,以及确定受损部位。

5. 体感诱发电位检查

体感诱发电位(SEP)是刺激从周围神经上行至脊髓、脑干和大脑皮质感觉区时在头皮记录电位,具有灵敏度高、对病变进行定量估计、对传导通路进行定位测定、重复性好等优点。对常规肌电图难以查出的病变,SEP 可容易做出诊断,如周围神经靠近中枢部位的损伤、在重度神经病变和吻合神经的初期测定神经的传导速度等。

五、康复治疗

(一)康复治疗目标

早期防治各种并发症(炎症、水肿等);晚期促进受损神经再生,以促进运动功能和感觉功能的恢复,防止肢体发生挛缩畸形,最终改善患者的日常生活和工作能力,提高生活质量。康复治疗应早期介入,介入越早,效果越好。治疗时根据病情的不同时期进行有针对性的处理,包括理疗、肌力训练、运动疗法、ADL 能力训练、作业治疗、感觉训练、手术治疗等。

(二)康复治疗原则

(1)闭合性神经损伤常为挫伤所致的神经震荡或轴突中断,多能自愈。应进行短期观察,若 3 个月后经肌电图检查仍无再生迹象方可手术探查。

(2)开放性神经断裂,一般需手术治疗。手术时机及种类需外科医师决定。

(3)神经功能恢复慢,应及早康复治疗,以促进周围神经修复,减缓肌肉萎缩和关节僵硬。

(三)康复治疗

1.早期康复

早期一般为发病后 5～10 天。首先要针对致病因素去除病因,减少对神经的损害,预防关节挛缩的发生,为神经再生做好准备。

（1）受损肢体的主动、被动运动：由于肿胀、疼痛等因素，周围神经损伤后常出现关节挛缩和畸形，受损肢体各关节早期应做各方向的被动运动，每天至少 1～2 次，保证受损各关节的活动范围。若受损范围较轻，要进行主动运动。

（2）受损肢体肿痛的护理：水肿与病损后血液循环障碍，组织液渗出增多有关。可抬高患肢、弹力绷带包扎、做轻柔的向心方向按摩及被动运动或冷敷等。

（3）受损部位的保护：由于受损肢体的感觉缺失，易继发外伤，应注意对受损部位的保护，如戴手套、穿袜子等。若出现外伤，可选择适当的物理方法，如紫外线、超短波、微波等温热疗法。

（4）矫形器的应用：周围神经损伤早期使用夹板，可以防止挛缩畸形发生。例如上肢腕、手指可使用夹板固定；足部肌力不平衡所致足内翻、外翻、足下垂，可用下肢短矫形器；大腿肌群无力致膝关节支撑不稳、小腿外翻、屈曲-挛缩，可用下肢长矫形器矫正。

2.恢复期康复

急性期 5～10 天，炎症水肿消退后，进入恢复期。早期的治疗护理措施仍可选择使用，此期的重点是促进神经再生、保证肌肉的质量、增强肌力、促进感觉功能。

（1）神经肌肉点刺激疗法：周围神经受损后，肌肉瘫痪，可采用神经肌肉点刺激疗法保护肌肉质量。应注意治疗局部皮肤的观察和护理,防治感染或烫伤。

(2)肌力训练:受损肌肉肌力为 0～1 级时辅助患者进行被动运动,应注意循序渐进。受损肌肉肌力为 2～3 级时,进行助力运动、主动运动及器械性运动,但应注意运动量不宜过大,以免肌肉疲劳。随肌力逐渐增强,助力逐渐减小。受损肌肉肌力为 3～4 级时,可协助患者进行抗阻力练习,以争取肌力的最大恢复。同时进行速度、耐力、灵敏度、协调性与平衡性的专门练习。

(3)作业疗法:根据功能障碍的部位及程度、肌力及耐力情况进行相关的作业治疗,如进行木工、编织、打字、雕刻、缝纫、修理仪器等。注意逐渐增加作业难度和时间,在肌力未充分恢复之前,用不加阻力的方法,要防止由于感觉障碍引起机械摩擦性损伤。

(4)感觉功能训练:如果患者存在浅感觉障碍,可选择不同质地的旧毛巾、丝绸、石子,不同温度的物品分别刺激健侧及患侧皮肤,增加感觉输入。开始训练时让患者睁眼观察、体会,逐渐过渡到让患者闭眼体会、辨别。如存在深感觉障碍,在关节被动运动或肌力训练过程中,应强调局部的位置觉及运动觉训练,让患者在反复比较中逐渐体会。

(5)促进神经再生:可选用神经生长因子、维生素 B_1、维生素 B_6 等药物,以及超短波、微波、红外线等物理因子,有利于损伤神经的再生。

(6)手术治疗:对非手术治疗无效而又有手术指征

的周围神经损伤患者应及时进行手术治疗。如神经探查术、神经松解术、神经移植术、神经缝合术。

六、康复护理

(一)康复护理目标

1.早期目标

止痛、消肿、减少并发症、预防伤肢肌肉和关节的挛缩。

2.恢复期目标

促进神经再生,恢复肌力,增加关节活动度,促进感觉功能的恢复,对于不能完全恢复的肢体,使用支具,促进代偿,最大限度恢复其生活能力。

(二)康复护理

1.早期康复护理

保持功能位:应用矫形器,石膏托等,将受损肢体的关节保持在功能位。如垂腕时,将腕关节固定于背伸 $20°\sim30°$,垂足时,将踝关节固定于 $90°$。

2.指导 ADL 训练

在进行肌力训练时,结合日常生活活动训练,如上肢练习洗脸、梳头、穿衣等训练;下肢练习踏自行车、踢球动作等。训练应逐渐增加强度和时间,以增强身体的灵活性和耐力。

3.心理康复护理

周围神经病损患者,往往伴有急躁、焦虑、抑郁、躁狂等心理问题,担心病损后不能恢复、就诊的经济负担、病损产生的家庭和工作等方面的问题。可采用医学教育、心理咨询、集体治疗、其他患者示范等方式来消除或减轻患者的心理障碍,使其发挥主观能动性,积极地进行康复治疗。

4.康复健康教育

对周围神经损伤的患者应做如下的康复健康教育。

(1)使患者和家属了解疾病的概况、病因、主要临床表现,以及各种功能障碍的状态和预后情况等。

(2)向患者及家属介绍康复治疗措施:包括正确的肢体功能位置、如何保持关节活动度、主要的物理治疗以及感觉功能是如何促进和恢复的。

(3)感觉障碍的患者教育:对于感觉障碍的患者要关注夹板内皮肤的完整情况观察以及关节活动度的范围等。

(4)注意保护,防止伤害:教会患者在日常生活活动中,注意保护肢体,防止再损伤。如患手接触热水壶、热锅时,应戴厚手套,避免烫伤;外出或日常生活活动时,应避免他人碰撞患肢,必要时佩戴支具使患肢保持功能位。

（5）尽快适应生活：指导患者学会日常生活活动自理，患者肢体功能障碍较重者，应指导患者如何进行生活方式的改变，指导患者如何单手穿衣、进食等。

（6）向患者及家属讲解健康饮食的重要性：要多吃含高蛋白、高热量、高维生素食物。同时注意原发性疾病如高血压、糖尿病的控制情况。

（7）改善心理状态：指导患者减轻或解除因损伤带来的焦虑、忧虑、躁狂等。

七、社区家庭康复指导

（1）继续康复训练指导并鼓励患者在工作、生活活动中尽可能多用患肢，将康复训练贯穿于日常生活活动中，寻求更多的家庭及社会支持以促进患者的功能早日康复。

（2）日常生活指导指导患者在日常生活中、工作中注意保护无感觉区。注意手脚的保护和坐的姿势。对皮肤有自主神经功能障碍者，可在温水内浸泡 20 分钟，然后涂上油膏，每天 1 次，可防止皮肤干燥和皲裂。如果已有伤口，要尽快去医院诊治。

（3）指导作业活动鼓励患者积极地参与家务活动，作业活动，如缝纫、木工、工艺、娱乐等均可在家里进行。

（4）定期随访。

第三节　慢性呼吸衰竭的康复护理

一、概述

呼吸衰竭是指各种原因引起的肺通气和（或）换气功能严重障碍，以致在静息状态下亦不能维持足够的气体交换，导致低氧血症伴（或不伴）高碳酸血症，进而引起一系列病理生理改变和相应临床表现的综合征。动静脉血气分析常被用于诊断呼吸衰竭的标准。即在海平面大气压下（760 mmHg），静息状态呼吸空气并除外心内解剖分流等因素，动脉血氧分压（PaO_2）＜8 kPa（60 mmHg），或同时伴有二氧化碳分压（$PaCO_2$）＞6.7 kPa（50 mmHg）时，作为呼吸衰竭的标准。

慢性呼吸衰竭是指原有慢性呼吸病的基础上发生呼吸衰竭。多见于慢性阻塞性肺疾病（COPD）、重度肺结核、间质性肺疾病、神经肌肉病变等。由于呼吸功能损害逐渐加重，虽伴有缺氧或同时伴有二氧化碳潴留，但通过机体代偿适应，生理功能障碍和代谢紊乱不严重，仍可保持一定的生活活动能力，动脉血气分析 pH 尚在正常范围（7.35～7.45）称为代偿性慢性呼吸衰竭。但慢性呼吸衰竭患者一旦并发呼吸道感染，或因其他原因（如并发气胸）增加了呼吸生理负担，出现了严重的缺氧和(或)二氧化碳潴留,动脉血气分析 pH 常<7.35,机体出现失代偿,称为慢性呼吸衰竭急性加重。

慢性呼吸衰竭常为支气管肺疾病所引起,如慢性阻塞性肺疾病(COPD)、重症哮喘、严重肺结核、支气管扩张症,弥漫性肺组织纤维化、肺尘埃沉着病等,其中 COPD 最常见。胸廓病变如胸部手术、外伤、广泛胸膜增厚胸廓畸形亦可引起呼吸衰竭。

二、临床表现

(一)按照血气分析改变可分为Ⅰ型呼吸衰竭和Ⅱ型呼吸衰竭

1. Ⅰ型呼吸衰竭

仅有缺氧而无二氧化碳潴留,即 $PaO_2 < 8.0$ kPa(60 mmHg),$PaCO_2$ 降低或正常,多见于换气功能障碍(弥散功能障碍,通气/血流比例失调,肺动-静脉样分流增加)的病例,如 ARDS、间质性肺炎、急性肺栓塞等。

2. Ⅱ型呼吸衰竭

缺氧伴二氧化碳潴留,即 $PaO_2 < 8.0$ kPa(60 mmHg),$PaCO_2 > 6.7$ kPa(50 mmHg),主要由于肺泡通气不足所致。慢性呼吸衰竭急性加重时多属于此类型,如慢性阻塞性肺疾病。

(二)按病理生理可分泵衰竭和肺衰竭

1.泵衰竭

由于呼吸驱动力不足(呼吸中枢运动)或呼吸运动受限(周围神经麻痹,呼吸肌疲劳,胸廓畸形)引起的呼吸衰竭。

2.肺衰竭

由于气道阻塞,肺组织与胸膜病变和肺血管病变所致的呼吸衰竭。

(三)临床表现

除原发疾病的症状、体征外,主要为缺氧伴二氧化碳潴留所致的呼吸困难和多脏器功能障碍。

1.呼吸困难

主要表现为呼吸频率、节律和幅度的改变。慢性呼吸衰竭表现为呼吸费力伴呼气延长,严重时呼吸浅快,并发二氧化碳麻醉时,出现慢呼吸或潮式呼吸。

2.发绀

发绀是缺氧的典型表现。当动脉血氧饱和度低于85%时,出现口唇、指甲和舌发绀。另外,发绀的程度与还原型血红蛋白含量相关,因此红细胞增多者发绀明显,而贫血患者则不明显。

3.精神神经症状

慢性呼吸衰竭随着 $PaCO_2$ 升高,出现先兴奋后抑制症状。兴奋症状包括烦躁不安、昼夜颠倒甚至谵妄。二氧化碳潴留加重时导致肺性脑病,出现抑制症状,表现为表情淡漠、肌肉震颤、间歇抽搐、嗜睡甚至昏迷。

4.循环系统表现

二氧化碳潴留可使外周浅表静脉充盈,皮肤温暖多汗,眼部球结膜水肿,心率增快,由于心排血量增加,脉搏洪大有力,血压升高。由于脑血管扩张,可产生搏动性头痛,严重的缺氧和酸中毒可引起周围循环衰竭、血压下降、心肌损害、心律失常甚至心搏骤停。慢性呼吸衰竭并发肺心病时可出现体循环淤血等右心衰竭表现。

5.消化和泌尿系统表现

严重呼吸衰竭时可损害肝、肾功能,并发肺心病时出现尿量减少。部分患者可引起应激性溃疡而发生上消化道出血。

三、主要功能障碍情况

(1)呼吸困难:活动甚至休息时喘息。

(2)运动量减少:社会活动、业余生活、户内和户外活动减少。

(3)活动受限:日常生活基本活动受限,独立性丧失。

（4）ADL 自理障碍。

四、康复评定

(一)肺通气功能评定方法

1.常规肺活量测定（VC）

在平静呼吸 3～4 个潮气量之后进行深吸气至极限后，不限制时间的深呼气至残气量水平，取其最高值。

2.用力肺活量（FVC）

在平静呼吸数次后尽力深吸气至 TLC（肺总量）位，然后做最大力、最快速的呼气至 RV（残气量）位，一口气完成不能中断。其中第一秒呼出的气量就称为第一秒用力呼气量。

3.最大通气量（MVV）

最大通气量（MVV）是单位时间内的最大呼吸量，反映呼吸动态功能。

4.峰流速

指受试者用力呼气时最大流速。

(二)肺换气功能的评定

通过检测二氧化碳的弥散量来判断肺的弥散功能，通过核医学的检测并结合一些生理指标测定来判断肺的通气血流比例。

(三)通气血流比例测定

正常情况下 V/Q 约为 0.8,大于或小于 0.8,均提示存在影响肺部通气血流比例失调的因素,检测方法包括放射性核素测定、静-动脉分流量测定、肺泡-动脉氧分压差测定、多种惰性气体检测法等。

(四)血气分析评估

临床最常用的血气分析标本为动脉血样,主要取血部位有肱动脉、桡动脉、股动脉。

1. 进行酸碱失衡判断

主要通过血气结果中 HCO_3^- 与 $PaCO_2$ 这两个关键参数并结合 pH 的变化来进行判断。

2. 呼吸功能判断

(1)判断是否有呼吸衰竭及其类型:当 PaO_2 <8.0 kPa(60 mmHg),$PaCO_2$ 降低或正常时为 Ⅰ 型呼吸衰竭,当 PaO_2 < 8.0 kPa(60 mmHg),$PaCO_2$ >6.7 kPa(50 mmHg)时,为 Ⅱ 型呼吸衰竭。

(2)判别急性与慢性:一般情况下急性患者血气结果中常有 pH 改变,慢性病变时 pH 常常接近或已经正常(代偿),并持续 1 个月以上。

(3)对换气状况判断:肺泡气-动脉血氧分压差($PA-aDO_2$)>2.0 kPa(15 mmHg)提示有换气功能障碍。

(4)对机体氧合状态的评估:见表 11-2。

表 11-2　按 PaO_2 评估缺氧程度

PaO_2	缺氧程度
<10.7 kPa(80 mmHg)	轻度缺氧
<8.0 kPa(60 mmHg)	中度缺氧
<5.3 kPa(40 mmHg)	重度缺氧

(五)运动负荷试验

1.运动负荷实验的记录

在运动试验中具体检测记录每分通气量、心率等，分别测定安静、定量活动后及恢复期中的耗氧量或测最大运动能力时的最大摄氧量（$VO_{2\,max}$）。主要的运动试验方法有两种。

(1)6 分钟步行试验：一种运动试验，在平坦的地面划出一段长达 30.5 m 的直线距离，折返处应有锥形标志。患者围绕锥形体往返走动，步履缓急由患者根据自己的体能决定。在旁监测的人员每 2 分钟报时 1 次，并记录患者可能发生的气促、胸痛等不适。如患者体力难支可暂时休息或中止试验。6 分钟后试验结束，监护人员统计患者步行距离进行结果评估。划为 4 个等级：1 级少于 300 m，2 级为 300～374.5 m，3 级为 375～449.5 m，4 级超过 450 m。级别越低心肺功能越差。达到 3 级与 4 级者，可说心肺功能接近或已达到正常。

(2)踏功率车：运动强度以功率表示。由于受试者是坐在踏车上进行原地踏车运动的，躯干及上肢相对固定,对血压测量和心电图记录干扰小,对于不能适应跑台的患者更为合适。操作时通过增加阻力来增加运动负荷。

2.运动负荷实验的评定

运动能力的评定:直接反映心肺功能综合能力的最主要指标是最大摄氧量($VO_{2\,max}$),在逐渐递增的运动试验中,一段时间内 VO_2 会随运动功率增加而增加,但当运动到一定程度时,VO_2 即会维持在一定水平,不再随运动功率的增加而增加了,此时的 VO_2 即为 $VO_{2\,max}$。正常值大于预计值的 84%。各种心肺疾病、贫血等均能引起氧的运输或利用障碍,导致 $VO_{2\,max}$ 下降。

(六)呼吸系统主观症状的评定方法

呼吸系统的主观症状通常以有无出现气短、气促为标准。采用六级制,即按日常生活中出现气短、气促症状,分成 6 个等级。

五、康复治疗

呼吸衰竭康复治疗原则是在保持呼吸道通畅的条件下,迅速纠正缺氧、二氧化碳潴留、酸碱失衡和代谢紊乱,防治多器官功能受损,积极治疗原发病,消除诱因,预防和治疗并发症。

(一)保持呼吸道通畅

气道不通畅可加重呼吸肌疲劳,气道分泌物积聚时可加重感染并可导致肺不张,减少呼吸面积,加重呼吸衰竭,因此,保持气道通畅是纠正缺氧和二氧化碳潴留的最重要措施。

(1)清除呼吸道分泌物及异物。

(2)缓解支气管痉挛:用支气管舒张药,必要时给予糖皮质激素以缓解支气管痉挛。

(3)建立人工气道:如上述方法不能有效地保持气道通畅,可采用简易人工气道、气管插管或气管切开建立人工气道,以方便吸痰或作机械通气治疗。

(二)氧疗

任何类型呼吸衰竭都存在低氧血症,氧疗是呼吸衰竭患者重要治疗措施。不同类型呼吸衰竭其氧疗指征和给氧方法不同。原则是Ⅱ型呼吸衰竭应给予低浓度(<35%)持续给氧,Ⅰ型呼吸衰竭应给予较高浓度(>35%)持续给氧。

(三)增加通气量、减少二氧化碳潴留

1.呼吸兴奋药

呼吸兴奋药通过刺激呼吸中枢或外周化学感受器,增加呼吸频率和潮气量,改善通气,当同时增加呼吸做功,增加氧耗量和二氧化碳的产生量,所以必须在保持呼吸道通畅的前提下使用,否则会促发和(或)加重呼吸肌疲劳,加重二氧化碳潴留。主要用于以中枢抑制为主

所致的呼吸衰竭,不宜用于以换气功能障碍为主所致的呼吸衰竭。常用药物有尼可刹米、洛贝林、多沙普仑等。

2. 机械通气

对于呼吸衰竭严重、经上述处理不能有效改善缺氧和二氧化碳潴留时需考虑机械通气。

3. 抗感染

感染是慢性呼吸衰竭急性加重最常见诱因,一些非感染性因素诱发的呼吸衰竭加重也常继发感染,因此需进行积极抗感染治疗。

4. 纠正酸碱平衡失调

慢性呼吸衰竭常有二氧化碳潴留,导致呼吸性酸中毒,宜采用改善通气的方法纠正。如果呼吸性酸中毒发生发展过程缓慢,机体常以增加碱储备来代偿,当呼吸性酸中毒纠正后原已增加的碱储备会使 pH 升高,对机体造成危害,因此,在纠正呼吸性酸中毒的同时需给予盐酸精氨酸和氯化钾,以防止代谢性碱中毒发生。

5. 病因治疗

由于引起呼吸衰竭的原因很多,因此在解决呼吸衰竭本身造成危害的同时,须采取适当的措施消除病因,此乃治疗呼吸衰竭的根本所在。

6. 一般支持治疗

重症患者需转入 ICU 进行积极抢救和监测,预防和治疗肺动脉高压、肺源性心脏病、肺性脑病、肾功能不全和消化功能障碍,防治多器官功能障碍综合征(MODS)。

(四)物理治疗

超短波治疗、超声雾化治疗等有助于消炎、抗痉挛,利用排痰保护黏液毯和纤毛功能。

(五)自然疗法

提高机体抵抗力是预防慢性呼吸衰竭急性加重发作的基本措施,包括合适的户外运动锻炼、保健按摩、空气浴、日光浴、森林浴等均有一定效果。

六、康复护理

(一)康复目标

(1)症状改善,呼吸困难发作减少,自信心增加,抑郁、焦虑和恐慌改善,睡眠质量改善。

(2)在家中、社区和休闲活动时活动能力改善。

(3)下肢肌、上肢肌和呼吸肌耐力和肌力改善。

(4)在自我照料、购物、休闲活动和工作、性功能等方面有改善。

(5)增强自我照顾能力,如分泌物清除、药物及氧气使用、营养摄入和家庭事务处理。

(二)康复护理

1.营养指导

指导患者制订高热量、高蛋白、高维生素的饮食计划,少量多餐,避免在餐前或餐后过多饮水,餐后避免平卧,有利于消化,腹胀的患者应进软食,细嚼慢咽,指导患者避免进食过高碳水化合物以免产生过多的二氧化碳,避免进食产气的食物,如汽水、啤酒、豆类、马铃薯和胡萝卜等,避免易引起便秘的食物,如油煎食物、干果、坚果等。改善营养状态可增强呼吸肌力量,最大限度改善患者的整体健康状态。

2.运动训练

运动和活动受限是患者典型特征,疾病早期过度用力会引起呼吸困难,中后期进行一般体力活动(工作、娱乐活动、休闲、日常保洁)就会出现呼吸困难、腿无力,有不适感。为了避免上述症状的出现,患者会限制自己的活动,这将形成恶性循环,加重体力和精神状态的恶化。因此运动训练是肺功能康复的基础所在。运动训练的绝对禁忌证包括伴发眩晕或用力性晕厥的严重肺动脉高压、药物不能控制的严重充血性心力衰竭、不稳定的冠状动脉综合征以及易引起骨折或顽固性疲劳的恶性肿瘤。

(1)呼吸功能锻炼:以有效的呼吸增强呼吸肌,特别是膈肌的肌力和耐力为主要原则,以减轻呼吸困难,提高机体活动能力、预防呼吸肌疲劳、防治发生呼吸衰竭及提高患者生存质量为目的,常见的呼吸功能锻炼方法有:腹式呼吸、缩唇呼吸肌及全身呼气体操。要想取得效果,达到运动目的,最为重要的是持之以恒,每天坚持。

全身呼吸体操:将腹式呼吸、缩唇呼吸和扩胸、弯腰、下蹲等动作结合,每天 1～2 次,每次 1～2 遍,逐渐增加至 3～4 遍。其步骤如下:①平静呼吸;②立位吸气,而后前倾呼气;③单举上臂呼气,双手压腹呼气;④平举上肢吸气,双臂下垂呼气;⑤平伸上肢吸气,双手压腹呼气;⑥抱头吸气,转体呼气;⑦立位上举上臂呼气,蹲位呼气;⑧缩唇呼吸;⑨平静呼吸及放松。

(2)上、下肢力量和耐力训练、排痰训练、咳嗽训练。

3.氧疗护理

慢性呼吸衰竭患者的呼吸中枢对二氧化碳刺激的敏感性明显降低,有赖于低氧状态来兴奋中枢。持续性低流量吸氧(1～2 L/min)可提高患者生活质量,使患者生存率提高 2 倍。给氧温度保持 37 ℃,湿度 100％为宜。

4.无创通气护理

(1)保持呼吸道通畅,及时清除口鼻、咽喉部分泌物和胃反流物,鼓励患者饮水 1 000～1 500 mL/d,采用雾化吸入,和应用祛痰药使气道充分湿化。对咳嗽、咳痰无力者定时翻身、叩背,予湿化后吸痰。有舌根后坠者可用口咽通气管保持气道通畅。

（2）合理调节参数，肺大疱患者注意吸气压力不可过大，以免导致气胸发生。指导患者吸气闭口，跟随呼吸机同步呼吸预防胃胀气发生。

（3）选择大小合适的鼻面罩，头带松紧适宜，以能伸入一指为宜，每 1～2 小时松解面罩 5～10 分钟，以预防面部压疮发生，饭后停用呼吸机 30 分钟，防止呕吐误吸发生。

（4）密切观察精神神经症状及球结膜水肿体征，出现神志不清、嗜睡、球结膜水肿明显，分泌物不能自行有效清除，血气分析结果二氧化碳潴留加重等，应做好气管插管准备行有创通气治疗。

（5）做好呼吸机管道管理，预防呼吸机相关性肺炎发生。

5.心理护理

老年慢性呼吸衰竭患者心理负担较重，易产生恐惧、紧张、和焦虑抑郁等情绪。对家庭经济问题等顾虑重重，产生不同程度悲观、淡漠、沮丧、失眠、孤独感，康复训练消极等。护士要多抽时间与患者交谈，讲明病情和预后情况，打消其顾虑，激发其坚强的意志力去战胜疾病，增强康复信心，从而提高患者的生活质量和自我照顾能力。生活上给予体贴，夜间睡眠光线要弱，尽量满足患者生活所需。使用无创通气经济费用较高，因而患者常出现焦虑情绪,对疾病治疗失去信心;有些患者不能适应呼吸机,造成人机对抗反而加重病情,造成恐惧心理。上机前一定先和患者做模拟训练,使患者呼吸能跟随机器同步,同时使患者充分认识到无创通气优于有创通气的诸多优点。

七、社区家庭康复指导

慢性呼吸衰竭患者度过危重期后,重要的是预防和及时控制呼吸道感染等因素,以减少急性发作,尽可能延缓肺功能恶化的进程,使患者能在回归家庭的较长时间内保持生活自理能力,包括进食、沐浴、如厕、功能性转换(厕所、浴盆、沐浴扶手、床、椅)、食物的准备、餐具清洁、衣物的洗。家庭安排、工作、休闲等,提高生活质量。

(一)疾病治疗知识指导

在疾病治疗中使患者了解药物剂量、用法、不良反应、禁忌证。使患者认识到氧疗的治疗作用十分重要。指导患者及家属如何利用医疗资源,包括正确使用相关设备,对治疗要有依从性。利用脉搏氧饱和度仪监测血氧饱和度的增高情况,以加深患者通过对正确呼吸技巧的认识。教育患者运用咳嗽技巧、拍打及震动和体位引流来清除过多的痰液。

(二)运动指导

制订个人运动计划,鼓励患者养成良好的运动习惯。针对个体进行呼吸设备的教育和训练,包括使用设定剂量的吸入器、氧输送系统和储存系统、呼吸肌训练设备、非侵袭性和侵袭性通气辅助装置及气管造口术后护理等。

(三)氧疗知识指导

正确及安全使用氧气:在氧气使用过程中主要应防止火灾及爆炸,在吸氧过程中禁止吸烟。患者自感喘憋加重时常自行调节流量吸入高浓度氧而导致二氧化碳潴留,加重缺氧,要对患者及家属进行氧疗知识的宣教。

(四)疾病预防知识指导

指导患者预防感冒,防止受凉,注意天气变化,适时增减衣物,保持室内温度。可采用防感冒按摩、冷水洗脸、食醋熏蒸、增强体质等方法来预防。教育患者戒烟,治疗尼古丁依赖,避免环境或职业刺激,做好呼吸系统感染的早期自我监测,以尽早开始治疗计划,避免病情的全面恶化。

(五)饮食指导

推荐合适食物的摄入,以达到适宜体重,摄入足够水量,纠正电解质失衡。

(六)心理指导

主要指导患者减少压力,控制焦虑和抑郁,少发脾气,使家庭关系更融洽,改变行为方式。

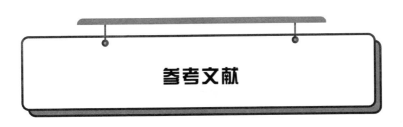

参考文献

[1] 戴波,薛礼.康复护理[M].武汉:华中科技大学出版社,2020.

[2] 刘毅.外科护理技术指导[M].北京/西安:世界图书出版公司,2019.

[3] 万霞.现代专科护理及护理实践[M].开封:河南大学出版社,2020.

[4] 窦超.临床护理规范与护理管理[M].北京:科学技术文献出版社,2020.

[5] 张晓霞,于丽丽.外科护理[M].济南:山东人民出版社,2021.

[6] 张文燕,冯英,柳国芳,等.护理临床实践[M].青岛:中国海洋大学出版社,2019.

[7] 张金兰.实用临床肿瘤护理[M].沈阳:沈阳出版社,2020.

[8] 吴欣娟.临床护理常规[M].北京:中国医药科技出版社,2020.

[9] 顾莺.儿科护理诊断及护理评价[M].上海:世界图书出版上海有限公司,2021.

[10] 孙丽博.现代临床护理精要[M].北京:中国纺织出版社,2020.

[11] 初钰华,刘慧松,徐振彦.妇产科护理[M].济南:山东人民出版社有限公司,2021.

[12] 李秋华.实用专科护理常规[M].哈尔滨:黑龙江科学技术出版社,2020.

[13] 张薇薇.基础护理技术与各科护理实践[M].开封:河南大学出版社,2021.

[14] 张苹蓉,卢东英.护理基本技能[M].西安:陕西科学技术出版社,2020.

[15] 蔡华娟,马小琴.护理基本技能[M].杭州:浙江大学出版社,2020.

[16] 高正春.护理综合技术[M].武汉:华中科学技术大学出版社,2021.

[17] 张瑞瑞,王懿华.肝硬化合并上消化道出血患者门静脉血栓形成因素分析与护理措施探讨[J].血栓与止血学,2021,27(3):503-505.

[18] 丁凤琴.慢性子宫颈炎、盆腔炎的病因分析及护理措施[J].中外女性健康研究,2020(5):86-87.